滇南医学名医丛书

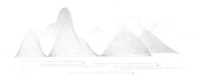

张良英妇科临证心悟

主　编　张良英

副主编　陈林兴　苗晓玲　姜丽娟　卜德艳　黄金燕

编　委（按姓氏笔画排序）

卜德艳　万茜茜　马凤丽　王　优　王志梅

王堉如　牛红萍　刘　琼　刘　蓝　李兴艳

杨　岚　杨廷仙　何　丹　张凤仙　张亚嘉

张良英　张彩艳　陈林兴　苗晓玲　罗福兰

周晓娜　赵文方　拜如霞　姜丽娟　袁卓珺

钱艳平　高竹薇　黄金燕　詹兴秀

秘　书　卜德艳（兼）

人民卫生出版社
·北京·

图书在版编目（CIP）数据

张良英妇科临证心悟 / 张良英主编. -- 北京：人民卫生出版社，2025.8. --（滇南医学名医丛书）.
ISBN 978-7-117-38335-6

Ⅰ. R271.1

中国国家版本馆 CIP 数据核字第 2025X42R91 号

人卫智网	www.ipmph.com	医学教育、学术、考试、健康，购书智慧智能综合服务平台
人卫官网	www.pmph.com	人卫官方资讯发布平台

张良英妇科临证心悟
Zhang Liangying Fuke Linzheng Xinwu

主　　编：张良英
出版发行：人民卫生出版社（中继线 010-59780011）
地　　址：北京市朝阳区潘家园南里 19 号
邮　　编：100021
E - mail：pmph @ pmph.com
购书热线：010-59787592　010-59787584　010-65264830
印　　刷：北京汇林印务有限公司
经　　销：新华书店
开　　本：710×1000　1/16　　印张：13
字　　数：233 千字
版　　次：2025 年 8 月第 1 版
印　　次：2025 年 8 月第 1 次印刷
标准书号：ISBN 978-7-117-38335-6
定　　价：79.00 元

打击盗版举报电话：010-59787491　E-mail：WQ @ pmph.com
质量问题联系电话：010-59787234　E-mail：zhiliang @ pmph.com
数字融合服务电话：4001118166　E-mail：zengzhi @ pmph.com

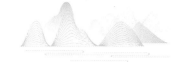

"滇南医学名医丛书"
编 委 会

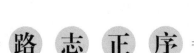

路 志 正 序

文化是一个民族的血脉，更是一个民族的灵魂，文化兴则国运兴，文化强则民族强。中医药学根植于中华优秀传统文化，是中华民族原创且具有鲜明华夏特质的医学体系。

在这源远流长、博大精深的医药体系中，一源多流，枝繁叶茂，可细化、分化和深化为不同流派。历代传承，发展至今，中医各学术流派更是精彩纷呈，滇南医学正是祖国医学流派中的灿烂瑰宝。

一方水土孕育一方文明，云南是人类文明重要发祥地之一，是独具秀美山川和民族特色的旅游胜地，更是拥有繁多道地瑞草、稀有金石灵兽的民族医学的传承创新之地。一方文明引领一方医学，庄蹻入滇，中原医药文化渐兴，并与各少数民族医药交相辉映，传承千年，形成了以兰茂为代表的，璀璨绚烂、卓尔不群的滇南医学。明代的兰茂是一位了不起的苍生大医，身处云岭大地，心系岐黄大业，著有《滇南本草》和《医门揽要》等传世之作。明清以降，滇南医学流派纷呈，名家辈出，如彭子益和曲焕章等皆为翘楚。民国乃至新中国成立后，名声显赫的吴氏、姚氏、戴氏、康氏四大名家亦是有口皆碑，家喻户晓。

作为后来者，吾辈中医人理应继承精华，更需发扬光大。"滇南医学名医丛书"涵盖了近现代云南中医界中具有显著代表性的诸位名医大家，该书首叙医家平生事略，"学术思想"和"理论探幽"章节介绍医家主要学术思想，"辨治思路"和"临证心得"章节论述医家于多年临床中独创或改良的内外治法，"方药辨析"章节总结医家的用药心法，运用经方、时方乃至原创验方的心得，并列举相关临床验案，以便读者能进一步学习医家的诊疗思想。此外，尚有"医话与文选"章节，通过医家讲演和诊余漫谈的内容，诸位滇南医家的形象更加丰满生动，跃然纸上，而"传承与创新"章节，则突出了医家毕生于医疗、教学、科研领域的守正创新，上下求索。丛书由以上诸多专题组成，可谓呕心沥血之作。

丛书有四大亮点。一者立足经典学术，如吴佩衡承郑钦安扶阳奥旨，以温通大法独步杏林；严继林承戴丽三之学，阐仲景六经辨证法式。二者囊括临证诸科,如龙祖宏诊疗脾胃肝胆疾病,刘复兴诊疗皮肤病,易修珍、张良英诊疗妇人病,吕重安诊疗小儿病,罗铨诊疗老年病,苏藩诊疗眼病等,皆为当代滇南医家立足临床各科,毕生躬耕实践的精华集成,诸位医家扎根高原土地,服务一方百姓,体现了滇南医者的责任与担当。三者涵盖多元诊疗,如张沛霖擅针灸,夏惠明擅推拿等,由此突出了中医具有显著优势的传统外治法。四者彰显守正创新,如姚氏家学传承数代,成一家之言,可谓守正;张震创立证候层次结构学说,独具卓见,可谓创新。丛书编排合理,搜罗广泛,纲举而目张,承前而启后,可谓滇南医学的集大成之作。

滇南医学是新时代云南中医人的学术家园,于此国运昌隆之际,"滇南医学名医丛书"应运而生,希望将来有更多相关的学术研究与实践经验得以呈现,同时注重宣传推广,将丛书成果转化为社会价值,以此造福全民健康。

余嘉勉其志,故乐为之序。

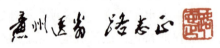

2022 年 10 月 1 日于北京

张 震 序

云南简称滇,地处我国之南,故又称滇南。钟灵毓秀,民风淳朴,兄弟民族众多。自十三世纪后医药文化已较发达,明代云南中医药学术杰出代表止庵兰茂先生撰《滇南本草》,其序云:"余幼酷好本草,考其性味,辨地理之情形,察脉络之往来……余留心数年,审辨数品仙草,合滇中蔬菜草木种种性情,著《滇南本草》三卷,特救民病以传后世……后有学者,以诚求之。切不可心矢大利而泯救病之心……凡行医者,合脉理参悟,其应如响,然凡奇花异草,切勿轻传匪人,慎之慎之。"展转传承,渐形成滇南医派群,代有发展。近百余年来,以云南四大名医为代表的医家各有专长,为民祛疾,深受群众爱戴。新中国成立后,毛泽东同志指明中国医药学是一个伟大的宝库,应当努力发掘,加以提高。十八大以来,党中央习近平总书记把发展中医药事业摆在突出的位置,指示遵循中医药发展规律,传承精华,守正创新。在省卫生健康委中医药管理局的领导下,云南名中医、省中医药学会会长郑进教授和彭江云教授、秦国政教授,鉴于滇南医派众多,精英汇集,各具特色,可供交流,积极主动组织各派骨干共同参与本丛书之编写以供同道诸君参考。此举难能可贵,故为之序。

云南省中医中药研究院 张震

2022 年 3 月 20 日春分于昆明

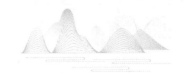

王 庆 国 序

　　作为弘扬我国优秀传统文化的重要载体，中医药为中华民族的富强昌盛作出了巨大贡献。中医学在历代发展的历史长河中，诞生了伤寒、河间、攻邪、滋阴、易水、温补、温病等影响深远的学术流派，进而发展了中医学术理论与实践特色。近些年来，地域文化特色鲜明的学术流派又相继诞生，如岭南医学、新安医学、孟河医派、龙江医派等，中医学术流派由此进入了百花齐放、百家争鸣的新时代。

　　云南位于祖国西南，复杂的地形地貌及海拔差异造就了云南多样的立体气候，39 万平方千米的土地上孕育了多种生态类型的丰富物种，拥有全国种类最为繁多的天然药物资源，云南由此成为世界著名的生物多样性中心。战国伊始，庄蹻入滇，开启了古滇文明的发展历程，25 个少数民族世居于此，孕育了璀璨多元的民族文化，而随着汉、唐和明代三次较大规模的汉族士人南迁入滇，中原文化亦不断传入云南。基于云南独特的地理时空环境和文化融合积淀，古滇文明与中原文化交相辉映，以中医药学理论体系为主体，融汇多种世居少数民族的医学特色，寓鲜明地域性、民族性、文化性、兼容性于一体的医学流派——"滇南医学"由此诞生。

　　明清以降，滇南医学发展盛极，名医辈出，著述颇丰。明代著名医药学家兰茂所著《滇南本草》《医门揽要》，为滇南医学成型阶段的标志性著作。清末民国时期，大理白族名医彭子益著《圆运动的古中医学》，阐河图中气升降圆运动之秘，今人李可大为推崇。曲靖彝医曲焕章创"云南白药"，乃中医药民族品牌之瑰宝。新中国成立后，云南四大名医吴佩衡、姚贞白、戴丽三、康诚之可谓家喻户晓，众口皆碑，而吴氏扶阳学术流派、姚氏妇科学术流派、戴氏经方学术流派、管氏特殊针法学术流派等亦相应诞生，诸家流派弘化一方，医道法脉传承至今。

　　为充分发挥中医药防病治病的独特优势和作用，传承精华，守正创新，云南省大批专家学者对云南中医界的多家中医学术流派以及诸位名医名家的学术思想、临床经验、名著名方及特色诊疗方法等进行系统梳理，深化其内涵，拓展其外延，著成"滇南医学名医丛书"，可谓滇南医学发展史上具有里程碑和划时代意义的盛事盛举。相信本套丛书的出版问世，将能大力弘扬滇南医学流派的学术思想，分享名医名家的临床经验、治病方略和特色技艺，也能为中医药界广大同仁深入了解滇南医学提供良好有效的途径，医者受益的同时，亦可泽被滇南百姓，造福民生健康。

　　滇南医学，于斯为盛，兰茂垂范，道不远人。丛书即将付梓，余欣喜之际，乐而为序也。

北京中医药大学

2022 年 10 月

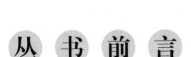

丛 书 前 言

首论滇南医学之起源，可谓：医学肇三皇，滇南无尽藏。

轩岐仁术，肇自三皇，广大精微，源远流长。中医药学的发展，一源而多流，理一而分殊，故细化、分化和深化为不同流派。祖国幅员辽阔，国土广袤，由于地理物候和社会人文等因素的影响，故而有中医流派发展之广度。经数千年来的发挥演绎、整合积淀，中医药学得以传承精华、守正创新，故而有中医流派发展之深度。历代传承，深广结合，时至今日，中医学术流派更是精彩纷呈。

西南之疆，云岭之上，地灵人杰，历史悠长。云南因其特殊的地理环境和气候，动植物种类数为全国之冠，是世界著名的生物多样性中心，生物资源尤其是天然药物资源十分丰富，此即滇南之地域。史有庄蹻入滇、秦开五尺、蜀汉南征，开启滇南与中原之交流。间有建宁爨氏、南诏大理，素与中原往来密切、水乳交融。近代重九起义、护国运动、滇缅抗战，树中华国威，扬国士侠义，此即滇南之历史。25 个少数民族世居云南，其宗教信仰与饮食习俗各异，孕育了古滇文明和绚烂多彩的民族文化。再经有汉、唐、明代三次大规模的汉族士人移民入滇，中原文化遂成主流，此即滇南之人文。基于云南独特的地域、历史、人文，古滇文明、民族文化与中原文化交相辉映，以中医药学理论体系为主体，融汇多种少数民族医学特色，寓地域性、民族性、文化性、兼容性于一体的医学流派——"滇南医学"由此诞生。

次论滇南医学之沿革，可谓：兰茂弘医道，源远且流长。

滇南医学起源于秦汉，发展于南诏大理，成型于明清，兴盛于近现代，是祖国医学不可或缺的重要组成部分。秦汉之际，彝族、苗族、傣族、藏族等各族人民探索治病之法，形成地方独特的民族医疗模式。南诏大理时期，积极学习中原文化及医学，亦融汇印度密教医学与波斯医学，代表医家有溪智、白和原、白长善等，代表著作有《脉诀要书》《元阳彝医书》。

明清时期，云南与中原交往甚密，经济文化发展迅速，是滇南医学成型的高峰时期。明代云南各地州医学蓬勃发展，涌现出不少名医贤达，如随明军入滇之军医董赐、巍山张义、鹤庆全祯、昆明孙光豫、石屏何孟明、保山刘寅、通海孔聘贤、曲靖赵汝隆等。明代云南最负盛名的医家当属兰茂，乃推动云南民族医药与中医药交流融汇的奠基人物，著有《滇南本草》《医门揽要》，对后世影响深远，道光《云南通志》谓"二百年滇中奉为至宝，不可遗也"。清代云南医学体系的设置多承明之旧制，临床分科愈加细致。既有诸多医家醉心先贤经典，热衷整理古典医学文献，如管暄、管潏、张佩道、奚毓嵩、曹鸿举等，也有躬耕于临床儿科、眼科，或精通伤寒、或擅长针灸、或长于治疫的多位医家，如杨宗儒、李钟溥、赵琳、王恩锡、熊彬等。既有精通本草的习谭，也有手录方书十六卷的罗名模。既有收录226种彝药的抄本《医病好药书》，也有老拨云堂的代表方药制剂"拨云锭"。综上所述，在鼎盛时期的明清两朝，滇南医学基本成型。

近现代涌现了运用中医理法方药结合云南道地本草、民族医学特色进行辨证施治的大批中医名家，滇南医学呈现出百花齐放的繁荣景象。曲靖陈子贞著《医学正旨择要》，被奉为云南中医界的经典教材。大理彭子益著《圆运动的古中医学》，今人李可大为推崇。彝人曲焕章创云南白药，成为当今著名的民族医药品牌。新中国成立后，云南四大名医吴佩衡、姚贞白、戴丽三、康诚之可谓家喻户晓，名家李继昌、吕重安等亦众口皆碑，而吴氏扶阳学术流派、姚氏妇科学术流派、戴氏经方学术流派、管氏特殊针法学术流派、张氏云岭疏调流派等亦相应诞生。1960年云南中医学院成立，云南的中医药教育事业更上层楼，家传、师承、院校教育等人才培养模式多措并举，傣医药学、彝医药学国家级规划教材出版，推动滇南医学人才队伍持续壮大。

再论名医丛书之出版，可谓：丛书传心法，医名后世扬。

滇南医学，蔚为大观，无尽宝藏，亟待发掘。然而即使距今尚近的现代滇南名医，其学术思想与临床经验的发掘整理，亦是现状堪忧。诸多名家贤达，或平生所学濒于失传；或既往虽发表出版，然几经辗转，今已难觅其踪；或未能公开问世，医家仅个人整理，赠予门人弟子，时日既久，以至湮没无闻；或虽有医家个人专著得以行世，如现代已故滇南名医之著作《吴佩衡医案》《戴丽三医疗经验选》《姚贞白医案》《康诚之儿科医案》等，但仅能反映其学术成就的某一方面，未能囊括学术思想与临证经验之全貌，故一直缺乏一套丛书将医家平生学验进行系统完善的整理与汇总。

我们深感老前辈们学验俱丰，独具卓见，临证确有佳效，遗留资料内容丰富多彩，具有颇高的学术和应用价值，若不善加搜集整理，汇总出版，则有绝薪之危。有鉴于此，我们广邀贤达，系统整理出版"滇南医学名医丛书"，此亦云南乃至全国中医药界翘首以盼之盛事。丛书的编写得到云南广大同仁的热烈响应，众多名医专家和流派传人都积极参与。大家怀着强烈的事业心、责任心，克服工作忙、任务多、时间紧等困难，坚守科学精神，贯穿精品意识，做到内容准确、表达流畅、图文并茂。通过努力，如今"滇南医学名医丛书"得以呈现在全国读者的眼前。

我们进行丛书编写的基本立足点有二：一是面向临床，围绕各科的临床问题，提供滇南名医的宝贵思路与诊疗经验。二是系统展现滇南医家学验之全貌，本丛书并非仅叙学术思想，仅载临床验案，或仅摘医论医话，而是分章别论，详尽阐述，将医家之学术思想和临床经验完整赅于一书，以全面反映医家之学术特色。每分册首叙"医家事略""学术思想"和"理论探幽"章节介绍医家主要思想，"辨治思路"和"临证心得"章节论述医家多年来独创或改良的内外治法，"方药辨析"章节总结医家的用药心法，运用经方、时方乃至原创验方的心得，附以相关"临床验案"。"医话与文选"章节通过讲演和医论的内容，使诸位滇南医家的形象更加丰满生动；"传承与创新"章节则突出了医家毕生于医疗、教学、科研领域的守正创新和上下求索。

丛书有四大亮点。一者立足经典学术，如吴佩衡承郑钦安扶阳奥旨，以温通大法独步杏林；严继林承戴丽三之学，阐仲景六经辨证法式。二者囊括临证诸科，如龙祖宏诊疗脾胃肝胆疾病，刘复兴诊疗皮肤病，易修珍、张良英诊疗妇人病，吕重安诊疗小儿病，罗铨诊疗老年病，苏藩诊疗眼病，等等，皆为当代滇南医家立足临床各科，毕生躬耕实践的精华集成。三者涵盖多元诊疗，如张沛霖擅针灸，夏惠明擅推拿等，突出了中医具有显著优势的传统外治法。四者彰显守正创新，如姚氏流派今传至第八代，成一家之言，可谓守正；张震创立证候层次结构学说，独具卓见，可谓创新。丛书编排合理，搜罗广泛，可谓滇南医学的集大成之作。

末论滇南医学之未来，可谓：今朝将付梓，明日更辉煌。

此套丛书的出版，得到了众多名医专家和学术流派传承人鼎力相助，依靠大家的齐心协力，我们才能完成"滇南医学名医丛书"的编写。最后，尤其要诚挚感谢路志正、张震、王庆国三位国医大师，三位耆宿大德在百忙之中一起为丛书作序，珍贵无比，蓬荜生辉，体现了对滇南医学的关心与厚爱。丛书虽几经易稿，然限于时间与水平，难免有不妥和不周之处，望读者批评指正，以便今后修订、提高。

2018 年云南省中医药学会学术流派传承专业委员会成立,滇南医学研究院挂牌,"滇南医学"自此成为云南中医界的闪亮名片。我们搭建起滇南医学学术流派发展论坛,每年邀请省内外名家齐聚一堂,春城论道。我们开办"滇南医学讲坛",充分利用互联网传播优势进行线上直播。我们遍访名医,广求贤达,摸底、整理、抢救诸多珍贵资源,将医家平生之学验以影像"留声",进行"活态"传承。从线下会议、线上平台的交流发展,到影像视频的传承记录,再到如今名医丛书的出版问世,滇南医学正与广大同仁携手并进,以崭新的姿态谱写明日的辉煌。

国运昌隆飞腾,中医流派兴盛,愿以是书为贺,昭显滇南医学诸位名家近年来的成果,贻飨同道,幸甚至哉。丛书得以出版,前辈心法得传,于弘扬滇南医学不无小益,当可告慰止庵先师及众位前贤。若是丛书可增后学之志趣,勤求古贤之慧论,或幸使达者于医道多一分知解,绵绵若存,保之不泯,期能光大我轩岐仁术,弘扬我滇南医学,如此幸事,于愿足矣。

文辞有尽,余绪无穷,付梓之际,谨作是叙。文末以诗纪之:

> 轩岐仁术肇三皇,兰茂弘道于南滇。
> 妙香佛国承医法,性天风月亦通玄。
> 四大医家荷祖业,流派广纳诸名贤。
> 离火九运甲辰至,丛书付梓启新篇。

彭江云
壬寅仲冬于云南中医药大学

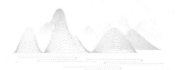

目　录

第一章　医家事略 ……………………………………………… 1

　第一节　成才之路 …………………………………………… 1

　　一、家学渊源，幼年立志 ………………………………… 1

　　二、学医九年，实现梦想 ………………………………… 1

　　三、博采众家，学术创新 ………………………………… 2

　　四、老骥伏枥，壮心不已 ………………………………… 3

　第二节　主要贡献 …………………………………………… 4

　　一、教书育人，桃李芬芳 ………………………………… 4

　　二、治病救人，送子观音 ………………………………… 5

　　三、成果卓著，享誉全国 ………………………………… 6

　第三节　辨病证结合，中西医融汇 ………………………… 7

第二章　理论探幽 ……………………………………………… 9

　第一节　学术思想 …………………………………………… 9

　　一、源于家传，得益师承 ………………………………… 9

　　二、重视理论，勤于实践 ………………………………… 10

　　三、首当辨病，精准辨证 ………………………………… 11

　　四、重肾脾冲任，顾护精气血 …………………………… 13

　　五、衷中参西，相得益彰 ………………………………… 14

　　六、重视治未病，善调畅情志 …………………………… 16

　第二节　特色理论 …………………………………………… 16

　　一、孕子一条龙 …………………………………………… 17

　　二、妇科血证 ……………………………………………… 19

第三章　临证心得 ……………………………………………… 22

　第一节　方药 ………………………………………………… 22

　　一、用药心法 ·· 22

　　二、经方成方心悟 ··· 24

　第二节　类病大法 ·· 35

　　一、不孕症 ·· 35

　　二、月经后期、月经过少、闭经 ······························ 37

　　三、崩漏 ··· 39

　　四、滑胎 ··· 41

　　五、盆腔炎性疾病与盆腔炎性疾病后遗症 ················· 43

　第三节　专病论治 ·· 45

　　一、月经过少 ·· 45

　　二、经期延长 ·· 48

　　三、经间期出血 ··· 52

　　四、崩漏 ··· 54

　　五、痛经 ··· 58

　　六、多囊卵巢综合征 ·· 61

　　七、不孕症 ·· 65

　　八、带下病 ·· 70

　　九、胎漏、胎动不安 ·· 74

　　十、妊娠恶阻 ·· 77

　　十一、滑胎 ·· 79

　　十二、产后缺乳 ··· 83

　　十三、恶露不绝 ··· 85

　　十四、癥瘕 ·· 88

　　十五、经断前后诸证 ·· 92

　　十六、盆腔炎性疾病 ·· 95

　　十七、乳癖 ·· 98

第四章　验案撷英 ·· 101

　第一节　经期延长 ·· 101

　　一、经期延长——气虚肝郁夹瘀证 ······························ 101

　　二、经期延长——通法（气滞血瘀证）························· 102

　　三、经期延长——止法（脾肾气虚证）························· 103

　第二节　经间期出血 ··· 105

　　经间期出血——肾阴虚证 ···105
第三节　崩漏 ···106
　　一、生育期崩漏——止法（气血亏虚证） ······················106
　　二、围绝经期崩漏——通法 ·······································108
第四节　痛经 ···109
　　一、痛经——子宫内膜异位症（气滞血瘀证） ··············109
　　二、痛经——湿热瘀结证 ··110
第五节　多囊卵巢综合征 ··112
　　多囊卵巢综合征——痰湿内盛证 ·································112
第六节　不孕症 ···113
　　一、不孕症——排卵功能障碍 ···································113
　　二、不孕症——输卵管因素 ·······································118
　　三、不孕症——排卵功能障碍合并输卵管因素 ·············120
　　四、不孕症——子宫因素 ··122
第七节　带下病 ···124
　　带下过多——湿热下注证 ···124
第八节　胎漏、胎动不安 ···125
　　一、胎漏——脾肾两虚证 ··125
　　二、胎动不安——气血虚弱证 ···································127
　　三、胎动不安——脾肾两虚证 ···································128
第九节　妊娠恶阻 ··129
　　妊娠恶阻——脾胃虚弱证 ···129
第十节　滑胎 ···131
　　一、滑胎——IVF-ET取卵术前调理（脾肾阳虚、寒凝瘀滞证） ·····131
　　二、滑胎——免疫因素（脾肾两虚夹瘀证） ·················132
第十一节　产后缺乳 ··134
　　产后缺乳——气血两虚肝郁证 ···································134
第十二节　产后恶露不绝 ··135
　　一、产后恶露不绝——清宫术后（气虚血瘀证） ··········135
　　二、产后恶露不绝——引产后胎盘残留（气血亏虚，瘀阻胞脉证） ·····136
　　三、产后恶露不绝——剖宫产后宫腔积血（气血亏虚，湿瘀互结证） ·····138
第十三节　癥瘕 ···139
　　一、癥瘕——子宫肌瘤（气滞血瘀证） ······················139

二、癥瘕——卵巢囊肿（气虚血瘀证）…………………………140

第十四节 绝经前后诸证……………………………………………142

一、绝经前后诸证——肝肾阴虚证…………………………142

二、绝经前后诸证——肾虚肝郁证…………………………143

第十五节 妇人腹痛…………………………………………………144

一、妇人腹痛——急性盆腔炎（湿热瘀结证）……………144

二、妇人腹痛——慢性盆腔炎（湿热瘀结证）……………145

三、妇人腹痛——慢性盆腔炎（湿热瘀结证）……………147

第十六节 乳癖………………………………………………………148

乳癖——乳腺结节（肝郁痰凝夹瘀证）……………………148

第五章 师生问答……………………………………………………150

第一节 教学解惑……………………………………………………150

第二节 学术争鸣……………………………………………………160

第六章 流派传承……………………………………………………162

第一节 流派介绍……………………………………………………162

第二节 传承脉络……………………………………………………163

一、导师与传承人合影集……………………………………163

二、传承脉络图………………………………………………166

第三节 国家级学术继承人简介……………………………………167

一、苗晓玲………………………………………………………167

二、陈林兴………………………………………………………167

三、姜丽娟………………………………………………………168

四、赵文方………………………………………………………168

五、卜德艳………………………………………………………168

六、王志梅………………………………………………………169

七、周晓娜………………………………………………………169

八、黄金燕………………………………………………………169

九、杨岚…………………………………………………………169

第七章 研究成果……………………………………………………170

一、导师张良英学术思想相关研究…………………………170

二、导师张良英相关工作室建设……………………………171

三、导师张良英相关著作 ……………………………………171

四、导师张良英经验方院内制剂研发 …………………………171

五、导师张良英发表的论文 ……………………………………172

六、导师张良英继承人发表的论文 ……………………………172

七、第四批、第五批全国老中医药专家学术经验继承人攻读
研究生学位论文 …………………………………………176

八、学术经验继承人指导研究生学位论文 ……………………177

九、基金项目支持 ………………………………………………178

主要参考文献 …………………………………………………179

附篇　医家成就 ………………………………………………180

一、荣誉证书 ……………………………………………………180

二、老有所为 ……………………………………………………182

三、获奖 …………………………………………………………183

四、带徒聘书 ……………………………………………………184

第一章 医家事略

第一节 成才之路

一、家学渊源，幼年立志

1935 年 8 月，导师[1]张良英教授出生在江西省南昌市。童年时期，因抗日战争爆发，她随父母逃往老家江西省南城县新丰镇。作为家中的长女，她自幼聪明伶俐，乖巧懂事，好学上进。由于家中兄妹众多，生活难以支撑，儿时的导师常常在外祖父家生活。外祖父家是当地的中医世家，祖上已历经四代，以精湛医术和高尚医德传承中医百余年。其外祖父辈罗大书、罗世书、罗友书秉承家学，悬壶济世，在当地有"一门三杰"之美誉。导师的亲外公罗世书在当时医名显赫，深受病家爱戴和赞扬。从小在外公的谆谆教诲下，导师对中医产生了浓厚的兴趣，并立下了长大后要从医的理想。

与此同时，中国正处于战争和瘟疫频发时期，当时的农村和乡镇缺医少药，民不聊生，导师就亲身经历过两次鼠疫流行，目睹了贫苦老百姓的死伤惨状。让她感到最痛心的是因乡镇上没有医院，很多产妇不能到正规医院生产，靠家人或"产婆"接生，导致产妇和新生儿的死亡率很高。儿时的导师就亲眼看到邻居亲友中有不少妇女因难产和婴幼儿因患疾病无法救治而死亡，尤其是自己的一位舅母因难产母子均亡，这对她幼小的心灵造成了极大的创伤，因而也激发了她从小立志要当妇产科医生的愿望，这个志向成为了她一生奋斗的目标。

二、学医九年，实现梦想

1952 年，是导师迈入医学历程的第一步。这一年她初中毕业，并以优异的成绩考上了江西省南昌卫生学校，导师毫不犹豫地选择产科专业，她的梦想和

---

[1] 张良英教授已于 2023 年去世，本书内容由编写团队成员以弟子身份完成。

志向，在这一年终于达成。

三年的读书时光如白驹过隙，导师凭着自己的聪明好学和勤奋刻苦，学习成绩一直名列前茅，掌握了专业的产科知识和技能。从南昌卫校毕业后，导师到江西省萍乡煤矿职工医院工作。由于当时新中国成立不久，百废待兴，煤矿职工生活极其艰苦，医疗条件也非常差。导师凭借对医学事业的一腔热情和自己学到的专业知识，积极开展妇幼保健医疗工作，虽然她只是个中专生，但是在矿区医院已属凤毛麟角。工作中她认真负责，勇挑重担，面对临床上各种各样的患者或疾病，她都尽心尽力地诊治，尤其对妇产科学倾注了更多心力。

经过近一年的实践锻炼和刻苦钻研，她的临床能力得到了很大提高，在医院中完全可以独立处理妇产科难题，但是她仍然觉得自己所学知识远远不能满足临床需要，于是产生了到更高学府去学习深造的念头。1956 年，因工作表现出色，她被单位推荐去参加全国高考，导师不负众望，顺利考入广州中医学院（今广州中医药大学），成为新中国成立后的第一批中医药大学生，从此开始了医疗系六年本科的学习生涯。

在广州中医学院，导师幸运地遇到了影响她一生的恩师，有罗元恺教授、邓铁涛教授、黎炳南教授、黄耀燊教授、关汝耀教授等一批优秀名师亲自授课，言传身教。当时全国只有 4 所中医学院，而广州中医学院的师资力量很强，导师在这些中医大家的指导和教育下，对中医妇科产生了浓厚的兴趣，尤其是罗元恺教授的中医妇科学理论和学术思想对她启发很大。大学三年级，导师开始专攻中医妇科学，她不仅学习教材上的基础知识，还不断地汲取中医各家的临床经验，这为她以后走上中医妇科之路奠定了良好的基础，因而也成就了她一生的梦想。

三、博采众家，学术创新

1962 年，导师顺利完成大学六年的本科课程，毕业后服从国家分配，来到了云南中医学院第一附属医院（云南省中医医院）工作。当时的医院规模很小，条件很差，导师毫无怨言，乐观地接诊并救治患者。她后来常常回忆说："我学医九年（三年西医，六年中医），全是国家公费资助，是党和国家培养出来的第一代中医大学生，不管我被分到哪里，我都应该怀着深深的感恩之心，去回报党和国家对我的培养和期望！"

由于当时全省及各中医医院没有专设中医妇科，只有一个中医综合科，省中医院也是内科、妇科混在一个大厅看病，很多前来就诊的女性患者在叙述病情时感到诸多不便。于是导师向医院领导提出开设中医妇科门诊的请求，很快这一建议得到了时任院长魏述徵的支持。1963 年，在全科同仁的共同努力下，云南省中医医院的中医妇科门诊挂牌成立，导师亲自在诊室上装上"中医妇科"的牌子，并且亲自到昆明市吴井桥医疗器械仓库购买医疗设备。

解决了工作后遇到的第一个难题，导师开始了妇科门诊的主要诊疗工作。导师凭着她扎实的妇科学知识和过硬的医术赢得了患者的尊重和爱戴。为了能更好地解决患者的病痛，她在工作之余仍然读书钻研，她不仅熟读中医妇科经典著作，而且广泛涉猎历代医家对于妇科病的诊治经验，尤其推崇明清医家张景岳、王肯堂、叶天士、傅青主的学术思想。对于临床中不常见的疾病，她常常通过自学或进修学习掌握其诊疗方法和技能。随着临床经验的不断积累和总结，导师在云南妇科领域的名声越来越大，不知不觉中她已从一名默默无闻的妇科医生成长为一代名医大家！

导师既有西医的妇产科知识，又有扎实的中医理论功底，使她具备了不同于常人的眼界和胸怀。在临床中她以传统中医理论为指导，辨证施治，遣方用药，同时也不排斥现代医学的先进技术和检验方法，学术上她主张中西医结合，博采各家之长，临证做到审证求因，尤其重视疾病发生的因果关系，以及女性不同年龄的生理、病理阶段与不同疾病发生的关系等，进而用中西医两种方法解决妇科中遇到的疑难病证，积极探索妇科疾病新的诊疗手段和方法，尤擅长于妇科血证、不孕症、滑胎、崩漏、痛经、癥瘕等疾病的治疗，并提出了自己的独到见解和学术理论，如不孕不育的寻因、培种、润地、育苗助长的"孕子一条龙"治法。

四、老骥伏枥，壮心不已

随着临床经验的积累和人生阅历的丰富，导师在中医妇科领域已默默奉献近 60 年，其临床、教学与科研也日臻成熟完善，由于她医德高尚，医术精湛，尤其对不孕症的诊治有独特疗效，为成千上万的女性患者和家庭解决了难题，被老百姓誉为"送子观音""妇科圣手"。

1997 年，是导师人生与事业的转折点，她退休后从繁重的课堂教学转为临床诊疗、带教和传承教育。在去世的前两年，已 86 岁高龄的导师仍然坚持每天读书学习、临床带教，不仅学习中医的临床知识，还学习西医的先进技术，通过不断的学习和经验总结来提高临床疗效。平时，她除了给大家做学术报告，还组织学生们临床讨论。她提出"知识可以养生""教学可以相长"，并许下"自己下辈子还要当老师"的人生愿望，为了实现她忠于中医、做好临床的崇高理想，她将毕生心血都奉献给了中医妇科事业！

第二节 主要贡献

一、教书育人,桃李芬芳

(一)学院教育

导师的教师生涯是从 1971 年楚雄卫校开始的。为了响应党的号召,导师于 1969 年来到云南省楚雄州姚安县光禄公社医院为贫下中农开展医疗服务,后因楚雄卫校要开办中医专业及西医离职学习中医班,学校急需这方面的教师。1971 年,导师又从姚安县光禄公社医院调往楚雄卫校任教。当时的楚雄卫校是由上海卫校搬迁过来的,专业以药剂、检验为主,导师去了之后才发现所有工作需要从零开始。她又是凭着自己的一腔热情和勤奋刻苦,与科室同志一起创办了中医学专业,为楚雄卫校培养了三届中医人才。

直到 1974 年,大学恢复招生,导师又被调回云南中医学院任教,她承担过本科生、专科生、研究生、进修生、国外留学生、西学中班、成人教育班等各类学生的"中医妇科学"主讲任务,培养了大批中医妇科专业人才,可谓是桃李满天下。此外,导师还于 1978 年举办了全省中医妇科学习班,时间为 3 个月,很多省内的西医妇产科专家都参加了学习,为云南省培养了一批中医和中西医结合妇科人才。导师常说:"作为一名教师,要热爱本职工作,以教为本,以教为荣,以教促学;作为医学教授,不仅要传授学生医学知识,还要培养学生高尚的医德。'教'与'学'是两个方面,教师在教学的过程中也要不断学习新的知识,不断积累各方面的经验,应根据不同层次的学生用不同的方法进行引导,不仅要让学生明白学以致用的道理,更要激发学生的学习热情和兴趣。"

(二)临床带教

在临床带教过程中,导师对于很多慕名前来跟诊学习的学生从来不拒绝,不管你是从哪里来,处于何种层次,是否正式拜师,只要你愿意学习,她都会细心指导,而且毫无保留地将自己所学讲给学生听,所以在她的诊室里经常是里里外外围坐着很多跟诊的学生,有的是刚刚毕业的大学生,有的是工作多年的医生,有的已是小有名气的科室主任,他们不光是奔着导师的名声而来,更多的是他们能从她这里学到真正有用的临床知识和技能。导师对他们的要求也非常严格,她不仅要求学生平时多读书,而且鼓励学生多写文章。对于已具备临床能力的学生,要求他们既要掌握中医妇科疾病治疗的理法方药和辨证论治,同时也要重视西医妇科学各种危急重症的处理方法,要做到辨证与辨病相结合,中西医两种方法相结合，尽自己所能帮助患者解除病痛。临证中她也非常重视病历的书写，要求学生一定要认真问诊，书写病历时要层次分明，内容简洁，尤其是对于患者的年龄、婚育状态、月经有关方面等情况要详细记录。同时，她还常常要求学生学会换位思考，多站在患者的角度去思考问题，要全心全意为患者着想，对待患者要有一颗"父母心"、同情心和责任心，能够急患者所急，尽量不为患者增加心理负担和经济压力，守住作为医生的道德底线，这正是她一生行医的准则。

（三）传承教育

退休以后的导师又增添了新的身份，因为她在妇科临床和人才培养方面的突出贡献，被聘为第二批、第四批、第五批、第六批全国老中医药专家学术经验继承工作指导老师。2013年又被中国中医科学研究院遴选为中医传承博士后合作导师。其次，她还是全国名老中医张良英学术传承工作室负责人、滇南医学张氏妇科学术流派传承工作室负责人等，她在继承先祖的基础上，将中医妇科不断发展创新，并带出了一批批学生和弟子。她曾培养出一批高层次的学术继承人，如苗晓玲、陈林兴、姜丽娟、赵文方、卜德艳、黄金燕等，她们中有的已是教授、博士研究生导师或硕士研究生导师，有的已成为云南省名中医或云岭名医（详细情况见第八章之"传承脉络图"）。

曾经有一名宣威的董姓女青年，家在农村，生活非常困难，初中毕业就辍学到昆明打工，在当时的云南中医学院附设中医院找到了一份工作，也就是在那里认识了导师。由于她上进求学，导师很喜欢她，渐渐熟悉以后，她提出想跟随导师学习中医，导师二话没说欣然收她为徒，从零开始悉心传承中医知识给她。经过师徒二人的勤奋"教"与"学"，她通过了确有专长中医人员考核而获得中医从业资格，现在宣威自己开了一个诊所。这样的事例，对导师而言，数不胜数。

（四）下基层教育

导师曾到大理州、楚雄州、保山市、腾冲市、临沧市、姚安县中医医院等单位建立云南省二级工作站名医工作室，接收徒弟。导师还经常受邀到云南省各地去讲学和临床指导，并被部分医院聘为学术顾问。

二、治病救人，送子观音

导师在中医妇科领域的贡献远不止教书育人，更多的是在治病救人。她从医60余年，从未停过临床工作，年轻时几乎每天都忙于接诊患者，每天的门诊量多达上百人，退休以后她仍然坚持每周上8个半天，每次限号30人，但是由于很多患者从云南省各地，甚至从省外慕名而来，导师常常为了照顾远道而来的患者,为她们临时加号,因此经常会推迟下班时间。有时上午刚下了门诊,已经过了午饭时间,她顾不得吃饭又接着开始了下午的工作。导师数十年如一日,任劳任怨,毫无怨言,面对患者她总是笑脸相迎,和蔼可亲,不管遇到多复杂多棘手的患者,她都会鼓励她们:"不要着急,我们一起想办法,尽力帮助你,总会有希望的……"因此,她在患者心中就像救世的观音,再世的华佗。

随着她的医术越来越好,名声也越来越大,找她看病的患者也就越来越多。她善解人意、温良恭谦的人品赢得了患者的信任,她幽默风趣、浅显易懂的语言解除了患者的疑虑,所以很多患者常常满脸忧伤而来,喜笑颜开而去。有时被治愈的患者带着儿女、家人又来找她看病,也有不孕症患者被治愈后,抱着刚刚出生的婴幼儿来感谢她,或者送张孩子的照片,或者送个锦旗给她留作纪念,这时的导师常常高兴得像个孩子,她常说:"只要我身体好,头脑清醒,我愿意一辈子为患者治病,帮助她们战胜病痛,是我感到最幸福的事情!"她在勤于诊务的同时,还常常读书学习,撰写学术论文和总结临床经验心得,尤其是对于妇科疑难病症,如不孕症、血证、滑胎、崩漏、产后发热等的医理论治研究颇深,经过多年的经验积累和临床总结,她不断地继承发展,融古汇今,提出中医诊治不孕不育症"一条龙"的诊治理论,并在临床实践中得以完善提高,使其学术理论和诊疗技术广泛推广应用,造福更多的患者。

三、成果卓著,享誉全国

导师作为新中国培养的第一代中医大学生,她时时刻刻把党和国家赋予的责任牢记心中,始终不忘初心,一生勤勤恳恳,兢兢业业。从业60余年,她先后获得以下殊荣:

云南省荣誉名中医(1996年)

第二批全国老中医药专家学术经验继承工作指导老师(1997—2000年)

第四批全国老中医药专家学术经验继承工作指导老师(2008—2011年)

全国首批中医药传承博士后合作导师(2013年)

第五批全国老中医药专家学术经验继承工作指导老师(2013—2016年)

云南省国医名师(2016年)

第六批全国老中医药专家学术经验继承工作指导老师(2017—2020年)

云南中医药大学终身教授(2019年)

第二届全国名中医(2022年)

第三节 辨病证结合,中西医融汇

导师临证辨病审证精确,强调治病立足于调整机体阴阳平衡,辨证与辨病相结合,专病专方、专药治疗。同时多渠道给药,投剂切中肯綮,辨证辨病相结合,疗效显著。认为辨证是中医的灵魂,是中医施治的依据。中医辨证是建立在中医学整体观念的基础上,治疗强调因时、因地、因人制宜,把病与人、人与大自然密切地结合成一整体,因此中医通过辨证来认识疾病,是全面的、符合生物学规律的。辨病是西医认识疾病的特点,是以病因学、病理学、病理生理学、解剖组织学为基础,以现代理化检查手段为依据,并根据各种症状和临床特点而做出的相应诊断,它是建立在现代自然科学发展基础上形成的认识疾病的方法,因此诊断部分疾病比较确切。导师通过辨证辨病相结合,从不同方面来认识疾病的本质,同时主张积极借鉴现代医学技术,寻求诊治疾病的最佳方法,提高诊疗技术。对妇科疑难杂病的诊断,特别强调辨病与辨证相结合,做到以辨入手,辨症识病,辨证求因。辨病即中西医病名诊断要清楚,辨证则可以指导立法处方。认为妇科疾病虽然错综复杂,但就其症状而言,仍具有一定的特点,在长期的医疗实践中总结出妇科疾病临床常见三大症状:阴道流血、腹痛及盆腔包块,在诊病时可抓住这三点进行辨病。

导师临证之所以强调辨病,是因为妇科疾病具有急重的特点,如崩漏大出血、流产不全、异位妊娠破裂内出血、生殖器官恶性肿瘤等,不及时治疗,可危及生命,因此无论中医辨证还是西医辨病,均应十分清楚,以免延误病情;而中医辨证是整体观最集中的体现,要结合年龄、病史、发病因素、体质情况、环境、饮食习惯、用药等因素综合考虑,并分析其病机所在,正邪关系,预后转归等,从西医临床角度出发,还要结合西医观点及检查结果,从而进行辨证并得出结论;中医的证反映了疾病的一般规律性,所以在许多妇科疾病中可见同一证型,即"异病同证",而每个妇科病有其特殊性,一个病又可见不同证型,因此又要在辨病的基础上辨证。如肾虚证,许多妇科疾病均可见肾虚证,临床导致肾虚的原因有先天肾气不足及后天损伤肾气,如多次流产、房劳过度、长期服用避孕药等,检查多发现子宫发育不良或卵巢排卵障碍;从发病机制看,肾虚可致天癸发育迟缓,冲任亏虚,发生月经不调、闭经、崩漏等多种月经病,也可因冲任不固而出现胎漏、胎动不安、堕胎小产、滑胎等多种妊娠病,还可由于肾虚不能摄精成孕而致不孕;此外,肾阴虚可致阴虚火旺,肾阳虚可致气化不利,水湿内停而出现相应病证。肾虚临床证候表现有头晕耳鸣,腰酸腿软,月经稀少甚至闭经或月经紊乱，屡孕屡堕或日久不孕。肾气虚者兼有小便频数或夜尿多，精神不振，舌淡苔薄，脉沉细；肾阳虚者兼见畏寒肢冷，小便清长；肾阴虚者兼手足心热，颧赤唇红，舌红少苔，脉细数。

导师认为医学知识浩瀚无边，特别是不同专科有其不同的特殊性，学无止境，尤其重视基本功，强调作为一名医生，病历的书写至关重要，既是对患者负责也是衡量医生专业水平的标准，可以看出医生的知识水平及外延知识的深度，同时直接关系到诊治的效果，也是保护医生的有力证据。妇女的生理有经、带、孕、产、乳，病理有经、带、胎、产、乳及杂病，故妇科病历的书写导师要求有别其他，既要简单明了，又要重点突出。年龄、婚否应重视，因妇女不同年龄段根据天癸的至与竭，所患疾病诊治不同；已婚和未婚对疾病的判断及选择治疗检查手段不同。主诉应叙述主要症状、发病时间、严重程度；现病史需从发病开始叙述，发展过程、诊断治疗情况及经过，医生要有扎实的基础知识，方能做出准确的判断。

导师认为只有中医病因病机与西医病理变化相结合、药物传统效用与现代实验研究结合，才能做到真正的继承和发展。治病遣方，常以辨证为基础，充分利用西医诊疗技术，四诊八纲与检验互参，从而提高疗效，尤其在没有临床表现、发病原因不明时，则需要通过检查结合病史的疾病发展演变规律，使辨证更为全面恰当。应用现代先进的诊断技术，从中医传统的辨证方法进行治疗，辨病辨证相结合是我们现代中医发展的方向和必由之路。

导师临证主张中西合璧，融会贯通，以中医理论为指导，临床疗效为标准，积极探索妇科疾病新的诊疗方法，善用中西医两法解决妇科复杂和疑难问题，临证做到审证求因，重视疾病发生的因果关系，以及女性不同年龄阶段与疾病发生的关系等，善于吸取并运用西医学妇科诊疗技术，承古治今，兼容并蓄，这与导师学习生涯及长期的临床实践是密不可分的。望、闻、问、切是中医传统的诊断方法，导师主张四诊时要结合妇科特点及现代检查手段，可以更好地辨病求因。四诊运用于妇科领域也有其特点及针对性，问诊详细，以便对疾病做出初步判断，创新性提出五诊合参的临证方法应用于临床。

第二章　理论探幽

第一节　学术思想

一、源于家传，得益师承

导师幼时在外祖父家里生活的时间较长，外祖父家祖辈传承中医，以医德高尚、医术精湛著称。幼时每每亲眼目睹祖辈治愈了无数的患者，在她幼小的心灵埋下了医学的种子。至青少年时代，家乡的医疗条件仍然很差，她亲眼目睹无数的妇女因医疗资源匮乏，难产失去年轻的生命；尤其让她震撼的是自己的舅母，在生第四个孩子时也是因为难产，在用秤钩拉下新生儿时，舅母和孩子双双死亡。至此，她的理想更加明确——立志当一名妇产科医生，济世救人，拯救妇女。

导师于1952年考上了江西省卫生学校助产专业，开启了学医的人生旅程。中专毕业时，导师又积极响应国家号召，主动要求分配到江西萍乡煤矿职工医院妇产科工作，实现了她做一名妇产科医生的梦想。1956年导师再次踏上了求学之路，成为广州中医学院（现广州中医药大学）首批大学生。在校学习期间，有幸聆听了大批中医大家的授课，如国医大师邓铁涛教授讲授的"中医各家学说"，全国著名中医妇科名老专家罗元恺教授讲授的"中医妇科学"等。尤其是罗元恺教授对导师的影响最大，罗老从第一节课讲到最后一节课，还带着他们到医院见习、实习，罗老是导师中医妇科的启蒙者和引路人。在此过程中，导师受到罗老学术思想的影响，得到临床诊疗经验的真传，延续罗老重视"肾－天癸－冲任－胞宫"生殖轴的理念，倡导肾精、肾气是月经与孕育的源泉，主张先天与后天并重，以肾脾为本，形成了自己调经、助孕、安胎的中医治疗不孕不育的"孕子一条龙"，取得了良好的临床疗效，被患者尊称为"送子观音"。

二、重视理论，勤于实践

（一）理论是实践源泉

导师认为以《黄帝内经》《伤寒杂病论》等为代表的中医经典著作，是中医基本理论的主体建构，是中医智慧的源泉，是中医参天大树的根。导师认为，先后问世的《金匮要略》《妇人良方大全》《景岳全书·妇人规》《医林改错》《傅青主女科》《血证论》《医学衷中参西录》等，不断丰富和完善了中医妇科理论体系、诊治规律、遣方用药、预防调摄、养生保健等，为后世中医妇科的传承与创新，奠定了坚实的基础，开创了守正创新的范式。

《金匮要略》中的妇人病三篇，即"妇人妊娠病脉证并治""妇人产后病脉证治"和"妇人杂病脉证并治"，既有月经病、带下病、妊娠病、产后病和妇科杂证的证候描述，又有方药治疗，至今很多方剂仍为临床常用，且疗效显著，具备了妇科学的雏形，为后世妇产科学专著打下了基础。《妇人良方大全》系统论述了调经、众疾、求嗣、胎教、妊娠、坐月、难产、产后等病证的病因与治疗，对妇产科的影响颇大，其学术观点重视血气、脏腑、冲任，在病因方面比较重视风寒，用药较偏重温散风寒和补益。《景岳全书·妇人规》重视脾肾、冲任、阴血，提倡妇科疾病，首重调经。《医林改错》虽然不是妇产科专著，但其对活血化瘀理论的独到见解，对血瘀证治疗方法的精辟阐述，以及创制的"通窍活血汤""血府逐瘀汤""膈下逐瘀汤""少腹逐瘀汤"和"身痛逐瘀汤"等活血化瘀的有效良方，丰富了妇产科血瘀证的治疗。《傅青主女科》认为妇科病主要在于肾肝脾、血气以及冲任督带的失常，处方用药主要在于调理脏腑、气血和经脉。《血证论》是一部论治血证的专著，对血证的病机和治法颇多创见，提出崩漏论治应着重脾的见解。《医学衷中参西录》调奇经首推冲脉，调脏腑注重脾胃，调气血善用疏通，书中记载的治疗月经过多的安冲汤、固冲汤、理冲汤，治疗胎漏、胎动不安的寿胎丸等，至今仍为临床常用之有效方剂。

上述医籍，导师不仅长期反复研习，用于指导临床实践，而且每每收徒，必指定为徒弟学习用书，从而达到古为今用、学而为用的目的。

（二）实践是理论根基

中医学来源于实践，植根于实践，发展于实践。因此，导师非常重视临床实践。正是由于导师坚实的理论基础和丰富的临床实践，赢得了学生的赞誉和好评，影响了一批又一批的青年学子，走上了中医妇科的事业之途；也赢得了患者的赞誉和好评。导师不仅医术精湛，且医德高尚，她常常告诫我们，作为一名医生，要有"父母之心"，病者身患疾病，要竭力相助，决不能"落井下石"，开大包药、贵重药以及无关的检查；她乐善好施，每见穷困潦倒者，常解囊相助，或于处方用药时，去其价昂之品，而以平廉之药代之，凝神屏息诊病选方，令我们心灵震撼，铭记终生！

三、首当辨病，精准辨证

随着时代的发展、科学的进步、疾病谱的变化，若仅凭中医阴阳、四诊、八纲、脏腑等传统诊断方法，来诊治日益复杂的妇科病，不仅临床疗效差，甚至可能贻误病情，危及患者生命。如流产不全、崩漏大出血、异位妊娠破裂、卵巢囊肿蒂扭转、恶性肿瘤等，必须充分利用现代检查技术和手段，尽快查明病因，争分夺秒抢救；因此，导师主张首当辨病。辨病到底是始于中医，还是始于西医？其实辨病论治始于中医，最早的医方书《五十二病方》即体现了这一思想。《五十二病方》是西汉文物，1973 年在湖南长沙马王堆三号汉墓出土，书中提到的病名有 103 个，绝大多数为外科疾病，其次为内科疾病，还有少量妇科和儿科疾病。《黄帝内经》构建了中医基本理论体系，提出了辨病的重要性和辨病论治的观念，如《灵枢·五色》指出"视色上下，以知病处"，即所谓"有诸内必形于诸外"，根据反映在外的征象，以察知其内在的病变。《素问·至真要大论》曰"内者内治，外者外治"，即身体内在疾病，可采用内服药物的方法治疗，而表现在外部的疾病，可以采用外治的方法治疗。如治疗妇女血枯经闭的第一张内服处方——四乌鲗骨一藘茹丸。《伤寒杂病论》提出六经论伤寒、八纲辨杂病的诊疗方法，开创了辨病论治与辨证论治相结合的诊疗模式。《金匮要略》妇人病三篇，体现了辨病与辨证结合诊治妇科疾病的大法，至今仍是指导妇科临床的经典。

中医病名的形成反映了历代医家对疾病的病位、发生、发展规律的认知。中医妇科历史悠久，病名繁多，随着疾病的发展变化也发生着演变。有的以病因病机命名，如脏躁、热入血室等；有的以疾病部位命名，如阴挺、阴疮、乳痈等；绝大多数以主要症状命名，如月经过多、月经过少、痛经、闭经、带下过多、缺乳等。随着对疾病发生、发展和演变规律研究的不断深入，有些中医妇科病名已不能满足对疑难病的临床诊治，具体表现在两个方面：一是有些中医病名描述的症状与西医病名所描述的症状相类似，但不能完全等同，如"痛经"在中医是病名，而在西医仅为一个症状，可见于原发性痛经、子宫内膜异位症与子宫腺肌病等；又如"带下病"，在中医也是一个疾病，而在西医仅为多种疾病的一个共同症状，可见于阴道炎、宫颈炎、盆腔炎性疾病及其后遗症等；这类中医病名过于笼统，不能准确反映疾病的病因病位，不利于针对病因施治和开展科研工作。二是有些西医病名所涵盖的症状在中医医籍中有描述但无病名，如子宫内膜异位症与子宫腺肌病，可见于"痛经""月经过多""癥瘕""不孕"等相关条文的描述；异位妊娠在"停经腹痛""妊娠腹痛""少腹瘀血""经漏""经闭""癥瘕"等病证中有类似症状的描述；盆腔炎性疾病及其后遗症可见于"妇人腹中痛""带下病""热入血室""产后发热""癥瘕""不孕症"等相关条文的描述；多囊卵巢综合征在"闭经""崩漏""癥瘕""不孕"等病证中有类似症状的描述；由此可见，这一类疾病比较零散，在一定程度上制约了中医妇科对疑难疾病的深入研究，缺乏诊治的精准性，目前很多中医妇科教材已纳入并使用西医病名来命名。

导师认为，辨病是辨别某一类有固定的发生、发展和转归等病理演变过程，并有相同的微观病理变化和特异现代指标的疾病；辨病论治是从疾病的全局考虑，把握疾病基本矛盾变化的治疗方法。但由于受历史条件制约、生产力水平低下等因素的影响，许多中医妇科病名存在局限性，制约了辨病论治的发展。随着人类科学技术的发展，超声检查、性激素测定、造影等检查方法在妇科临床的广泛运用，对疾病的诊断更加精准。现代中医妇科诊病，也不仅仅是靠传统的望、闻、问、切，而是在此基础上，充分应用现代检查方法全面了解疾病的病位、病性，做出准确的辨病，已发展演变为五诊。如对月经不调、不孕症、癥瘕等疾病的诊断，通过基础体温测定、超声检查、性激素检测、输卵管造影、宫腹腔镜检查等，可以进一步明确月经不调是排卵性，还是无排卵性，不孕是排卵障碍引起，还是输卵管阻塞所致，或是免疫性不孕，癥瘕是子宫肌瘤，还是卵巢肿瘤，或是盆腔炎性包块等。这样就能进一步明确疾病原因，指导精准治疗，确实提高疗效。又比如在保胎治疗过程中，配合超声检查、人绒毛膜促性腺激素（HCG）、孕酮测定等动态观察，可指导制订治疗方案，为继续保胎，还是下胎益母提供依据。若超声检查提示有胎心胎动，HCG 值持续升高，孕酮值保持在正常水平，可继续保胎且预后良好；若超声检查提示胚胎停止发育，或 HCG、孕酮值持续下降，则胎元已殒，应考虑下胎以益母。

西医学认识疾病的特点，是以解剖学、组织胚胎学、病因病理学、病理生理学等为基础，根据各种疾病的临床症状和特点，借助现代理化检查手段，对疾病做出相应诊断。从疾病诊断方面来讲，应该说比中医更确切。因此，目前普遍认为"西医辨病，中医辨证"。所以导师常常说，学习是一个人不断进步的源泉，也是一个学科生生不息、根深叶茂的源泉，否则就会停滞不前，甚至被取代，这无疑是一个很好的实证。

中医的辨证论治，是根据临床所采集的资料，结合理化检查结果，运用四诊八纲辨识疾病的病因、病性、病位以及邪正之间的关系，推测疾病的预后与转归，从而综合判断为某种性质的"证"，再根据"证"来确定具体的治疗原则和治疗方法，又称为辨证施治。导师认为，辨证论治反映了中医对人体疾病客观规律的认识，体现了整体观分析和个体化治疗的有机结合，是中医理论的精髓之一。辨证论治强调相同的病，只要证型不同则治法各异；而不同的病，只要证型相同则治法相同，即所谓同病异治、异病同治。因此，把握基本病机，随证施治，因人制宜，是辨证论治诊疗体系独特的风格和最大的优势；无论什么疾病，病情如何复杂，甚或用现代检查方法也难于找到病因，只要有"证"，就可以从辨证入手，拟定治疗方法，解除患者疾苦。但是辨证论治也有其局限性，中医一个"证"的确立，多数依靠患者的表述和医者的四诊合参，因此，辨证的准确性与患者的认知程度和医者的辨识水平密切相关，缺乏精确的客观指标；其次，异病同证之发病机制至今仍阐释不清；再者，难于用现代科学方法和数据描述一个"证"等。

病是证的根源，证反映了疾病发展的不同阶段，病和证是一种因果关系，密不可分。因此，导师认为辨病与辨证结合，中医与西医结合，可以扬长避短、协同增效，共同攻克妇科疑难病，是当今妇科临床的发展趋势，如在异常子宫出血、闭经、多囊卵巢综合征、异位妊娠、产后血晕、产后发热、盆腔炎性疾病及其后遗症、子宫内膜异位症与子宫腺肌病、不孕症以及妇科肿瘤等疾病的诊治方面有独到之处。

四、重肾脾冲任，顾护精气血

导师在临床上，重视古训，临证特别重视脏腑辨证，尤其重在调补肾脾冲任。肾为先天之本，主藏精，是人体生长、发育和生殖的根本。女子发育到一定时期，肾气旺盛，天癸成熟，冲任通畅，才有月经和孕育的可能。若肾气不足，冲任亏损，便发生经、孕、胎、产诸方面疾病。以肾为先，肾中精气，只宜固秘，最忌耗泄。然妇女经、孕、产、乳常耗血伤精，所以临床多用补肾固冲、滋肾养阴、温肾助阳，或温阳行水之法进行调补。遵《景岳全书·妇人规》"女人以血为主，血旺则经调而子嗣，身体之盛衰无不肇端于此。故治妇人之病，当以经血为先"。人乃血肉之躯，无形之阳气，基于有形之阴血，妇人经、孕、产、育，屡耗其血，血不贵乎。导师强调治疗妇科疾病以顾护精血为主，且用药不能伤及精血。而精血与肾、脾、冲、任关系尤为密切，女子之身，依赖于血，心主血，肝藏血，脾统血且为气血生化之源；肾藏精，精化血，血虽由心所主，然心得肝、脾、肾三脏功能的相互协调，相互制约，相互配合才能完成从生化、运化到濡养五脏六腑、四肢百骸的作用。临证萃取多年经验，以滋肾填精血，温肾补先天，治疗多种妇科常见多发病及疑难疾病。从用药中体现了肾为水火之脏，藏真阴寓元阳的生理特点；遣方用药以达阴阳消长，水火互济之功。她创立的温肾补先天，滋肾填精血法重在平调肾之阴阳，体现了明代张景岳"善补阳者，必于阴中求阳，则阳得阴助而生化无穷；善补阴者，必于阳中求阴，则阴得阳升而泉源不竭"的辨治心法，体现了平调阴阳的制方理论。

脾为中土，脾病则心不能主，肾不能滋，肝不能藏，周身难健，而妇女经、孕、产、乳以血为用，屡耗血伤，常处于血不足而气有余的状态，故妇人以血病居多。《女科要旨》："虽曰心生血、肝藏血，冲任督三脉俱为血海，为月信之源，而其统主则唯脾胃，脾胃和则血自生，谓血生于水谷之精气。"然而脾肾又是经、孕、乳之本，因此，导师重视健胃扶脾，培补后天，以供养先天，藉以繁衍后代，临证助孕安胎常以补肾健脾为其重要的治疗原则，肾中先天之精决定胎元的禀赋，后天之精可供胎元生长，肾精充足，则胎有所系养；脾气健运，气血充沛，气以载胎，血以养胎。

遵傅山"肝为冲脉之本，肾为任脉之本，脾为带脉之本"之学术，认为冲任二脉与肝、肾密切相关；且肝肾二脏乙癸同源、精血相生。古人云"女子以肝为先天"，肝为血脏，主藏血，主疏泄，司血海。血海的蓄溢受肝所司，肝是女性生殖功能调节的枢纽，与气血关系密切。肝血参与月经的生成，肝司血海，肝气参与疏泄全身各部化生之血，有余部分藏之于肝，下注血海；肝主疏泄，通过疏泄肝气以调节血海蓄溢；调畅精神情志，使气畅血旺，月经正常，对月经期、量的恒常起关键作用；肝气通过疏泄，直接影响脾胃、胆之功能，使气血生化正常，经血有源，故肝系月经调节的枢纽。肝藏一身之血，肝性喜柔恶刚，肝喜条达，阴血充肝得养，肝气疏则气机畅，而妇人之身有余于气，不足于血，肝藏血，血伤则肝首先受累，尤其在经行、孕后阴血耗伤，肝阴不足，肝阳偏亢，诸症滋生，加之女性阴性凝结，易于忧郁，气机不利，气病则诸病起。朱震亨言："气血冲和，百病不生，一有怫郁，诸病生焉。"导师针对此特点，临床上重视调理气血，总结出"气以通为补，血以和为补"的经验，欲与通之不如充之的思辨特点。总之，导师重视脾肾冲任在妇科病的作用，临床不是独立地治疗某脏，而是注重调解脾肾冲任之间的平衡。

五、衷中参西，相得益彰

导师推崇近代中西汇通医家张锡纯，主张中西医结合，善于运用中西医两法治疗妇科复杂、疑难疾病；认为临证时衷中参西，取长补短，可以缩短治疗时间，提高临床疗效，减轻患者经济负担。如不孕症的治疗，通过相关检查，对于确诊为排卵障碍性不孕，遵循"肾藏精，主生殖""胞脉系于肾"之经典理论，结合月经周期阴阳消长、气血盈亏的变化规律，经净后用助孕Ⅰ号方补肾填精养血,促进精血旺盛、卵泡发育、内膜生长;预计近排卵期在助孕Ⅰ号方的基础上,加行气活血的药物,促进卵子顺利排出;排卵后加温肾助阳、调理冲任的药物,使阴阳俱盛、气血充足,以备种子育胎;若未能受孕,月经期则用调经Ⅰ号方调畅气血,去旧生新,促进血海满而溢泻,月经来潮。针对这一类患者,在中医周期调治后全身状况良好,子宫内膜生长理想,可配合西药促排卵,以尽快受孕;若已受孕,则用保胎Ⅰ号方补肾健脾、益气养血、固冲安胎,促使胚胎、胎儿逐月生长发育,至怀胎十月瓜熟蒂落。对于确诊为输卵管性不孕,则用助孕Ⅱ号方活血化瘀消癥、疏经通络助孕,同时可配合宫腔上药。对于确诊为免疫性不孕,则用助孕Ⅲ号方补肾固本、扶正祛邪、增强免疫力,本方对抗精子抗体阳性所致不孕,效果尤佳,同时嘱患者避孕套避孕。对于确诊为多囊卵巢综合征所致的不孕,导师认为核心病机为"脾肾两虚,痰湿阻滞",是一个本虚标实证,宜周期调治。若月经推后不潮或经闭不行,超声检查提示子宫内膜较厚者,急则治其标,宜调经Ⅰ号方促使月经来潮,或加用孕激素;经净后则治其本,方用加味苍附导痰汤,益气健脾补肾、行气化痰除湿;排卵期及经前期,则用助孕Ⅰ号方滋肾填精、温肾助阳,促进卵子排出及黄体功能健运,以利于经调子嗣;同时,亦可配合西药促排卵,常用药物为枸橼酸氯米芬。又比如痛经,痛经又称为经行腹痛,每伴随月经周期而发,以经前、经期疼痛明显、经后疼痛缓解为特点,是妇科临床的常见病、多发病,有些亦是难治性疾病,虽不会危及患者生命,但严重影响其生活质量,造成难以抹去的心理阴影,终致心身疾病。通过妇科检查和超声检查,若生殖器官无器质性病变,可诊断为原发性痛经,又称为功能性痛经,导师认为此类痛经的主要病机为"不通则痛"和"不荣则痛",临证以"不通则痛"之实证痛经较为常见,其核心病机为"血瘀",根据气行则血行、气滞则血瘀的特点,治宜行气活血、化瘀止痛,选用导师验方痛经Ⅰ号方,并根据其寒热虚实的不同随证加减。引起继发性痛经的常见疾病,主要为子宫内膜异位症与子宫腺肌病、盆腔炎性疾病后遗症和宫颈、宫腔粘连等。通过西医辨病诊断为子宫内膜异位症与子宫腺肌病,导师认为核心病机为"痛"和"瘀",治宜行气活血、化瘀止痛,用验方内异Ⅰ号方;平时则用内异Ⅱ号方行气活血化瘀、软坚消癥散结,从而消散异位之结节包块。西医诊断为盆腔炎性疾病后遗症,导师认为核心病机为"湿、热、瘀",治宜清热除湿、化瘀止痛,选用清热调血汤加减。西医诊断为宫颈、宫腔粘连者,导师强调在月经刚来时,采用手术分解粘连;若为宫腔粘连,术后宜放置避孕环,有生育要求者3个月后取出;若为宫颈粘连,则放置油性纱布条,24小时后取出,以预防再次粘连,中药配合痛经Ⅰ号方内服。此法不仅能迅速止痛,还可改善因粘连所致的月经量少。

六、重视治未病，善调畅情志

《素问•四气调神大论》曰："是故圣人不治已病治未病，不治已乱治未乱，此之谓也，夫病已成而后药之，乱已成而后治之，譬犹渴而穿井，斗而铸锥，不亦晚乎"。《金匮要略•脏腑经络先后病脉证》云："上工治未病……见肝之病，知肝传脾，当先实脾"。妇科疾病严重影响女性的身心健康，给家庭和社会造成严重的影响，而这些病是可防可治，且防大于治。导师认为情志致病即"忧、思、怒"的致病与其他病因病机有明显的不同，外感六淫之气，多伤及经络营卫之形体，饮食不节会损伤脾肾，疲劳过度又会削减肾水，虫兽会损伤局部肌肤筋骨等，而"忧、思、怒"等七情病因，多伤及脏腑气机，造成种种气机紊乱，形成"身心俱病"。妇女生理中的"经、孕、产、乳"均以血为其物质基础，气为血之帅，血的生成运行离不开气的推动。因此妇女常处于血不足而气有余的状态，特别是中年妇女大多经过"经、孕、产、乳"而致气血损伤，导师认为"妇人之生，有余于气不足于血，以其数失血也"。情志致病可伤及相应的脏腑导致肝郁，临证非常重视心理疗法与疏肝理气同用，综合治疗首治"神"，使中医治未病及心理疗法贯穿于妇科疾病治疗的始终。

导师认为近年来居高不下的妇科病完全可以通过预防来减少其发病率。同时认识到疾病预防的重要性及心理健康的必要性，不良的情绪刺激对患者有害，对疾病的康复也无益处，情志不畅是诸多疾病中病因之中的一个因素，调情志在很多疾病的治法上都有体现。在妇科诊治中，非常重视"治未病"，做到未病先防，既病防变，病后康复，贯穿于疾病隐而未显，显而未成，成而未发，发而未传，传而未变，变而未果的全过程，强调亚健康状态就应该重视的必要性。强调年轻女性应尽量避免过早性生活，从而减少输卵管阻塞及子宫内膜受损概率，大大减少不孕症、滑胎等发病，从而维护社会稳定和家庭和谐；而围绝经期综合征妇女由于此期工作压力、家庭、婚变致使围绝经期症状加重，而此阶段的情绪变化较大，多事之秋，这些压力使妇女心情压抑，长期处于紧张、忧思、郁怒之中，导致整个内分泌紊乱，加之生理性的雌激素下降，也造成不良的情绪。导师强调预防本病，需让此期妇女正确认识这是每个女性必须经历的生理过程，应调整心态，可减轻其症状的发生。

第二节　特色理论

六十余载的行医之路，导师治愈了无数患者，积累了丰富的临床经验，凝集其心血形成了许多效验价廉的处方，但导师认为最值得特叙的是"孕子一条龙"和"妇科血证"。

一、孕子一条龙

（一）理论之源泉

导师提出的"孕子一条龙"，理论源于《素问·上古天真论》"女子七岁，肾气盛，齿更发长；二七而天癸至，任脉通，太冲脉盛，月事以时下，故有子……七七，任脉虚，太冲脉衰少，天癸竭，地道不通，故形坏而无子也"。认为月经的产生，与肾气、天癸、冲任密切相关，而孕育又以"月事以时下"为前提。《景岳全书·妇人规》进一步阐释："盖经即血也，血即阴也，阴以应月，故月月如期，此其常也。及其为病，则有或先或后者，有一月两至者，有两月一至者，有枯绝不通者，有频来不止者……凡补命门，则或气或血，皆可谓之补阴，而补阴之法，即培根固本之道也……是以调经种子之法。"《万氏妇人科》亦言"女子无子，多因经候不调，药饵之辅，尤不可缓。若不调其经候而与之治，徒用力于无用之地。此调经为女子种子紧要也"。《女科要旨》再云："妇人无子，皆由经水不调……种子之法，即在于调经之中。"基于上述理论的滋养，导师认为种子首应调经。

（二）时代之背景

当前，随着时代的发展，城市化、工业化对自然环境的影响带来了危及人类健康的环境问题，环境污染已成为现代社会普遍存在的致病因素，影响生殖功能，在女性可引发月经不调、堕胎、小产及不孕等，在男性则可降低精子的质量。同时，随着我国生育政策的调整，很多高龄女性也加入备孕大潮中，高龄女性的特点是多有月经不调、闭经，甚至还伴有器质性的病变，如子宫肌瘤、卵巢肿瘤、盆腔炎性疾病后遗症、输卵管不通或通而不畅等诸多问题，为此求医者日益增多；加之受孕后自然流产的患者也在增多，要求中医孕前调理、孕后保胎，以及辅助生殖技术失败后寻求中医治疗的患者也越来越多。导师谨守数千年古人调经、助孕、安胎的宝贵经验，创新性地提出"孕子一条龙"的学术观点，通过临床实践证实，该方法可有效提高妊娠率和活产率。

（三）体系之特色

导师依据中医学天人相应、取类比象的特点，创新性地提出了"孕子一条龙"，即孕前调经助孕、孕后养胎安胎，主要分为四个阶段，即寻因、培种、润地、育苗成长，根据辨证分别用药，使调经、助孕、安胎一线贯穿，使胎孕可成、孕而能育、终得子嗣。

1. 寻因——审证求因，谨守病机 由于不孕症的病因复杂，病程较长，导师强调要辨病与辨证相结合。通过询问病史、体格检查、辅助检查等，以明确疾病诊断，同时，通过望、闻、问、切，以精准辨证。一是肾虚。中医认为，肾为先天之本，元气之根，肾藏精，主生殖；肾中精气的盛衰，主宰着人体的生长发育及生殖功能的旺盛与衰退；导师的恩师罗元恺教授首次提出的"肾-天癸-冲任-胞宫轴"，是女性的生殖内分泌轴，此轴可调节阴阳消长、气血变化，促使月经正常来潮，卵泡发育成熟，应时排出卵子而受孕；肾虚则此轴功能异常，可致闭经、崩漏、不孕等，辨病可见于卵巢发育不良、卵巢早衰、卵巢反应低下、储备细胞数量不足以及高龄女性等所致的生育能力下降。二是肝郁气滞血瘀。肝主藏血，主疏泄，畅达气机，调理经血；若情志不畅，肝气不疏，冲任二脉失调，可致不孕；辨病可见于输卵管阻塞、子宫内膜异位症、宫腔手术后粘连等。三是脾虚痰湿。《素问·经脉别论》指出"饮入于胃，游溢精气，上输于脾，脾气散精，上归于肺，通调水道，下输膀胱，水精四布，五经并行"。若脾的运化功能失常，水湿停聚体内，日久蕴而化痰，痰湿内盛，阻滞胞宫，不能摄精成孕而致不孕，辨病多见于多囊卵巢综合征。

2. 培种——男精壮实，女经调畅 男女双方肾精充足、肾气旺盛，是精子卵子生长发育的物质基础以及成熟精子卵子顺利排出的无穷动力。因此，男方应重视精子质量的检查，女子应重视卵巢功能的测定。男方精子数量与质量异常，如死精、少精、弱精、精子活力欠佳者，导师治宜补肾养精，以肾气丸、六味地黄丸、验方生精汤调治；女方卵泡发育不良、排卵障碍等，以验方助孕Ⅰ号方加减调治；对于免疫因素如抗精子抗体、抗子宫内膜抗体、抗卵子抗体等阳性导致的不孕，以用验方助孕Ⅲ号方加减调治。

3. 润地——土地肥沃，胚胎健壮 导师认为润地类似于土载万物，胚胎形成后进入宫腔，需要依赖子宫内膜营养丰富和厚度适中，才能使胚胎顺利植入、生长、发育，因为子宫内膜具有摄胎、纳胎、载胎、养胎之功能。若素体羸弱，多次流产损伤子宫内膜，或卵巢功能衰退，雌激素和孕酮水平低下者，子宫内膜薄或血流不畅、容受性差，相当于土地贫瘠，不生草木，终难孕育。导师强调要重视卵泡的质量与子宫内膜的生长同步，故常用助孕Ⅰ号方补肾育阴，健壮卵子，改善子宫内膜微循环，为胚胎植入准备好肥沃松软舒适的内环境，以促使孕育成。

4. 育苗助长——预培其损，补肾安胎 不孕症患者受孕后，应注重"预培其损，防治结合"，以防止发展成为胎漏、胎动不安，甚至堕胎、小产、滑胎，终致痛失为人父母之良机。保胎从何处入手？导师认为宜补肾健脾，填精养血。何故？源于《傅青主女科》"胞胎之系通于心与肾，而不通于脾，补肾可也，何故补脾？然脾为后天，肾为先天，脾非先天之气不能化，肾非后天之气不能生，补肾而不补脾，则肾之精何以遽生也，是补后天之脾，正所以补先天之肾也。"常用验方保胎方，临床疗效满意。

导师的"孕子一条龙"，充分体现了中西医结合、病证结合、防治结合，做到整体调理、环环相扣，终使胎孕乃成、喜得贵子。

二、妇科血证

妇科血证涉及经、带、胎、产、杂证等诸多疾病，由于其范围广，病情复杂，治疗方法迥异，预后转归截然不同，所以导师非常重视妇科血证的辨治，强调要全面考虑，注意患者的年龄，有无性生活史，阴道流血的发生发展过程，出血量的多少及出血时间的长短，出血与月经的关系，出血是否伴有组织物的排出，出血是否伴有腹痛、昏厥、发热等症状；此外，还要详细询问用药情况、避孕措施、工作环境、生活条件以及家庭关系等；并通过必要的妇科检查、超声检查、HCG及激素六项检测等，了解血液来自何部位，是何种原因引起的出血，生殖器官有无器质性病变等。

（一）妇科血证的范围

妇科血证主要指血液自阴道流出，其血可来自女性生殖道的任何部位，如子宫颈、子宫腔、输卵管和阴道等，但绝大多数出血来自子宫，除正常月经外，其他的均称为阴道不规则流血；常见的有月经异常出血、妊娠出血、产后出血、带下夹血及妇科杂病出血等。

（二）妇科血证的病因

1. 热伤血络　导师遵循《伤寒明理论》"冲之得热，血必妄行"，《万氏妇人科》"如曾误服辛热暖宫之药者，责其冲任伏火也"，《景岳全书·妇人规》"或因火热迫血妄行，或因郁怒气逆而动血"，认为平素阳盛之体，易致郁热内伏；或饮食不节，过食香燥之品，或感受热邪，或过服辛热暖宫之药，均可致热扰冲任，迫血妄行；或因肝气郁结，气郁化火，或郁怒火旺，火灼冲任，损伤血络，迫血妄行，而致出血。临证多见月经过多、崩漏、赤带、胎漏、胎动不安、堕胎、产后恶露不绝等病。

2. 气不摄血　导师遵循《万氏妇科》"妇人崩中之病，皆因中气虚不能收敛其血"，认为素体脾虚，中气不足，或因饮食劳倦，伤及心脾；或久病脾虚，运化失常，水谷不化精微，气血亏虚；气虚则统摄无权，冲任不固，气不摄血，而致出血。多见于崩漏、月经过多、经期延长、胎漏、胎动不安、产后恶露不绝等病。同时，对于产后血崩导师遵循《血证论·产血》"产后血崩，乃荣气空虚不能摄血归经，大剂归脾汤主之"。

3. 肾虚冲任不固　导师遵循《景岳全书·妇人规》"妇人因情欲房室，以致经脉不调者，其病皆在肾经"，认为先天肾气不足，或围绝经期肾气渐虚；或因久病伤肾，封藏不固，冲任失摄；或肾阴不足，阴虚火旺，损伤阴络，而致出血。临证多见经间期出血、崩漏、胎漏、胎动不安等病。

4. 瘀血阻滞　经期产后，离经之血，阻滞胞宫，而致瘀血；或外邪客于胞宫，阻滞脉络，气血运行不畅，瘀血停滞，血不循经，引起出血。正如《血证论·男女异同论》"瘀血不行，则新血断无生理"，认为"瘀血去则新血已生，新血生而瘀血自去"，两者具有相辅相成的关系。临证多见月经过多、经期延长、崩漏、堕胎、产后恶露不绝等。

（三）妇科血证的诊断

尽快明确诊断，及时采取正确治疗措施，对于避免误诊、漏诊，减少盲目治疗，至关重要。

1. 月经异常出血　主要指月经失调和崩漏引起的出血。

2. 妊娠异常出血　妊娠期出血主要包括胎漏、胎动不安、堕胎小产以及现代医学之异位妊娠、葡萄胎和前置胎盘等。

3. 产后异常出血　主要包括产后血晕和产后恶露不绝。

4. 带下夹血　带下夹血，亦称赤带，主要由于湿热邪毒内蕴所致。常见于子宫颈炎、子宫内膜炎、阴道黏膜下点状出血等。一般为白带中夹血，也有出血较多的。

5. 妇科杂病出血　妇科杂病出血，常见于癥瘕病证，主要指生殖器肿瘤引起的出血，如子宫肌瘤、子宫颈癌、子宫内膜癌、子宫肉瘤等。

以上要中西医结合明确诊断，相关标准见诸专著，兹不赘述。

（四）妇科血证的治疗

妇科血证的治疗，导师主张辨病与辨证结合、中医与西医结合、药物治疗与手术治疗结合。出血期，强调首当止血，根据疾病的轻、重、缓、急，出血量的多少以及出血时间的久暂，分别采用快速有效的止血方法。如异位妊娠破裂致腹腔内急性出血、妇科恶性肿瘤，以手术治疗为宜；堕胎、葡萄胎，以清宫为主；小产若月份太大，以引产为宜；前置胎盘宜综合考虑，以孕妇安全为前提，以西医治疗为主；产后出血应针对出血原因、迅速止血，以产妇安全为前提，以西医治疗为主。

其他妇科血证导师认为宜中医辨证论治，总以《血证论》"止血、消瘀、宁血、补虚"四大原则为指导。月经失调、崩漏根据"急则治其标，缓则治其本"的原则，出血时以止血为要，平时则审证求因以治本，重在使月经恢复正常。其他疾病引发的出血，在辨病明确的前提下辨证论治。

1. 清热凉血止血法 用于血热妄行所致的月经过多、经期延长和崩漏，治宜清热凉血、止血调经，可用导师验方清热止血汤；若出血过多或出血时间过长，以致阴血亏虚而虚热内生，治宜清热养阴、止血调经，可用保阴煎《景岳全书》加阿胶。

2. 益气摄血止血法 用于气虚，气不摄血所致的月经过多、崩漏、产后恶露不绝等，治宜益气止血、引血归经，可用导师验方止崩Ⅰ号方；胎漏、胎动不安，治宜益气摄血、止血安胎，可用导师验方保胎Ⅰ号方。

3. 活血祛瘀止血法 用于瘀血阻滞，血不循经所致的崩漏、月经过多、经期延长、经间期出血等，治宜活血化瘀、止血调经，可用逐瘀止血汤（《傅青主女科》）合失笑散（《太平惠民和剂局方》）；堕胎、产后恶露不绝，治宜活血化瘀、理血归经，可用生化汤（《傅青主女科》）加味；异位妊娠未破裂保守治疗，治宜活血化瘀、消癥杀胚，可用导师验方杀胚方。导师认为，此即《血证论·瘀血》"吐衄便漏，其血无不离经。凡系离经之血，与荣养周身之血已暌绝而不合……此血在身，不能加于好血，而反阻新血之化机，故凡血证总以去瘀为要"之具体体现。

4. 补肾固冲止血法 用于肾虚，冲任不固，或因肾精亏虚，阳气内动，损伤阴络，引起出血，如崩漏、月经过多等，治宜补肾固冲、调经止血，可用导师验方温肾固冲止血汤，肾阴虚用六味地黄汤合二至丸加减；若为肾虚冲任不固所致的胎漏、胎动不安，治宜补肾固冲安胎，可用寿胎丸（《医学衷中参西录》）合二至丸加味。

5. 清热除湿止血法 用于湿热伤阴所致的带下夹血，如生殖器官炎症、肿瘤等，治宜清热利湿、解毒止血，可用导师验方清热止带汤随证加减；若湿热伤阴，阴血不足者，临证多见于老年性赤带，或经间期带下赤色，治宜清热除湿、养阴止血，可用导师验方养阴止带汤随证加减；导师特别强调的是老年妇女，特别是绝经后又见赤带，一定要做妇科检查和防癌检查，以免误治病情。

第三章 临证心得

第一节 方 药

导师治疗妇科疾病之所以疗效卓著，在于辨证准确、配伍恰当、注重整体调理，遣方用药精简考究。在长期的临床实践中，总结出一些宝贵的经验方及独特用药心得。

一、用药心法

导师选方是在辨证审因，确定治法之后，才选择合适的药物，酌情剂量而组方。遵循"有法才有方"辨证思维的用药原则。

（一）验方以证立方

如保胎 I 号方治疗滑胎证属脾肾两虚、冲任不固者，并非凡滑胎者均可用，而且胎漏和胎动不安者，证型符合脾肾两虚亦用保胎 I 号方治疗也可取得显著疗效。此外导师的验方中均有一个共同特点，就是药味不多，精当合理，颇具实用性。以调经 I 号方为例，药物组成如下：当归、川芎、赤芍、党参、丹参、苏木、泽兰、川牛膝、桂枝、醋香附、枳壳、甘草，其中当归、川芎、赤芍养血活血，醋香附、枳壳、党参调气理气，桂枝、丹参、苏木活血通经，牛膝引血下行，甘草调和诸药，专门针对经期特点而设，除为气滞血瘀证的治疗主方外，对经量少者经期可增加血量，对月经后延、闭经者，可用调经 I 号方催经，对月经前后诸证，如经行头痛、经行口糜、经行发热等，用调经 I 号方加味可以缓解经期不适症状。此外，如痛经 I 号方是在此方基础上加减药物而成，各种妇科疾病当中行经期间也可用本方调理月经。

（二）配伍谨慎用药

如半夏在妊娠恶阻中的应用：半夏辛、温、有毒，具有燥湿化痰、降逆止呕、消痞散结之功效。由于它降逆止呕作用较强，因此治疗恶阻常选用半夏。导师在妊娠恶阻的治疗中，也常在辨证论治的基础上加入半夏。但自陈自明《妇人良方大全》中提出"半夏有动胎之性"之后,孕妇能否用半夏一直争论不休。绝大多数医家不赞成陈自明的观点,如薛立斋在《校注妇人良方》中指出"半夏乃健脾化痰滞之主药也,脾胃虚弱而呕吐,或痰涎壅滞、饮食少思、胎不安,必用茯苓半夏汤,倍加白术,以半夏、白术、茯苓、陈皮、砂仁,善能安胎气,健脾胃,予常用验矣"。又如《对药》中也提到"余尝读《本草纲目》半夏条曰:孕妇忌半夏,为其燥津液也,不思之甚矣。古语有之曰,有故无殒,此证而用此药,夫何忌之有?妊娠呕吐不止者,仲景氏用干姜人参半夏丸,余亦尝治孕妇留饮掣痛者,与小枣汤数剂,及期而娩,母子无害也"。现代药理研究也证实:半夏具有止吐作用,而其毒性经炮制后减弱,同时生姜能制半夏毒性。导师临床常使用法半夏治疗妊娠恶阻,常用量为 10g,若患者已出现下腹疼痛、腰酸不适、阴道流血等先兆流产表现时,则应慎用或禁用半夏。早在 1997 年,《云南中医学院学报》即刊载导师文章《半夏在妊娠恶阻中的应用》,所收集 37 例病例中,治愈 26 例,好转 11 例,其中追踪访问 14 例均为足月分娩,孩子的生长发育及智力与同年龄孩子相比无差异,说明只要掌握适应证及用量,半夏对胎儿是无毒副作用的。

(三)调经顺应周期

导师根据月经周期阴阳消长转化的节律,提出辨析阴阳、分期调治的治疗法则。经前期,在阴盛阳生的基础上,阴阳二气逐渐滋长,冲任气血充盛,为种子提供着床孕育的基地,或为月经来潮做准备;行经期,血海满盈而下溢胞宫,月经来潮,冲任胞宫气血变化急骤,经血下行为顺,此时用药以调理气血为主,如导师自创的调经 I 号方、痛经 I 号方等,均体现了经期理气活血,顺应经血下行的用药特点;经后期,阴血偏虚,宜滋肾养血以充养冲任,使用滋阴填精方,以促进阴阳的转化;经间期,阴精充盛,精化为气,阴转为阳,是月经周期中一次重要的转化,标志着排卵的到来,在此期用药时宜补肾酌加理气药,如助孕 I 号方加茺蔚子等帮助排卵,排卵后阳气渐长,宜阴阳双补,使阴阳气血俱旺。

(四)辨病选用专方

排卵障碍性不孕,选用经验方助孕 I 号方;输卵管阻塞性不孕,选用经验方助孕 II 号方;免疫因素不孕,选用经验方助孕 III 号方;治疗痛经时,选用痛经 I 号方;治疗子宫肌瘤,用消瘤 I 号方;治疗妊娠恶阻时,选用温胃降逆汤;治疗子宫脱垂时,选用补中益气汤随证加减;治疗绝经前后诸证时,选用更年 I 号方等。均可随证加减。

(五)择期灵活用药

女性经期生理上血海由泻而盈,由盈而溢,由溢而泻,则为月经;无论何种证型的月经过少,其主症均为经量减少。导师在审因辨证的基础上,还采用对症用药的方法治疗月经过少,顺应月经的周期变化,颇具特色。经期经血下行,此时用理气活血通经的中药,可以调理冲任气血,因势利导,引血下行,增加经量,顺应血海溢泻的规律。方法为经行第 1 天或经前 1~2 天用调经 I 号方治疗,平时则辨证治本调经,或补肾滋肾,或益气养血,或燥湿化痰等。又以治疗经期延长为例,服用止血方药时期选择在月经来潮时,以月经量多 1 天之后开始服药,既使月经顺畅又能及时止血以缩短经行时间,达到治愈目的。

(六)其他用药特色

巧用对药,如用丝瓜络与路路通两者相须增强通络作用;用怀山药配牛膝以脾肾双补,活血益肝;用菟丝子与女贞子治疗不孕症、月经不调等病,寒温并用,阴阳双补。再如对偏于苦寒的药物,长期服用易伤脾胃,因此导师强调:一是中病即止,不可长期服用;二是宜与调理脾胃之法交替运用;三是服药时间宜选择在饭后 1 小时,不宜空腹服用。

二、经方成方心悟

导师在妇科医教研 60 余年的工作中,熟悟经旨,融古通今,重视经典学习和运用,潜心研究中医古今名家学说,遣方用药,善用经方来辨治妇科疾病,结合自己多年经验形成了自己独特的选方用药特点。

(一)守经方悟新方

治疗妇科血证,如崩漏、月经过多等病,导师是以胶艾汤(《金匮要略》)为基础方化裁创立止崩 I 号方;治疗肾阴虚的滋阴填精方,以六味地黄丸(《小儿药证直诀》)为基础方,加太子参、桑椹、女贞子、枸杞子、续断、菟丝子而组成;治疗妇女良性肿块的消瘤 I 号方,导师以桂枝茯苓丸(《金匮要略》)加丹参、川芎、三棱、夏枯草、荔枝核、枳壳和鸡内金而成;治疗妊娠恶阻的温胃降逆汤,是在香砂六君汤(《医方集解》)中加竹茹、公丁香;以治痰名方苍附导痰丸(《广嗣纪要》)加巴戟天、淫羊藿、党参、白术,治疗月经后期、多囊卵巢综合征;治疗产后恶露不净、经后淋漓、经期延长、子宫脱垂选用补中益气汤(《脾胃论》)加减,胎盘残留也用补中益气汤加紫草、天花粉来治疗;对于产后身痛用黄芪桂枝五物汤(《金匮要略》)加苏梗、羌活、葛根、续断、当归、川芎来治疗;用人参养荣汤(《太平惠民和剂局方》)加减治疗缺乳、产后体虚以及流产后调理等。又有治疗滑胎、胎动不安和胎漏的保胎 I 号方,是以寿胎丸和四君子汤为基础配伍而得。

(二)病证结合用方

同病异治:以闭经为例,如因瘀血阻滞所致闭经,治法选用活血通经,方可选调经 I 号方;如因痰湿阻滞所致闭经,治法为健脾燥湿祛痰,方可选苍附导痰汤。

异病同治：导师常常用补中益气汤加味来治疗因为气虚不能摄血于脉内，出现的产后恶露不净、经后淋漓、经期延长等流血不止之疾，气虚中气下陷之子宫脱垂等病；又如止崩Ⅰ号方，是治疗妇科血证常用的一个验方，治疗因脾肾两虚、冲任损伤而导致阴道流血量多和／或时间长的疾病，如月经过多、经期延长、崩漏、产后恶露不绝等病。

（三）原创方药

导师孜孜以求地在遣方用药上溯源求本、尊古不泥、创立新方，不断增加治疗方法。其创研经验方有：治疗不孕症的助孕Ⅰ号、助孕Ⅱ号、助孕Ⅲ号，治疗肾阴亏虚的滋肾填精方，治疗月经病的调经Ⅰ号、痛经Ⅰ号、止崩Ⅰ号、温肾固冲止血汤、清热止血汤、更年Ⅰ号，治疗带下病的消炎Ⅰ号、外洗方、除湿化瘀散结方、清热止带汤、养阴止带汤，治疗妊娠病的保胎Ⅰ号、温胃降逆汤、杀胚方，治疗癥瘕的消瘤Ⅰ号和治疗乳癖的消癖饮，以及一些治疗产后病、阴挺等病的经验方。

1. 助孕类 导师根据临床所见，认为不孕症多以排卵障碍、输卵管阻塞以及免疫性不孕为常见。排卵障碍之不孕症多伴有月经不调，肾为天癸之源、冲任之本，肾气充盛则经调而子嗣；输卵管阻塞致使卵子无法与精子会合；临床常见原因不明性不孕症中有相当大的部分属于免疫性不孕。为此专门总结出治疗不孕症的三个基本方——助孕Ⅰ号、助孕Ⅱ号、助孕Ⅲ号，随证加减运用。

（1）助孕Ⅰ号：助孕Ⅰ号方是为排卵障碍性不孕者专设。国内已普遍认为排卵障碍导致的不孕症应属中医学肾虚范畴，中医学认为，肾为先天之本，主藏精气，是人体生长、发育、生殖的根本，同时肾精为化血之源，直接为胞宫的行经、孕胎提供物质基础。卵子是生殖的基础，藏于肾，其发育成熟与肾精充盛密切相关，卵子的正常排出有赖于肾阳鼓动及冲任气血调畅，其中任何一个环节出现问题，均会导致排卵功能障碍，影响"两神相搏"导致不能成孕。助孕Ⅰ号方的组成有三组药：一组是由菟丝子、覆盆子、续断和紫石英为君药，补肾阳，促排卵；另一组是党参、白术以补气健脾，再一组是熟地黄、当归和制首乌，补血盈冲任，两组共为臣药；佐药有女贞子和沙参补肾阴，寓阴中求阳之意；使以甘草调和诸药。药组成如下：

菟丝子 12g	覆盆子 12g	巴戟天 12g	续断 15g	紫石英 15g^{（先煎）}
党参 15g	白术 10g	熟地黄 15g	当归 12g	女贞子 12g
制首乌 15g	甘草 6g	沙参 10g		

临床表现为久婚不孕初潮迟、经量少，或月经后期、肢冷等，治以温肾扶阳、益冲任；伴有高催乳素血症者加浮小麦、小茴香；多囊卵巢综合征加法半夏、浙

贝母、胆南星以健脾祛痰；子宫发育不良者，可加仙茅、淫羊藿。

（2）助孕Ⅱ号：助孕Ⅱ号方治疗输卵管阻塞导致的不孕。输卵管阻塞或粘连相当于祖国医学"胞脉阻滞"的范畴，导师认为输卵管阻塞或粘连是由于机体抵抗力低下、引产、人工流产、经期性生活等，致病菌、病原体入侵，导致输卵管炎、水肿，管腔变窄而阻塞；正气虚弱，起居不当，湿热之邪内侵胞宫胞脉，气滞血瘀，湿邪久恋，宿痰滞留，致气血壅滞不通，胞络瘀阻不畅，精子与卵子不能遇合而成不孕。助孕Ⅱ号方中穿山甲咸凉，性善走窜，具有行气活血破瘀，疏通经络，直达病所之功效，为方中之君药；丹参、当归、川芎活血化瘀，促进瘀滞消散，助穿山甲疏通经络，枳壳、醋香附调畅气机，使气行则血行，共为臣药；丝瓜络、路路通宣通经络直达病所，桂枝通利血脉，共为佐药；甘草调和诸药为使药。药物组成如下：

丹参 15g	桂枝 12g	赤芍 12g	川芎 10g	当归 15g
丝瓜络 10g	路路通 12g	枳壳 10g	醋香附 10g	甘草 6g
穿山甲 10g(另包)				

穿山甲 10g(另包)

临床表现为排卵及月经周期基本正常，婚后或流产后不孕，或有盆腔炎、附件炎病史，平素多下腹部疼痛，腰骶部坠痛，月经前或月经期或在劳累、久站、性交后疼痛加重，身体倦怠易疲劳，白带量较多。经输卵管检查，一侧或双侧不通，或通而不畅。治以调畅气机，活血化瘀，通络助孕。夹湿热者，去桂枝，加苍术、黄柏、连翘、薏苡仁以清利湿热；输卵管积水者，加泽泻、通草、薏苡仁以利湿通络；若为子宫内膜异位症而导致输卵管阻塞者，加三棱、莪术、橘核以活血化瘀通络；若为输卵管结核而导致输卵管阻塞者，加地骨皮、银柴胡以清虚热。

（3）助孕Ⅲ号：助孕Ⅲ号方治疗免疫因素导致的不孕。中医治疗通过整体性的调节作用，既可以提高被减弱的免疫稳定功能，又可以消除有害的自身或同种免疫反应。导师临证发现不孕症中有一部分患者各项检查正常，通过扶正固本，增强免疫获效，认为不孕症 20%～40% 是由于免疫因素引起的。而近些年最受关注的是抗精子抗体阳性。原因主要是精液中免疫抑制因子缺乏或妇女在月经期、子宫异常出血、人工流产吸宫术后或患有生殖道炎时进行性活动，使精子抗原的吸收增加，并通过女性生殖道破损的黏膜上皮屏障进入，引起生殖道局部或全身免疫反应合成抗精子抗体。

导师在结合本病西医诊断的基础上，通过多年的临床实践，认为本病的发病机制是肾气亏虚，冲任不足，不能摄精成孕，或孕而不育。抗精子抗体阳性患者多因先天禀赋不足，或房事不节，或因流产引起冲任损伤，或起居不慎，感受外邪，损伤肾气，冲任虚衰，以致不孕。助孕Ⅲ号方根据"虚则补之"的原则，治疗着重补肾气、调冲任。药物组成如下：

炙黄芪 30g　　制黄精 20g　　党参 20g　　当归 10g　　白芍 10g

制首乌 15g　　巴戟天 10g　　山药 15g　　白术 10g　　木香 6g

炙甘草 6g

临床中发现本病初期多偏于肾阴虚即肾精亏损，以致冲任血少，胞脉失养，不能凝精成孕；日久阴损及阳，则肾阳亏虚，冲任失于温煦，不能摄精成孕；或阴阳俱虚而致不孕。抗精子抗体阳性患者多有腰膝酸软、头晕乏力、耳鸣等肾虚表现。治宜补肾固本，扶正祛邪，增强免疫力。适应于免疫性不孕，尤其对抗精子抗体阳性效佳。

2. 调经类　月经是有规律的、周期性的子宫出血现象，因此导师治疗月经病时，充分考虑其周期性的特点，形成了自己独特的治疗体系，对月经病的治疗总结出六个常用方——调经Ⅰ号、痛经Ⅰ号、止崩Ⅰ号、温肾固冲止血汤、清热止血汤、更年Ⅰ号，疗效颇优。

（1）调经Ⅰ号：调经Ⅰ号方是治疗闭经、月经过少、月经后期属于气滞血瘀证者。由于七情内伤，气机郁滞，气滞则血瘀，阻滞胞脉；或经期感受寒邪，寒客冲任胞宫，血为寒凝，均使血行不畅，致月经量少涩滞。调经Ⅰ号方中当归补血、活血、止痛为君药；川芎、赤芍、丹参、苏木、泽兰活血化瘀调经为臣药；川牛膝引血下行，醋香附、枳壳、党参调气行滞，以达到气行则血行的目的，桂枝、乌药温经通络以行血，六药共为佐药；甘草调和诸药，缓急止痛，为使药。药物组成如下：

当归 10g　　川芎 10g　　赤芍 15g　　党参 15g　　丹参 15g

苏木 15g　　泽兰 12g　　川牛膝 15g　　桂枝 12g　　乌药 10g

醋香附 10g　　枳壳 10g　　甘草 6g

临床表现为月经量少、月经后期或月经停闭，少腹或乳房胀痛，烦躁易怒，经血涩少，颜色一般偏于紫黑，而且有血块，舌黯或夹瘀点、瘀斑，脉涩等。治以温经散寒，活血调经。伴发不孕，调经与不孕症的治疗同时进行，根据月经周期选择不同的药物，在月经期以补血活血调经为主，月经中期以健脾、补肾、培元、助孕为主。

（2）痛经Ⅰ号：痛经Ⅰ号方是治疗经期腹痛。导师指出，痛经最重要的特点是围绕月经呈周期性发作，此特点与经期及经期前后冲任、胞宫气血的周期性变化有关。未行经期间，冲任气血平和，外来致病因素及体质因素不足以引起冲任、胞宫气血瘀滞或不足，故平时不发生疼痛。而经期血海充盈，气盛血旺，胞宫气血由经前充盛到经期溢泻至经后暂虚，气血变化急骤，易受病邪干扰，邪气阻滞气机,使气血运行障碍,经血下泻不畅,则"不通则痛"。治疗应顺应气血变化特点,行气活血,促使经血畅行,以达"通则不痛"的目的。痛经Ⅰ号方中当归为君药,补血活血,又善止痛;延胡索辛散温通,赤芍活血祛瘀止痛,二药均是治疗血滞诸痛的要药,共为臣药;川芎、丹参活血化瘀,乌药、桂枝、炮姜、小茴香以温经散寒止痛,枳壳理气行滞,以达到气行则血行的目的,共为佐药;甘草缓急止痛并调和诸药,为使药。药物组成如下:

当归 15g	川芎 10g	赤芍 15g	丹参 15g	乌药 10g
枳壳 10g	延胡索 10g	五灵脂 10g	小茴香 10g	桂枝 15g
炮姜 8g	甘草 5g			

临床表现为经期小腹疼痛,胀痛拒按,月经量少色黯有血块,血块排出后胀痛缓解,常伴胸胁乳房作胀,经后胀痛自消,舌质黯,脉弦。以理气活血,通经止痛。若疼痛为坠痛,伴疲乏无力者,加黄芪、升麻以益气升阳举陷;经量多有血块者,加党参、益母草以益气化瘀止血;痛剧伴恶心呕吐者,加法半夏、陈皮以降逆止呕。

（3）止崩Ⅰ号:止崩Ⅰ号方用于治疗脾肾两虚证的崩漏、月经过多。忧思多虑伤脾,加之劳倦过度加重脾气损伤,气虚不能统血,冲任失固发为崩漏。病久失治伤肾,肾失封藏,若遇劳倦伤脾,二因相加,冲任不固,不能制约经血再发崩漏。方中炙黄芪、党参补气升提,共为君药;白术、山茱萸、续断、菟丝子健脾固肾,熟地黄养血,阿胶滋阴止血,益母草化瘀止血,芡实、赤石脂收敛止血共为臣药;炙升麻升阳举陷,加强气对血的固摄作用为佐药;甘草调和诸药为使药。药物组成如下:

炙黄芪 30g	党参 15g	白术 10g	山茱萸 15g	炙升麻 10g
熟地黄 20g	阿胶 20g^(烊化兑服)	赤石脂 12g	芡实 15g	续断 15g
菟丝子 10g	益母草 15g	甘草 5g		

临床表现为经血非时暴下不止,或淋漓日久不尽,或经量过多,血色淡或淡黯,质清稀;伴面色㿠白或晦黯,头昏,神疲乏力,小腹空坠,肢冷畏寒,纳呆便溏,腰膝酸软,小便清长,夜尿多;舌质淡或淡胖或淡黯,苔白或白润,脉沉细或细弱。治疗以益气升阳,养血止血,健脾固肾。若兼虚热者,可加女贞子、墨旱莲养阴清热止血;若血瘀明显者,加炒蒲黄祛瘀止血;若兼虚寒者,加炒艾叶温经止血。

（4）温肾固冲止血汤:温肾固冲止血汤是治疗因肾虚冲任不固所致的崩漏、月经过多。先天禀赋不足,冲任未充,或久病伤肾,肾失封藏,导致肾虚,冲任不固,或因肾精亏虚,阳气内动,损伤阴络,引起出血,发为崩漏,或月经过多等,

导师以补肾阳药物,配以止血之品,专设验方温肾固冲止血汤。药物组成如下:

肉桂 4g	熟地黄 15g	山茱萸 15g	菟丝子 15g
鹿胶 10g^(烊化兑服)	杜仲 12g	贯众 10g	党参 15g
阿胶 20g^(烊化兑服)	艾叶炭 10g	甘草 6g	

临床表现为经乱无期,经血或多或淋漓不止,或月经量过多,血色淡红或黯淡,质清稀;面色晦黯,腰膝酸软,小便清长;舌淡嫩,苔白润;脉沉弱。治疗以补肾固冲、调经止血。若肾阴虚用六味地黄汤加减。

(5)清热止血汤:清热止血汤是治疗因血热妄行所致的月经过多、经期延长和崩漏。素体阳盛,或情志抑郁、郁而化火,火热之邪迫血妄行,故见行经期延长,或崩漏发生。导师特拟清热凉血止血法治疗,方中以清热凉血之生地黄、牡丹皮、黄芩、栀子共为君药;以凉血止血之地榆、藕节、侧柏叶为臣药;以养阴清热止血之龟甲和阿胶为佐药;以调和诸药之甘草为使药。药物组成如下:

生地黄 15g	黄芩 8g	栀子 8g	地榆 12g
龟甲 15g	牡丹皮 12g	藕节 15g	侧柏叶 15g
甘草 6g	阿胶 20g^(烊化兑服)		

临床表现为经血非时而至,时崩下时淋漓,或时来时止,色深红,舌红,苔黄,脉数。治宜清热凉血、止血调经为治法,加减应用若出血过多或出血时间过长,以致阴血亏虚而虚热内生,治宜清热养阴、止血调经,可用《景岳全书》之保阴煎加阿胶。

以上止崩Ⅰ号方、温肾固冲止血汤和清热止血汤三方,均是为月经过多、崩漏而设,由于病因不同则治法各异,方药也是依法而立。体现了导师"有法才有方"的用药心法,治疗血证的主导思想是"急则治其标,缓则治其本"的原则,出血时以止血为要,平时则审证求因以治本,重在使月经恢复正常。

(6)更年Ⅰ号:更年Ⅰ号方治疗绝经前后诸证。本病的发生以肾虚为本,妇女49岁前后,肾气渐衰,天癸将竭,冲任二脉虚衰,月经将失调而至绝经,生殖能力降低而至消失,这是妇女正常的生理变化。在此生理转折时期,多数妇女能通过脏腑之间的调节而顺利度过。部分妇女由于体质较差,素体阴阳有所偏盛或偏衰,以及后天诸多原因如手术损伤、心理因素等,不能适应这个阶段的生理变化,使得阴阳二气不平衡、脏腑气血不协调而导致本病发生。导师认为,妇女由于经、孕、产、乳等生理特点,容易导致阴常不足,而肾是其他诸脏的阴阳之本,肾的阴阳失调常累及他脏,致使本病证候复杂。肾阴亏虚,阴虚则水不涵木,肝阳上亢则出现头晕、目眩、耳鸣;并且此年龄段妇女常常情志不遂,肝气郁结,郁久化热,反而灼烁真阴,肝肾之阴益虚,从而进一步加重上症;阴津不足，肝失濡养，故烦躁易怒；肾阴不能上济心火，心火内动，心神不藏，故失眠多梦；阴虚日久必损及阳，肾阳虚惫，命门火衰不能温煦脾阳，故腰背冷痛，神疲肢冷，面浮肢肿。由此可见，肝肾阴虚，阴虚火旺，可致迫津外泄或迫血妄行；阴虚水不涵木，可致肝阳上亢；阴虚水不济火，可致心肾不交；阴虚日久可损及阳，致脾肾阳虚。故导师认为肝肾阴虚为本病的病机之本。方中大量药物为补益肝肾之品，熟地黄补益肝脾肾之阴，山茱萸、枸杞子、女贞子、鳖甲、制首乌增强补益肝肾之效，其中鳖甲滋阴潜阳，退热除蒸；五味子、茯神益气补肾，健脾宁心，白芍养血调血，配合补气健脾之太子参，达到气血双补之意；太子参与沙参均为润肺生津之品，入肺经，取"补金生水"之意；柴胡疏肝解郁，甘草调和诸药，且甘能缓急，能和缓泻火。全方肝、肾、脾、肺之阴兼补，气血兼顾，既符合围绝经期妇女的生理特点，又符合发生本病的病理机制，是滋肾养肝、补益气血之良方。治疗绝经前后诸症以更年Ⅰ号方为基础方，若涉及他脏者，则兼而治之，最终达到阴平阳秘、精神乃治的作用。药物组成如下：

太子参 15g　　熟地黄 15g　　鳖甲 15g^{（另包）}　　女贞子 15g　　枸杞子 15g
山茱萸 12g　　白芍 12g　　　沙参 12g　　　　　制首乌 15g　　柴胡 10g
五味子 5g　　　茯神 15g　　　甘草 6g

临床表现为烘热面赤，进而汗出，精神倦怠，烦躁易怒，头晕目眩，耳鸣心悸，失眠健忘，腰酸腿软，手足心热，或伴有月经紊乱等。治疗以滋肾养阴、顾护气血为治则，随症加减。若烘热汗出明显加浮小麦、白术以益气止汗；失眠多梦者加首乌藤、炒酸枣仁、炙远志以养心安神；烦躁易怒加醋香附以疏肝理气；头晕头痛加川芎、白芷以祛风止痛；神疲乏力加白术、炙黄芪以益气健脾；面浮肢肿加炙黄芪、防己、白术以益气健脾、利水消肿。

3. 治带消炎类　盆腔炎性疾病是指女性内生殖器及其周围结缔组织和盆腔腹膜的炎症。盆腔炎性疾病可分为急性盆腔炎和盆腔炎性疾病后遗症。中医药治疗盆腔炎性疾病后遗症具有明显优势。导师在临床摸索总结并自拟验方消炎Ⅰ号方内服以清热除湿，化瘀止痛，由于盆腔炎性疾病患者均有带下量多的特点，其主张配合中药外洗以清热利湿止带，自拟中药外洗验方；还有慢性盆腔炎病情进一步加重形成炎性包块，此时所用验方为除湿化瘀散结方；对于赤带分有湿热下注与湿热伤阴两种证型，分别选用清热止带汤和养阴止带汤来治疗。

（1）消炎Ⅰ号：消炎Ⅰ号方用于治疗因湿热下注所致盆腔炎性疾病。导师认为盆腔炎性疾病是由于经期或产后调摄失当，或手术后损伤冲任，湿热、邪毒乘虚而入，蕴积胞宫、胞脉，日久，影响气血运行，便与气血相结而致瘀，最终湿、热挟瘀阻滞冲任，"不通则痛"。方中炒黄柏具有清热解毒与清热燥湿的双重作用为君药；车前子甘寒滑利，利水并能清热，茯苓、薏苡仁健脾利水渗湿，苍术燥湿健脾，茵陈、苦参清利湿热，大血藤活血化瘀共为臣药，其中苍术与黄柏组成二妙散，是清热利湿之基础方；连翘、蒲公英、败酱草清热解毒共为佐药；甘草调和诸药为使药。诸药合用，则热邪清，湿邪去，瘀血化，腹痛止。药物组成如下：

炒黄柏 10g	连翘 15g	茵陈 10g	蒲公英 10g	车前子 12g^(另包)
薏苡仁 15g	茯苓 15g	苍术 10g	大血藤 15g	败酱草 15g
苦参 10g	甘草 6g			

临床表现为下腹灼热疼痛拒按，或反复发作，伴腰骶胀痛；带下量多黄稠，有异味，阴痒，小便短黄；舌质红，苔黄腻，脉弦滑数。全方共奏清热除湿，化瘀止痛之效。若热毒重加紫花地丁以加强清热解毒之力；湿重加猪苓、泽泻以加强利水除湿之作用；气滞明显加乌药、炒柴胡；腹痛明显加延胡索；瘀血重加当归、川芎。

（2）外洗方：外洗方由清热杀虫止痒的药物组成。

黄柏 15g	土茯苓 20g	地肤子 20g	蛇床子 20g	苦参 15g
白鲜皮 15g	紫花地丁 15g	荆芥 15g	连翘 15g	冰片 2g^(另包)

本方适用于各类外阴疾病，如阴痒、阴肿、阴疮等。若白带中查到滴虫、念珠菌及其他特异性或非特异性病原体可加花椒杀虫止痒。用法：将以上中药（冰片除外）加水煎煮 30 分钟取汁约 1 000ml，患者蹲于药液上方趁热先熏外阴，待水温适宜时坐浴 10～15 分钟，最后用药液清洗外阴。

（3）除湿化瘀散结方：除湿化瘀散结方是治疗伴有炎性包块形成的盆腔炎性疾病后遗症。在经期、产后或者各种妇科宫腔手术操作之时，湿热邪毒乘虚入侵，蕴结下焦冲任及胞宫胞脉，与气血相搏结，致气血瘀滞，不通则痛，瘀滞日久则内结成癥。针对"瘀"是本病证中心环节，专立除湿化瘀散结方以活血祛瘀消癥，清热利湿止痛。药物组成如下：

三棱 10g	薏苡仁 15g	赤芍 15g	丹参 15g
枳壳 10g	桃仁 10g	桂枝 12g	土茯苓 10g
浙贝母 15g	甘草 6g		

临床表现为下腹部疼痛结块，缠绵日久，痛连腰骶，经行加重，低热起伏，胸脘痞闷，头晕烦躁，口干欲饮，带下量多，色黄臭秽，外阴瘙痒，舌质红，苔黄腻或有瘀点瘀斑，脉滑数、濡数或弦涩。治疗清热利湿止痛，活血祛瘀消癥。热重者加炒黄连、连翘、败酱草、紫花地丁以增强清热解毒之功；湿重加猪苓、茵陈、泽泻以加强利水除湿之效；疼痛明显者加延胡索、没药以活血祛瘀止痛，并

适时加入牡蛎、鸡内金等以软坚散结消癥。

(4)清热止带汤、养阴止带汤：清热止带汤和养阴止带汤均是治疗赤带的验方。导师认为赤带多为湿热伤阴所致，其中，湿热之气流注下焦蕴于带脉，损伤带脉，故见带下夹血，此为实热证，以清热止带汤治疗，导师选用黄柏、苍术二妙散为君药以清利湿热；车前子、茵陈、木通助君药清热解毒利湿，茯苓健脾除湿，四药共为臣药；地骨皮和椿皮清热燥湿、收涩止血为佐药；全方共奏清热利湿、解毒止血之功。另外，对于湿热伤阴，阴血不足者，用验方养阴止带汤治疗，此方滋养阴血配以清热利湿药，少佐温阳之品以阳中求阴达阴阳平衡。

清热止带汤药物组成：

| 黄柏 10g | 苍术 10g | 地骨皮 15g | 车前子 12g^(另包) |
| 茯苓 15g | 茵陈 10g | 木通 10g | 椿皮 12g |

养阴止带汤药物组成：

生地黄 15g	熟地黄 15g	山药 15g	续断 15g
枸杞子 15g	白芍 15g	麦冬 15g	黄柏 10g
墨旱莲 15g	益智仁 15g		

临床表现：属湿热者，常见于生殖器官炎症，或肿瘤所致的带下夹血，舌红苔黄腻，脉濡略数，治宜清热利湿、解毒止血，用验方清热止带汤；属湿热伤阴、阴血不足者，多见于老年性赤带，或经间期带下赤色，治宜清热除湿、养阴止血，则用验方养阴止带汤随证加减。导师强调对于老年妇女，特别是绝经后又见赤带，一定要做妇科检查和防癌检查，以免误治病情。

4. 妊疾类　妊娠病中常见恶阻、胎动不安、胎漏与滑胎等病，导师为此专设保胎Ⅰ号方和温胃降逆汤；对于异位妊娠未破裂保守治疗，导师亦为此设有活血消癥杀胚验方杀胚方。

(1)保胎Ⅰ号：保胎Ⅰ号方治疗证属脾肾两虚、冲任不固的滑胎、胎漏和胎动不安。引起滑胎、胎漏及胎动不安的病因虽然有肾虚、气血虚弱、血热、跌仆外伤、癥疾伤胎、毒物毒药等诸多因素，但导师认为主要的原因是肾脾虚弱、胎元不固。胎元与肾脾有密切关系，肾中先天之精决定胎元的禀赋，后天之精可供胎元生长，肾精充足，则胎有所系；脾气健运，气血充沛，则气以载胎，血以养胎。各种因素导致肾虚胎元不固，或脾胃虚弱气血生化乏源，气虚不摄、血虚失养时，均可引起滑胎、胎漏以及胎动不安。方中炙黄芪、菟丝子、白术、熟地黄同为君药，健脾补肾，益气养血；桑寄生、续断、山茱萸、女贞子、党参、怀山药同为臣药，桑寄生、续断助菟丝子补肾固肾，山茱萸、女贞子滋肾养阴，党参、怀山药健脾益气，在调补肾中阴阳时加参芪则可调补肾气，用山茱萸、女贞子体现补阳不忘阴，滋阴不忘阳；阿胶滋阴养血止血，白芍缓急止痛共为佐药；甘草调和诸药为使药。药物组成如下：

炙黄芪 30g	熟地黄 20g	党参 15g	白术 15g	菟丝子 15g
续断 15g	桑寄生 15g	怀山药 15g	女贞子 12g	山茱萸 10g
阿胶 20g^(烊化)	白芍 12g	甘草 5g		

临床表现为妊娠期间阴道少量出血、时下时止或淋漓不断；或出现腰酸、腹痛、小腹下坠；或既往有连续发生 3 次或 3 次以上小产，舌淡、苔薄白，脉细滑数。治以补脾益肾，益气养血，固冲安胎。若热象明显，症见咽干口燥，手足心热，舌红苔少，脉细滑数者，在保胎Ⅰ号方的基础上加玄参、墨旱莲以养阴清热。

（2）温胃降逆汤：温胃降逆汤专为妊娠恶阻而设。妊娠恶阻是早期妊娠的常见病、多发病，导师认为，本病的主要病机是冲脉之气上逆，胃失和降，这主要与妊娠期的特殊生理状态有关。怀孕之初，月经停闭，血海藏而不泻，故冲脉之气血旺盛；冲脉隶于阳明，与之会于气街，则冲气循经上逆犯胃，胃失和降则发生恶心呕吐等症。方中党参、白术、茯苓益气健脾，共为君药；陈皮、法半夏、竹茹健脾止呕，为臣药；砂仁、公丁香温胃止呕，为佐药；炙甘草调和诸药为使药。药物组成如下：

党参 15g	白术 10g	茯苓 15g	砂仁 9g^(后下)	陈皮 10g
法半夏 10g	竹茹 10g	公丁香 8g^(后下)	炙甘草 6g	

临床表现为恶心呕吐不食，或食入即吐，口淡，呕吐清涎，头晕体倦，腹胀脘痞，舌淡、苔白，脉缓滑无力。治以健脾和胃、降逆止呕。脾冷时时流涎者，加益智仁、白豆蔻；呕吐不已，胃阴已伤，症见口干便秘，加石斛、玉竹、沙参。

（3）杀胚方：杀胚方是治疗异位妊娠未发生破裂。中医药治疗异位妊娠未破损期，具有安全、无痛苦和保留输卵管等优势，是目前临床治疗的首选方法之一。异位妊娠的早期诊断可提高中医药保守治疗的成功率，导师特别指出，异位妊娠一定要辨病清楚，因为本病具有急重的特点，不及时诊断和治疗，会延误患者的病情，甚至危及生命。所以，患者就诊时有停经史，生命体征平稳，阴道出血量少，下腹一侧疼痛呈隐痛，结合人绒毛膜促性腺激素检测值，辅以妇科超声检查明确异位妊娠未破损，方可使用中医保守治疗。杀胚方中三棱、莪术活血消癥杀胚为君药；丹参、赤芍、桃仁为臣药，协同君药加强化瘀杀胚之功；黄芪、党参健脾益气，一方面顾扶正气，一方面推动血行，紫草凉血解毒，且杀胚效果较好（实验研究发现紫草能通过破坏绒毛而达到杀死胚胎的作用），枳壳行气除胀，四药同为佐药；甘草调和诸药为使药。全方合用，益气扶正，活血化瘀杀胚。药物组成如下：

丹参 15g	赤芍 15g	桃仁 10g	三棱 10g
莪术 10g	炙黄芪 15g	党参 15g	紫草 15g
枳壳 10g	甘草 6g		

临床表现可不典型，有停经及早孕反应，可有阴道少量流血及下腹一侧隐痛，检查子宫稍大变软，附件一侧发现包块，尿绒毛膜促性腺激素呈阳性或弱阳性。妇科超声检查确诊异位妊娠未破损期者，用导师验方杀胚方以活血化瘀、消癥杀胚。杀胚期间要定期复查血绒毛膜促性腺激素及妇科超声检查，了解杀胚的效果，人绒毛膜促性腺激素下降、超声检查盆腔包块逐渐缩小，说明杀胚成功。

5. 消癥类 癥瘕是癥与瘕的合称。癥者有形可触，固定不移；瘕者瘕聚成形，推之可移，聚散无常。中医学认为此病的发生主要是由于机体正气不足，风寒湿热之邪内侵，或是情志因素、房劳所伤、饮食失宜，导致脏腑功能失常，气机阻滞，瘀血、痰饮、湿浊等有形之邪凝结不散，停聚下腹胞宫，日月相积，逐渐而成。导师就癥瘕发生部位不同、形成机制和发生发展规律，为发于胞宫与发于乳房之乳核分别创立了消瘤Ⅰ号方和消癖饮两验方。

（1）消瘤Ⅰ号：消瘤Ⅰ号方适用于各类癥瘕，包括子宫肌瘤、卵巢良性肿瘤、盆腔良性包块等。导师认为癥瘕的形成机制主要是气滞血瘀，结而不散，停聚下腹胞宫内外，日久成为癥瘕积块。本病主要责之气滞血瘀，治疗重点在气与血，气机不畅则滞而不行，气不行则血无运，血没有气的推动则停而成瘀，所以理气药物与活血化瘀药物要配合应用，使之气行瘀化；瘀血内结胞宫日久而成癥瘕，癥瘕已成，须配伍软坚散结之品。在《女科经纶》中论："痞癖癥瘕不外气之所聚，血之所凝，故治法不过破血行气。"然而，子宫肌瘤的形成并非一日，病久体虚，若长期服化瘀之品，难免损伤脾胃，故还需健脾药来顾护脾胃。方中桂枝温通血脉，茯苓渗利下行而健脾化浊，川芎、桃仁、赤芍、丹参活血化瘀并清瘀热，四味药中，川芎性温、赤芍、丹参微寒、桃仁性平，故活血而不动血，三棱与川芎相伍既行气又活血，川芎有行气之功，为血中之气药，枳壳、川楝子化痰、行气、止痛，鸡内金、夏枯草、荔枝核、三棱软坚散结，行气止痛，甘草调和诸药。共奏理气活血之功，使结块软散，气行瘀化，癥消而不伤正。临床施治时辨病与辨证相结合，根据病情酌情加减。

桂枝 15g	茯苓 15g	桃仁 12g	丹参 20g	赤芍 12g
川芎 10g	三棱 10g	夏枯草 12g	荔枝核 12g	鸡内金 9g
枳壳 10g	川楝子 10g	甘草 6g		

临床表现为妇人下腹结块，固定不移，或推之可移；如癥瘕早期体积小可无临床症状。对于癥瘕大小的准确诊断要借用现代医疗技术来精准确定，如超声

检查等。以理气活血，软坚散结，益气健脾的治法。气虚明显者加党参、黄芪，血虚者加白芍、熟地黄，阴虚火旺者加牡丹皮、沙参，痰湿重者加二陈汤，湿热重者加薏苡仁、黄柏。

（2）消癖饮：消癖饮用于治疗因气滞血瘀形成之乳房硬结肿块。导师认为乳癖的发病不仅与胃、肝有关，还与肾及冲任二脉有密切联系，但情志异常是重要的致病因素。一方面由于情志内伤，肝气郁结，疏泄失司，脾失健运，痰湿凝结，积聚乳房所致；另一方面，冲为血海，隶于肝肾，肝气不舒，冲任失调也可致乳房痰浊凝结。方中当归活血养血，祛瘀不伤正，柴胡、醋香附、枳壳、橘核、川楝子疏肝气、解郁结，散结消滞，桃仁、赤芍破血祛瘀、消癥散结，浙贝母化痰散结，牡蛎、鸡内金、夏枯草软坚散结，甘草调和诸药。

当归12g	柴胡12g	醋香附10g	橘核20g	枳壳10g
赤芍15g	浙贝母15g	桃仁10g	夏枯草12g	鸡内金9g
牡蛎15g(先煎)	川楝子10g	甘草6g		

临床表现为以经前乳房胀痛为主要表现，对于痞块大小的准确诊断要借用现代医疗技术来精准确定，如超声检查、钼靶检查等。治疗以疏肝理气止痛、活血化瘀散结为主。

第二节　类病大法

一、不孕症

孕育需要具备哪些条件？导师认为《素问·上古天真论》已经阐述得非常清楚，在女子"二七而天癸至，任脉通，太冲脉盛，月事以时下，故有子"，在男子"二八肾气盛，天癸至，精气溢泻，阴阳和，故能有子"。仅有男女单方面正常还不行，需要双方协调一致，正如《女科正宗·广嗣总论》所言"男精壮而女经调，有子之道也"。同时，还要注意把握受孕佳期，《证治准绳·女科·胎前门》引："袁了凡先生云：天地生物，必有氤氲之时。万物化生，必有乐育之时……此天然之节候，生化之真机也……凡妇人一月经行一度，必有一日氤氲之候……此候也……顺而施之则成胎矣。"由此，导师认为要能孕育，在女子主要取决"肾 - 天癸 - 冲任 - 胞宫"生殖轴的协调，在男子主要取决"肾 - 天癸 - 精气"，并掌握在"氤氲""的候"期"合阴阳"，也即男女双方肾气盛、天癸至、任通冲盛，女子月事以时下，男子精盛而溢泻，两性适时相合，则可摄精成孕。反之，则可导致不孕的发生。

对于不孕的病因病机，导师遵循《圣济总录》"妇人所以无子者，冲任不足，肾气虚寒也"，认为肾气虚寒，乃肾阳虚不能温养冲任，胞宫失去温煦，难于孕育成胎，临证所见多为子宫发育不良，或排卵障碍性不孕者。《格致余论》"阳精之施也，阴血能摄之，精成其子，血成其胞，胎孕乃成，今妇人无子者，本由血少不足以摄精"。认为阴血亏虚、胞宫失养，或阴虚内热、热扰冲任，可致不孕。《傅青主女科·种子》"妇人有素性恬淡，饮食少而平和，多则难受，或作呕泄，胸膈胀满，久不受孕"，认为脾胃虚弱，不能运化水谷精微，气血化生不足，则难于育胎成孕。同时，傅氏再言"妇人有身体肥胖，痰涎甚多，不能受孕者。人以为气虚之故，谁知是湿盛之故乎……而肥胖之湿，实非外邪，乃脾土之内病也"。认为肥胖妇人，脾虚气弱，不能运化水湿，水湿内停，湿聚成痰，痰湿阻滞胞宫胞脉，不能摄精成孕，临证所见多为多囊卵巢综合征、内分泌失调、甲状腺功能减退等疾病而致不孕者。《针灸甲乙经·妇人杂病》"女子绝子……衃血在内不下"，认为此乃瘀血停滞胞宫、胞脉、胞络，精难纳入，碍孕成胎，临证所见多为输卵管阻塞、子宫内膜异位症、盆腔炎性疾病后遗症等而致不孕者。而对于调经与孕育的关系，导师首推《景岳全书·妇人规》"妇人所重在血，血能构精，胎孕乃成。欲察其病，惟以经候见之。欲治其病，惟于阴分调之。盖经即血也，血即阴也，阴以应月，故月月如期，此其常也。及其为病，则有或先或后者，有一月两至者，有两月一至者，有枯绝不通者，有频来不止者……凡此皆真阴之病也。真阴既病，则阴血不足者不能育胎，阴气不足者不能摄胎。凡此摄育之权，总在命门，正以命门为冲任之血海，而胎以血为主，血不自生，而又以气为主，是皆真阴之谓也"。认为女子以血为用，阴血充足，血海满盈，月事应月如期而至，则能摄胎育胎，此即经调子嗣之真谛也。

对于不孕的治则治法，导师依据《素问·上古天真论》中男子"肾气盛，天癸至，精气溢泻，阴阳和，故能有子"，女子"肾气盛，天癸至，任脉通，太冲脉盛，月事以时下，故有子"之经典论述，结合《妇科玉尺·求嗣》中引万全曰："男子以精为主，女子以血为主，阳精溢泻而不竭，阴血时下而不愆，阴阳交畅，精血合凝，胚胎结而生育滋矣。"认为孕育的根本是肾气、天癸、男精女血，治疗不孕首当补肾，结合辨病对于排卵障碍性不孕尤为重要，验方助孕Ⅰ号方正是针对此类患者而设，经数十年临床验证疗效显著。

《景岳全书·妇人规》："种子之法，本无定轨，因人而药，各有所宜。故凡寒者宜温，热者宜凉，滑者宜涩，虚者宜补。"《妇人良方大全》："凡欲求子，当先察夫妇有无劳伤痼疾，而依方调治，使内外和平，则有子矣。"导师认为导致不孕的病因复杂，种子宜因人因病辨证论治，补其不足，矫其偏盛，调和阴阳，适其寒温，诚不可偏执一方统治不孕，则贻误种子之时机也。《景岳全书·妇人规》又言："凡补命门，则或气或血，皆可谓之补阴，而补阴之法，即培根固本之道也……是以调经种子之法，亦惟以填补命门，顾惜阳气为之主。然精血之都在命门，而精血之源又在二阳心脾之间。盖心主血，养心则血生，脾胃主饮食，健脾胃则气布，二者胥和，则气畅血行，此情志饮食又当先经脉而为之计者，亦无非补阴之源也。使不知本末先后而妄为之治，则又乌足以言调经种子之法。"认为调经种子宜补肾阴、顾阳气、养心血、健脾胃，使阴精气血充足，则月经来源旺盛，布露胞宫，经调子嗣；这是调经种子重视脾肾学术根源，同时也强调了情怀不畅，肝气郁结也是导致不孕的原因之一，因此疏肝解郁调经也是种子的常用方法之一。

《丹溪心法》："经水不调，不能成胎，谓之子宫干涩无血，不能摄受精气，宜凉血降火。"导师认为此为阴虚火旺，治宜根据阴虚与火旺的轻重不同，或采用两地汤、一贯煎、六味地黄汤、知柏地黄汤随证加减。《丹溪心法》又言"肥盛妇人，禀受甚厚，恣于酒食之人，经水不调，不能成胎，谓之躯脂满溢，闭塞子宫，宜行湿燥痰"。导师认为此乃脾虚痰湿阻滞，临证以多囊卵巢综合征不孕多见，治宜健脾补肾，祛湿化痰，常用验方加味苍附导痰汤起沉疴、除顽疾、显神效。

《医林改错·少腹逐瘀汤》说："此方治少腹积块疼痛，或有积块不疼痛，或疼痛而无积块，或少腹胀满，或经血见时，先腰酸少腹胀，或经血一月见三五次，接连不断，断而又来，其色或紫，或黑，或块，或崩漏兼少腹疼痛，或粉红兼白带，皆能治之，效不可尽述。更出奇者，此方种子如神。"导师认为此法适用于输卵管阻塞性不孕，治宜活血化瘀，通畅胞络，方用验方助孕Ⅱ号方。

二、月经后期、月经过少、闭经

月经后期、月经过少是妇科临床常见病，而闭经属妇科疑难疾病，三者的临床表现和轻重程度虽有不同，但月经后期、月经过少若不及时治疗，病情进一步发展可导致闭经，引发不孕；而闭经经过治疗后虽然能恢复月经，但也常常发生月经后期、月经过少，少数患者也会导致不孕。因此，导师认为，月经后期、月经过少、闭经均属于妇科月经病中缺血类的疾病，三者在病因病机、治疗原则、遣方用药等方面有许多相似之处，临证时可统筹兼顾、周期治疗，方能提高疗效，促使月经恢复正常，避免引发不孕，给家庭带来极大困扰。

在病因病机方面，遵循《景岳全书·妇人规》"凡血寒者，经必后期而至"，又云"至若阴寒由外而入，生冷由内而伤……是又寒滞之证"，认为寒凝血瘀，阻碍经血应时而下，可致月经延后来潮，此为实寒经迟。"亦惟阳气不足，则寒从中生，而生化失期，是即所谓寒也"，认为阳气不足，阴寒内生，脏腑失于温煦，气血生化失司，冲任血少，血海不能按时满溢，亦可致月经推后来潮，此为虚寒经迟。"其有阴火内烁，血本热而亦每过期者，此水亏血少，燥涩而然"，认为阴虚可致血热，血热而月经过期不来者，乃血为热灼，精血虚少，不能按时满溢所致。"凡阳气不足，血寒经迟者，色多不鲜，或色见沉黑，或涩滞而少"，此为虚寒经迟的临证表现。"血枯之与血隔，本自不同，盖隔者，阻隔也；枯者，枯竭也。阻隔者，因邪气之隔滞，血有所逆也；枯竭者，因冲任之亏败，源断其流也"，血枯乃源断干涸之虚证，而血隔乃经脉不通之实证；此实证易治，虚证则难愈。《丹溪心法》"经不行者，非无血也，为痰碍而不化也"，认为月经推后或闭而不行，是由于痰湿阻滞冲任二脉，或痰凝血瘀，脉道不通所致。《傅青主女科》："肾气本虚，又何能盈满而化经水外泄耶？"认为肾虚精血不足或匮乏，以致血海不能按时满溢或溢而甚少造成月经后期或量少；或源断其流、血海干涸，导致经闭不行。总之，月经后期、月经过少、闭经，有虚、实之分。虚者因化源不足，经血源流衰少，导致血海不能按时满盈或满盈甚少，常见病因为肾虚、阴虚血燥和气血虚弱；实者多由于瘀血内停，痰湿阻滞，导致经脉壅阻，血不畅行，或阻隔不下，常见病因为寒凝血滞、气滞血瘀和痰湿阻滞。

在治则治法方面，治疗月经后期和闭经，导师遵循《景岳全书·妇人规》"后期而至者，本属血虚，然亦有血热而燥瘀者，不得不为清补；有血逆而留滞者，不得不为疏利。凡阳气不足，血寒经迟者……其脏气形气必恶寒喜暖。凡此者，皆无火之证。治宜温养血气"。认为凡血虚、阴虚血燥者，宜清补；血滞者，宜疏利。治疗经闭遵循"欲其不枯，无如养营，欲以通之，无如充之，但使雪消则春水自来，血盈则经脉自至，源泉混混，又孰有能阻之者，奈何今之为治者，不论有滞无滞，多兼开导之药，其有甚者，则专以桃仁、红花之类，通利为事，岂知血滞者可通，血枯者不可通也。血既枯矣，而复通之，则枯者愈枯，其与榨干汁者何异？为不知枯字之义耳，为害不小，无或蹈此弊也"，强调了闭经辨虚实而治之的重要性。治疗月经过少，导师遵循《女科证治准绳》"经水涩少，为虚为涩，虚者补之，涩者濡之"，认为月经过少亦要分虚实论治，虚证采用补养、濡养的方法，实证则采用通利、疏散的方法。基于上述经典理论，导师治疗月经后期、月经过少、闭经，分为平时和经期治之；而对于闭经之疑难疾病，在辨证论治的基础上，辅以西药治疗。平时以求因论治为主，肾虚证治以补肾调经，方选补肾Ⅰ号、六味地黄丸、归肾丸等；阴虚血燥证治以滋阴养血调经，方选一贯煎、加减一阴煎等；气血虚弱证治以补气养血调经，方选补血Ⅰ号、四物汤、八珍汤、补中益气汤、人参养荣汤等；寒凝血滞治以温经散寒、活血调经，方选良方温经汤合桃红四物汤、少腹逐瘀汤等；气滞血瘀证治以行气活血、化瘀调经，方选调经Ⅰ号、血府逐瘀汤、逍遥散和桃红四物汤等。此外，针对子宫发育不良引发的青春期少女闭经、月经过少，导师中医辨证治疗以补肾调经为主，方用补肾Ⅰ号加味，并配合服用小剂量雌激素或采用雌孕激素序贯疗法；针对人工流产术，特别是多次人工流产损伤子宫内膜引发的月经过少、闭经，中医治疗以补肾益气养血为主，方用六味地黄丸加味，同时配合少量雌激素；针对宫颈管或宫腔粘连引发的闭经、月经过少，中医治疗以行气活血调经为主，方用调经Ⅰ号方，配合扩宫松解粘连并放置节育环；针对强烈的精神刺激后引发的闭经、月经过少，中医治疗以疏肝理气、养血调经为主，方用逍遥散合四物汤并配合心理疏导。经期则以行气活血调经为主，使月经如期而至，或经量增至正常，导师常用经验方调经Ⅰ号方，临证时还根据寒热虚实之不同以及超声检查子宫内膜之厚薄，辨证加减，灵活治之。但临床应用时导师非常慎重，特别是对于迫切需要生育者，只有排除妊娠后，才会使用调经Ⅰ号方。

三、崩漏

崩漏包括崩中和漏下，两者的出血情况和病势的轻重缓急是不同的。崩中发病急骤，来势凶猛，出血量多，病情危重，《诸病源候论》云"忽然暴下，谓之崩中"，《血证论》亦云"故曰崩中，谓血乃中州脾土所摄，脾不统血，是以崩溃，名曰崩中"；漏下发病缓慢，来势缓和，出血量少，病情较轻，《诸病源候论》云"非时而下，淋沥不断，谓之漏下"。由此可见两者是不同的，但为什么常常崩漏并称？因为崩中和漏下的病因病机是相同的，且在疾病过程中常互相转化，如崩中日久病势日退，可转化为漏下；而漏下日久，病势加重又可转化为崩中，如《诸病源候论》"崩而内有瘀血，故时崩时止，淋沥不断，名曰崩中漏下"。本病为妇科临床的常见病、多发病，同时也是危急重症，更是疑难病症。导师遵循《景岳全书·妇人规》"崩漏不止，经乱之甚者也"，认为崩漏属于"经病""血病"，仅限定在月经疾病范围，至于因妊娠、产褥、器质性病变表现为如崩似漏的下血证，不在本病的范畴。

在病因病机方面，导师首推《兰室秘藏》"论崩主脾肾之虚，治法重在温补"的观点，认为脾肾两虚是导致崩漏的最常见原因。脾为后天之本，主运化，主升清，是气血生化之源；同时，脾司中气，其气主升，对血液有收摄、控制的作用，即脾统血；若脾虚统摄无权，冲任失固，不能制约经血，子宫藏泄失常可发为崩漏。肾为先天之本，元气之根，主藏精；肾气盛实，促使天癸成熟、泌至而发挥作用，从而使任脉通，太冲脉盛，月事以时下，故有子；若肾虚封藏失司，冲任不固,不能约制经血,胞宫藏泄失常亦可发为崩漏。《景岳全书·妇人规》:"妇人因情欲房室,以致经脉不调者,其病皆在肾经,此证最多,所当辨而治之。"认为房劳多产损伤肾气,肾气虚则封藏失司,冲任不固,不能约制经血,子宫藏泄失常,从而引发崩漏;《兰室秘藏》亦云:"妇人血崩,是肾水阴虚不能镇守胞络相火,故血走而崩也。"认为肾水阴虚,胞宫失守,虚火动血,迫血妄行,子宫藏泄无度,该藏不藏,该泄不泄,以致经血非时暴下不止或淋漓不断。由此可见,肾阴虚也是导致崩漏的常见原因。《妇科玉尺》"思虑伤脾,不能摄血致令妄行";《妇人良方大全》"夫妇人崩中者,由脏腑伤损冲脉、任脉、血气俱虚故也……若经候过多,遂至崩漏"。认为思虑过度损伤脾气,脾虚则血失统摄;或脏腑功能失常,冲任二脉损伤,不能约制经血,从而引发崩漏。《妇人良方大全》"若经候过多,遂至崩漏,色明如水下,得温则烦,甚者至于昏闷……此由阴阳搏,为热所乘,攻伤冲任。血得热而流散,譬如天暑地热,则经水沸溢,阳伤于阴,令人下血";《傅青主女科·血崩》亦言"冲脉太热而血即沸,血崩之为病,正冲脉之太热也",认为血为热乘,或血为热沸,均可扰动冲任,迫血妄行,发为崩漏。《普济方·妇人诸疾门》"即崩而淋漓不断,血瘀于内也",认为瘀血停聚于体内,阻滞冲任、胞宫,瘀血不去新血不得归经而妄行,遂成崩漏。《妇人良方大全》:"血崩乃经脉错乱,不循故道,淖溢妄行,一二日不止,便有结瘀之血,凝成窠臼。更有以药涩住,转见增剧。"血崩发生之后,血既离经,而离经之血即为瘀血,瘀血碍血运行,遂至崩漏加剧。因此,瘀血在崩漏的发病中始终占有极其重要的位置,既是致病因素,又是病理产物,致使崩漏虚实夹杂、反复发作、久治不愈。而且崩漏无论病起何脏,"四脏相移,必归脾肾","五脏之伤,穷必及肾",以致肾脏受伤,如《景岳全书·妇人规》:"先损脾胃,次及冲任,穷必及肾。"

在治则治法方面,导师遵循明代医家方约之在《丹溪心法附余》中提出的"治法初用止血,以塞其流;中用清热凉血,以澄其源;末用补血,以复其旧。若只塞其流,不澄其源,则滔天之势不能遏;若只澄其源,而不复其旧,则孤阳之浮无以止,不可不审也"。同时,根据"急则治其标,缓则治其本"的原则,灵活掌握"塞流、澄源、复旧"之治崩三法。临证治疗分出血期和血止后两个阶段。

出血期导师认为是崩漏最急、最重的阶段,因阴道流血量多或持续时间过长,可致气血不足或亏虚,此时若再不及时止血,进而可致阴血暴亡,阴阳离决,故止血是崩漏出血期治疗的首要任务,充分体现"急则治其标"的原则。导师遵循《景岳全书·妇人规》:"凡见血脱等证,必当用甘药先补脾胃,以益发生之气。盖甘能生血,甘能养营,但使脾胃气强,则养生阴长,而血自归经矣,故曰脾统血……若脾气虚陷,不能收摄而脱血者,寿脾煎、归脾汤、四君子加芎归,再甚者，举元煎。"《万氏妇人科》："凡妇人女子，初得崩中暴下之病者，宜用止血之剂，乃急则治其标也。"《医学衷中参西录》固冲汤治妇女血崩亦云："然当其血大下之后，血脱而气亦随之下脱……此证诚至危急之病也。"认为治疗崩中血暴下，当急治其标，首重健脾益气、固冲摄血。《傅青主女科》："是止崩之药，不可独用，必须于补阴之中而行其止崩之法，方用固本止崩汤……妙在全不去止血，而惟去补血，又不止补血，而更去补气；非惟补气，而更去补火。"认为治崩不可单用收涩之品以止血，必须补阴而兼行止崩之法；然有形之血不能速生，生于无形之气，故补气又因兼补火，使血不凝滞，黑姜正是依此意而用，且有收敛之功。《景岳全书·妇人规》："若左肾真阴不足而经脉不调者，宜左归饮、左归丸、六味地黄丸之类主之；若右肾不足而经有不调者，宜右归饮、右归丸、八味地黄丸之类主之。"认为肾阴虚所致崩漏者，治宜滋肾育阴，固冲止血调经，可选用左归饮、左归丸、六味地黄丸之类，但在临证应用时，要注意选加具有滋阴止血作用的药物，可合用二至丸等；肾阳虚所致崩漏者，治宜温肾益气，固冲止血调经，可选用右归饮、右归丸、八味地黄丸之类。导师集数十年治崩之大成的经验方——止崩Ⅰ号方，专为崩漏出血期而设，该方不仅能补肾固冲、健脾益气，而且能益气升提、养血止血，具有寓止于升提补之中、寓止于化瘀散之中的特点，最终达到"止血不留瘀"的目的。血止后方可"缓则治其本"，根据审因论治的原则，针对脾虚、肾虚、血热、血瘀等不同分别论治，以达到促使月经正常、崩漏痊愈的目的。同时，导师根据《景岳全书·妇人规》"暴崩者其来骤，其治亦易。久崩者其患深，其治亦难"，认为初病者体质尚可，较为易治；而久病者，由于去血较多，体质日趋虚弱，其治亦难。告诫我们，崩漏总为临床之危急重症和疑难杂症，无论病之久暂，体质之强弱，病邪之寒热，病性之虚实，均应高度重视，积极救治，以防其缠绵不愈，甚至导致不孕。

四、滑胎

滑胎亦称"屡孕屡堕""数堕胎"，类似于现代医学的"习惯性流产"，近年称"复发性流产"。复发性流产在孕妇中的发病率大概为10%～20%，且流产后再次流产的发生率与流产次数成正比，是目前临床较为常见且难治的疾病。

基于《景岳全书·妇人规》"胎怀十月，经养各有所主，所以屡见小产堕胎者，多在三个月及五月七月之间，而下次之堕胎者，多在三个月及五月七月之间，而下次之堕必如期复然"；《医宗金鉴·妇科心法要诀》"无故而胎自堕，至下次再受孕，亦复如是，数数堕胎，则谓之滑胎"。导师认为，滑胎有"应时而下"的特点，即妊娠至以往堕胎的时间而再次出现堕胎，故保胎一定要超过以往堕胎的时限至顺利分娩，才能够称之为保胎成功，否则将前功尽弃。

导师遵循《傅青主女科》"夫妇人受妊，本于肾气之旺也，肾旺是以摄精"，《医学衷中参西录》"男女生育皆赖肾气作强，肾旺自能荫胎"，认为正常孕育有赖于肾气充盛，只有男女双方肾气盛、天癸至，在男子精气溢泻，在女子冲任二脉通盛，月事以时下，阴阳合则能有子。《景岳全书•妇人规》"妇人肾以系胞，而腰为肾之府，故胎妊之妇最虑腰痛，痛甚则坠，不可不防"，《医宗金鉴•妇科心法要诀》亦言滑胎"多因房劳太过，欲火煎熬"，认为胞胎系于肾，腰为肾之外府，若房劳太过伤肾，肾虚则不能荫胎系胎，以致数堕胎。《傅青主女科》"夫胞胎虽系于带脉，而带脉实关于脾肾。脾肾亏损，则带脉无力，胞胎即无以胜任矣"，又云"妇人有饮食少思，胸膈满闷，终日倦怠，思睡……人以为脾胃之气虚也，谁知是肾气之不足乎？夫气宜升腾，不宜消降，升腾于上焦，则脾胃易于分运；降陷于下焦，则脾胃难于运化；人乏水谷之养，则精神自尔倦怠，脾胃之气可升而不可降也，明甚。然则脾胃之气，虽充于脾胃之中，实生于两肾之内，无肾中之水气，则胃之气不能腾；无肾中之火气，则脾之气不能化；惟有肾之水火二气，而脾胃之气，始能升腾而不降也"。认为妇人外在表现虽以脾胃虚弱之不思饮食，倦怠嗜睡，久不受孕，若投之以补脾健胃之品则误也；因为脾胃之运化功能，有赖于肾中水火之气，方能升腾而不降陷，阴气既足，阳气易升，阳气腾越于上，则大地回春，满目皆为生机也。说明脾肾两虚亦是导致堕胎的常见原因。《格致余论》"血气虚损，不足养荣，其胎自堕"；《诸病源候论》"阳施阴化，故得有胎，荣卫调和，则经养周足，故胎得安而能成长。若气血虚弱者，子脏为风冷所居，则血气不足，故不能养胎，所以致胎数堕。候其妊娠而恒腰痛者，喜堕胎也"；《叶氏女科证治》"妊娠有三月而堕者，有六七月而堕者，有屡孕屡堕者，由于气血不足，名曰滑胎"；《景岳全书•妇人规》"夫胎以阳生阴长，气行血随，营卫调和则及其而产，若或滋养之机少有间断则源流不断而胎不固矣。譬之种植者，津液一有不到，则枝枯而果落，藤萎而花坠。故《五常政大论》曰：根于中者，命曰神机，神去则机息；根于外者，命曰气立，气止则化绝。正此谓也。凡妊娠之数见堕胎者，必以气脉亏损而然……况妇人肾以系胞，而腰为肾之府，故胎妊之妇最虑腰痛，痛甚则坠，不可不防"，认为胚胎及胎儿的生长发育需要气血的荣养，若气血不足，气不能载胎，血不能养胎，故致屡孕屡堕，而腰痛是堕胎常见症状，若孕妇出现腰痛，应该及时保胎治疗，否则腰痛加剧则胎亦随之而堕，不可不提前预防。《医林改错》"不知子宫内，现有瘀血占其地，胎至三月再长，其内无容身之地，胎病靠挤，血不能入胎胞，从旁流而下，故先见血，血既不入胎胞，胎无血养，故小产"，认为胞宫素有瘀血，至胎儿渐长却无生长之地，两者相争致令出血,血不足以养胎,故致小产;说明胞宫瘀血也是导致滑胎的原因之一。综上所述,导师认为,滑胎的病因病机主要包括肾虚、脾肾两虚、气血虚弱和血瘀。

在治则治法方面,导师遵循《景岳全书·妇人规》"凡治堕胎者,必当察此养胎之源,而预培其损,保胎之法无出于此",认为滑胎应"预培其损,防治结合",分为未孕前和已孕后两个阶段调治。未孕前,若为肾虚者,宜补肾气、填精血、助嗣育,方用助孕Ⅰ号方加减治之;脾肾两虚者,遵循《傅青主女科》"补脾胃之气,可不急补肾中水火之气乎!治法,必以补肾气为主,但补肾而不兼补脾胃之品,则肾之水火二气,不能提于至阳之上也",治疗以补肾为主,而兼补脾胃,方用补肾Ⅰ号方加减治之;气血虚弱者,宜补气养血、调经助孕,方用补血Ⅰ号方加减治之;若为血瘀者,宜活血化瘀、调经助孕,方用助孕Ⅱ号方加减治之。若滑胎伴见月经失调者,导师以补肾调周之法治疗,用补肾Ⅰ号方序贯治疗;若滑胎并发输卵管阻塞或通而不畅者,以助孕Ⅰ号和助孕Ⅱ号方序贯治疗,以缩短治疗周期,提高临床疗效。一旦确诊怀孕后,不论有无先兆流产的征兆,导师即以补肾健脾安胎,或者补气养血安胎,从而达到顾护胎元,防止再次滑胎的目的;针对补肾健脾安胎,导师积数十年临证实践之验方保胎Ⅰ号方,具有较好的临床疗效;补气养血安胎,则基于《景岳全书·妇人规》"凡胎孕不固,无非气血损伤之病,盖气虚则提摄不固,血虚则灌溉不周,所以多致小产,故善保胎者,必当专顾血虚,宜以胎元饮为主而加减用之,其次则芍药芎归汤,再次则泰山磐石散或《千金》保孕丸,皆有夺造化之功,所当酌用者也。"导师常用胎元饮加减治疗,临床疗效亦为显著。

鉴于滑胎病因的复杂性,治疗的艰巨性,导师遵循《明医杂著·妇人半产》"其有连堕数次,胎元损甚者,服药须多,久则可以留",认为多次连续堕胎,胎元损伤严重者,一定要坚持孕前的调理,只有持之以恒治疗,才能达到培补先后天,顾护精气血,胎元键固稳之目的。

五、盆腔炎性疾病与盆腔炎性疾病后遗症

盆腔炎性疾病是妇科临床的常见病、多发病,多发生在经期、产后、流产后,或各种妇科宫腔手术操作后,此时患者体质相对较弱,湿热毒邪易乘虚入侵,蕴结下焦,伤及任带,累及胞宫而发病。盆腔炎性疾病后遗症多由盆腔炎性疾病治疗不彻底,病情迁延所致;或患者体质较差,起病缓慢,无明显的急性发作史,初起即呈现一个慢性状态,如此反复迁延不愈,可导致长期慢性盆腔疼痛,引发不孕症或异位妊娠等,严重影响患者的工作、学习和生活,是典型的心身疾

病。中医古籍中无"盆腔炎性疾病""盆腔炎性疾病后遗症"之病名，因其主要临床表现为下腹疼痛、发热、带下增多，病程日久可形成癥瘕，导致不孕等，因此，多散见于妇人腹中痛、带下病、热入血室、产后发热、癥瘕、不孕症等；随着中医妇科对该病的认识越来越全面，中医药治疗"盆腔炎性疾病"，特别是"盆腔炎性疾病后遗症"的优势日益凸显，得到妇产科界的广泛认可，现代《中医妇科学》及其本专科教材，均以"盆腔炎性疾病与盆腔炎性疾病后遗症"命名，专篇论述。

在病因病机方面，遵循《金匮要略·妇人杂病脉证并治》"妇人中风七八日，续来寒热，发作有时，经水适断，此为热入血室，其血必结，故使如疟状，发作有时"，认为妇人外感风寒、风热之邪，月经适来；或月经来潮之时，感受风寒、风热之邪，邪气与正气相争，血气搏结，形成热入血室的证候；认为此论述与盆腔炎性疾病相似。《景岳全书·妇人规》"瘀血留滞作癥，惟妇人有之，其证则或由经期，或由产后，凡内伤生冷，或外受风寒，或恚怒伤肝，气逆而血留……总由血动之时，余血未净，而一有所逆，则留滞日积，而渐以成癥矣"，因妇科炎症，血聚日久，可成癥瘕积聚；认为此论述与盆腔炎性疾病后遗症的发病与临床特点相似。《诸病源候论》"若经水未尽而合阴阳，即令妇人血脉挛急，小腹重急支满。……结牢恶血不除，月水不时……因生积聚"，认为若经期行房事，可致邪气乘虚而入，引发下腹部胀满疼痛，瘀血不除，日久致癥瘕积聚，此论述与初发为盆腔炎性疾病，迁延日久转为盆腔炎性疾病后遗症之包块形成较为相似。《证治要诀》"经事来而腹痛者，经事不来而腹亦痛者，皆血之不调故也。欲调其血，先调其气"，认为无论月经来与不来均有下腹部疼痛，是由于血气不和，运行不畅，不通则痛；气为血之帅，血为气之母，气行则血行，气滞则血滞，滞而不行，或行而缓慢，从而引发下腹部疼痛。《温病条辨》"热入血室……为热邪陷入血室，与血相搏，搏结而不行，故少腹硬满而痛……"，认为热邪与血搏结，蕴结于上则胸中疼痛，蕴结于下则小腹疼痛；因俱为实证，故疼痛拒按。《傅青主女科》："夫带下俱是湿症。"又言："以脾气之虚，肝气之郁，湿气之浸，热气之逼，安得不成带下之病哉？"认为带下病皆为湿证，其发生与脾虚、肝郁、湿浸、热逼密切相关；此外，亦云"妇人有带下而色黑者，甚则如黑豆汁，其气亦腥，所谓黑带也。夫黑带者，乃火热之极也……其症必腹中疼痛"。认为黑带为火热之极，乃胃火与命门、膀胱、三焦之火结于下，火热与气血搏结，正邪交争，致下腹疼痛拒按。《温病条辨》："妇人经气所虚，邪得乘虚而入，故病热入血室为多。"认为热入血室发生与否，与患者平素的精气盈亏、体质强弱密切相关。综上所述，导师认为，引起盆腔炎性疾病及其后遗症的论述众多，涉及的范围也比较广，但总以"热、湿、火、毒、瘀"相关；其中，盆腔炎性疾病以"热、火、毒、湿"为主，兼有"血瘀",是临床常见的危急重症;而盆腔炎性疾病后遗症则以"湿、热、瘀"为主,兼有"虚",是临床常见的疑难顽症。

在治则治法方面,《金匮要略·妇人妊娠病脉证并治》"妇人怀娠,腹中疞痛,当归芍药散主之",《金匮要略·妇人杂病脉证并治》"妇人腹中痛,小建中汤主之",首先提出,辨证审因论治妇人腹痛。若为肝郁脾虚所致者,治宜疏肝健脾,宜用当归芍药散;若为中焦虚寒、肝脾不和所致者,宜用小建中汤,温中补虚,缓急止痛。遵循《金匮要略·妇人杂病脉证并治》"此为热入血室……小柴胡汤主之",对于热火湿毒内侵,搏结气血,邪正交争,下腹疼痛剧烈拒按,高热持续不退,带下黄稠臭秽,急予清热解毒除湿,治宜消炎Ⅰ号方加减。由于盆腔炎性疾病属危急重症,治疗的关键是尽快控制炎症。因此,导师强调要中西医结合治疗。

遵循《医学心悟》"瘀血停积,阻碍新血,不得归经者,其症腹痛拒按,宜用归芎汤,送下失笑丸,先去其瘀而后补其新,则血归经矣",对于经期、产后或各种妇科宫腔手术操作之际,湿热邪毒乘虚入侵,蕴结下焦冲任及胞宫胞脉,与气血相搏结,致气血瘀滞,不通则痛,久则内结成癥;治宜清热利湿止痛,活血祛瘀消癥,验方除湿化瘀散结方为此而设。

遵循《医宗金鉴》"女子不孕之故,由伤其冲任也……或因宿血积于胞中,新血不能成孕",认为盆腔炎性疾病后遗症可引发输卵管阻塞,导致不孕。治宜清热利湿、行气活血,通络助孕,导师验方助孕Ⅱ号方专为此而设;陈学忠、俞之杰等实验研究证实,活血化瘀药能增强纤溶作用,有利于宫腔或输卵管粘连的松解和吸收,故对于子宫、输卵管由炎症造成的粘连阻塞有较好的疗效;此外,活血化瘀药还具有抑菌或杀菌作用等。

第三节 专病论治

本章分别介绍导师擅长治疗的妇科疾病之辨治思路与临证心得,突出导师衷中参西、病证结合、四诊合参、审证求因的临床诊疗特色,体现导师尊古不泥、执简驭繁,博采众长、自成一体的学术思想体系。

一、月经过少

(一)病名概念

月经周期正常,经量明显少于既往,经期不足2天,甚或点滴即净者,称"月经过少",亦称"经水涩少""经量过少"。本病相当于西医学性腺功能低下、子宫发育不良、多囊卵巢综合征、子宫内膜结核、子宫内膜炎症或刮宫过深等引起的月经过少。

（二）分型论治

本病中医临床常见证型有肝肾不足、气血虚弱、寒凝和血瘀。分别采用补肾益精，养血调经的当归地黄饮（《景岳全书》）；补血益气调经的滋血汤（《证治准绳》）；温经散寒，活血调经的温经汤（《金匮要略》）；活血化瘀，理气调经的通瘀煎（《景岳全书》）进行治疗。

（三）辨治思路

1. 发病时间 发病时间先后不一。如果由先天子宫发育不良引起，则月经初潮后就表现为月经过少；若是由环境变化、压力增大、饮食不慎、药物不良反应等后天因素引起，则有相关病史。临床要认真询问病史，如饮食方面是否喜食香甜及肥腻之品或以素食为主，工作上是否压力过大，近期是否遭受较大的思想打击，是否服用避孕药、减肥药、抗风湿药等。通过询问病史可以掌握发病时间及病因。

2. 反复发作 月经过少伴月经后期者，反复不愈可发展为闭经或者不孕。若属器质性病变者，则病程较长，疗效较差。

3. 治病求本 导师强调接诊时一定要仔细了解婚育状况，分析了解患者是否有生育要求，要通过月经过少的现象进一步看出患者最终是否解决生育问题的本质，治病求本，从而达到真正治愈疾病的目的。

（四）临证心悟

1. 病因认识 导师认为月经过少的病因十分复杂，西医的子宫发育不良、排卵障碍、手术损伤、宫颈管或宫腔粘连、情志刺激、下丘脑、垂体、生殖器官病变（结核、肿瘤等）等均可引起本病。

中医的病因有虚、实之分。虚者有肾虚、气血不足致病。肾虚者多因先天禀赋不足，或房劳损伤肾气，导致肾精亏损，冲任亏虚，遂致月经量少；气血不足者或因久病损耗肝血，或素体阴虚，虚热灼津燥血，致血海不能满溢，或饮食劳倦损伤脾胃，脾胃运化不健则气血化生不足，无以濡养冲任，血海不充，甚则无血可下。实者有瘀血、痰湿致病。多由于跌仆闪挫、堕胎、小产等损伤血脉，瘀血内停，瘀阻冲任；或七情内伤，气滞血瘀致经行量少。或素多痰湿，或因肝气郁结，疏泄失常，痰湿内生，阻滞冲任，气血运行不畅致月经过少。

2. 辨治要点

（1）重视望诊，结合检查，辨病辨证：中医辨证以经量的明显减少而周期正常为辨证要点，也可伴有经期缩短。临证时导师尤其强调望诊，通过观察患者体形发育以初步判断证型。如形体瘦削,乳房发育差,多考虑肾虚;形体肥硕,毛发浓密,多考虑痰湿阻络。

结合性激素测定、超声检查、妇科检查、影像学检查发现原发病,病证结合。如子宫发育不良、排卵障碍多属肾虚;手术损伤特别是多次人工流产损伤子宫内膜,导致肾气损伤或气血的损耗,是造成月经过少的最常见因素;宫颈管或宫腔粘连表现为术后月经量减少伴周期性下腹疼痛属气滞血瘀。

(2)治疗原则:治疗分经期治疗和平时治疗。经期治疗遵循经血以下行为顺的原则,采用行气调冲,活血通经为治。平时治疗分虚证实证两大类,虚证包括肝肾不足型、气血虚弱型,重在补肾益精,或补血益气以滋经血之源;实证包括痰湿阻滞型、气滞血瘀型,重在化痰行滞,或祛瘀行血以通调冲任。

(3)行经期治疗:经期经血下行,根据月经"过少"这一主要症状,顺应血海溢泻的规律,用理气活血通经的中药,因势利导,引血下行,增加经量,方法为经行第 1 天或经前 1～2 天治以理气通经,方用自拟验方调经 I 号方,由当归、川芎、赤芍、党参、丹参、川牛膝、泽兰、桂枝、苏木、香附、乌药、枳壳、甘草等药组成。

加减:若小腹冷痛,得热痛减加炒小茴香、吴茱萸、延胡索温经止痛。

(4)平时治疗

1)虚证:①肝肾不足型。症见经来量少,不日即净,或点滴即止,血色淡黯,质稀,腰酸腿软,头晕耳鸣,小便频数,舌淡,苔薄,脉沉细。治以补肾益精,养血调经,方用自拟验方补肾 I 号方(方见崩漏)加巴戟天、淫羊藿,并可配合服用小剂量雌激素或雌孕激素。若形寒肢冷者,酌加肉桂、淫羊藿、人参;夜尿频数者,酌加益智仁、桑螵蛸;若形体羸瘦,骨蒸潮热,口干饮少,舌绛苔少,甚或无苔,脉细数属阴虚有热,加知母、黄柏、玄参。②气血虚弱型。症见经来量少,不日即净,或点滴即止,经色淡红,质稀,头晕眼花,心悸失眠,皮肤不润,面色萎黄,舌淡,苔薄,脉细无力。治以健脾补血益气调经,方用自拟补血 I 号方。若心悸失眠者,酌加酸枣仁、五味子;脾虚食少者,加鸡内金、砂仁。

2)实证:①痰湿阻滞型。症见月经量少,形体肥胖,或面浮肢肿,神疲肢倦,头晕目眩,心悸气短,胸脘满闷,舌淡胖,苔白腻,脉滑。治以健脾除湿,豁痰调经,方用苍附导痰汤加味。②气滞血瘀型。症见经行涩少,色紫黯有块,小腹刺痛拒按,血块下后痛减,或胸胁胀痛,舌紫黯,或有瘀斑紫点,脉涩有力。治以活血化瘀,理气调经,方用自拟验方调经 I 号加红花、益母草。

(5)健康指导治未病:导师认为本病发生与患者不良生活习惯密切相关,故纠正患者的生活习惯和饮食偏嗜对于预防和控制病情也有重要的作用。如:喜素食者,摄入不均,化源不足,血海不盈可导致和加重本病;喜欢熬夜者易耗伤气血致血虚经少;喜肥甘厚腻者易生痰湿。故治疗之余,还要正确指导患者正确饮食和健康生活习惯。

(五)用药特色

补肾Ⅰ号方用药特色详见本章第二节"崩漏"。

调经Ⅰ号方由当归、川芎、赤芍、党参、丹参、桃仁、川牛膝、泽兰、桂枝、苏木、香附、乌药、枳壳、甘草等药组成。方中当归补血、活血、止痛,为君药;川芎、赤芍、丹参、桃仁、苏木、泽兰活血祛瘀调经,为臣药;党参益气养血以资经血之源,桂枝温通冲任经脉,川牛膝引血下行,香附、乌药、枳壳理气行滞,以达到气行则血行的目的,为佐药;甘草调和诸药,缓急止痛,为使药。全方共奏理气活血、通经止痛之效。

二、经期延长

(一)病名概念

月经周期正常,经期超过7天,甚或2周方净者,称为"经期延长",又称"经事延长"。以经前、经后淋漓数日为主,可伴经量过多或过少。

本病相当于西医学的排卵性功能失调性子宫出血,此外放置宫内节育器和输卵管结扎术后引起的经期延长也按本病治疗。

(二)分型论治

本病中医临床常见证型有气虚、虚热和血瘀三型,分别采用补气升提,固冲调经的举元煎(《景岳全书》);养阴清热,凉血调经的清血养阴汤(《妇科临床手册》);活血祛瘀,固冲调经的棕蒲散(《陈素庵妇科补解》)治疗。

(三)辨治思路

1. 尽早干预,治疗防变 本病因阴道流血时间较长,易引起妇科炎症,常给患者造成生理和心理方面的不良影响,严重的影响正常生活,导师主张要高度重视,尽早干预,减少疾病危害。

2. 把握病机,灵活止血 经期延长表现为每次月经持续时间延长,治疗以止血为要。但什么时候开始止血?怎样止血?导师认为必须在月经通畅后方能止血,否则不仅不能止血,反致瘀血停滞,阻碍气血运行,引起疾病反复难愈,甚至发展为崩漏。止血时,导师在辨证论治基础上,经常选用具有活血止血双重作用的药物,达到止血不留瘀的目的。

3. 顺应周期,通补兼施 本病分虚证、实证、虚实夹杂证。实证表现为月经前半期淋漓,量少色黯不畅,需淋漓数天才能通畅,通畅后即净,此时治疗强调月经以通为顺,采用"通"法,活血通经使经畅血止。虚证多表现为月经后半期淋漓,即月经通畅后过期不净,量少淋漓,此时治疗采用"补"法,益气摄血缩短经期,培补气血冲任,固本防复发。还有一些患者月经经前、经后均淋漓者属虚实夹杂,这类患者则于月经第一天用活血通经法,月经通畅后采用益气摄血法。兼湿热者,则配合用"清"法,治以利湿清热止血。

4. 临证心悟

(1)病因认识:本病最早记载于隋代巢元方的《诸病源候论》,书中记载:"妇人月水不断者,由损伤经血,冲脉任脉虚损故也,冲任之脉,为经脉之海,手太阳小肠之经也,手少阴心之经也,此二经为表里,主下为月水,劳伤经脉,冲任之气虚损,故不能制其经血,故令月水不断也。"《济阴纲目•调经门》曰:"妇人月水不断,淋漓无时,或因劳损气血,而伤冲任,或因经期而和阴阳,皆令气虚不能摄血。"均指出此病是由于劳损经脉冲任之气,气虚不能制约经血所致。《素问•调经论》曰:"血气未并,五脏安定,孙络外溢,则络有留血。"导师深研经典,结合临床实践,认为本病由气虚、阴虚血热、血瘀、湿热等多种致病因素引起。气虚冲任失约;阴虚生内热,或血热,湿热扰冲任,血海不宁;血瘀阻滞冲任,血不循经,而致经期延长。

(2)辨治要点

1)抓住疾病特点,结合检查,辨病辨证:本病的特点是月经周期基本正常,而行经时间延长超过7天,甚至淋漓半月始净,经量一般正常,也可表现为量多或量少。妇检无器质性病变。实验室检查,基础体温虽为双相,但下降缓慢,于月经周期第5~6天取子宫内膜活检,则仍有腺体分泌现象,残留的分泌期内膜与新生增殖期子宫内膜混合存在。

子宫内膜炎、盆腔炎性疾病引起的经期延长,患者可见下腹疼痛及带下异常,导师认为属湿热蕴结下焦胞脉,扰动血海,血海不宁所致。

黄体萎缩不全引起的经期延长,多表现为经后淋漓不净,基础体温下降缓慢,导师认为属肾精血不足,虚热扰动冲任,血海不宁所致。

放置避孕环引起的经期延长,多为经后淋漓,导师认为是由于避孕环阻碍了内膜的正常脱落和修复,致血溢脉外离经成瘀,瘀血阻络,血不循经所致。

此外,导师强调经期延长应与漏下、赤带以及胎漏、胎动不安、异位妊娠、葡萄胎鉴别。漏下是经血非时而下,淋漓不断,绵延数日至数月不等,有月经周期不正常、流血时间长、不规律的特点;赤带是经净后流出似血非血的赤色黏液,或臭秽,绵绵不绝,而月经周期、经量正常;胎漏、胎动不安见阴道少量出血,时下时止,但有停经史,尿妊娠试验为阳性或超声检查可见胎囊,或有胎心搏动；异位妊娠、葡萄胎均为异常的妊娠，有阴道流血，通过停经史，血妊娠试验和超声检查即可进行鉴别。对全身性的血液病如血小板减少，凝血障碍等引起的经期延长，则应结合血液分析进行鉴别。

2）顺应月经，把握时机，治分主次：本病病情表现复杂，治疗应分清主次。导师认为，要顺应月经，把握时机，治疗分月经期治疗和平时治疗2个阶段。第1阶段月经期治疗以调经止血为要，辨证以虚证、实证、虚实夹杂证为主线，治疗以自拟调经Ⅰ号方、止血Ⅱ号方调经止血为主；第2阶段平时治疗以扶正祛邪，治疗原发病为主。具体如下。

月经期调经止血：①实证多见于月经前半期淋漓者，表现为经来不通畅，经色黯黑，量少，通畅后即净，舌黯，脉弦涩；辨证属气滞血瘀，治以行气活血化瘀，方用自拟调经Ⅰ号方。若因寒致瘀，可伴见畏寒肢冷，经行下腹痛，得热痛减或月经通畅后痛减。酌加艾叶、小茴香、吴茱萸温经散寒止痛。因湿热致瘀可伴见经色黯黑如败酱，混杂黏液，气味秽臭，平素带下量多，色黄臭秽，小腹疼痛拒按，舌黯，苔黄腻，脉弦数。酌加黄柏、败酱草、薏苡仁清热利湿。②虚证多见月经后半期淋漓者，表现为月经通畅后淋漓，过期不净，量少，色淡，质清稀，伴神倦嗜卧，肢软无力，纳少便溏，舌淡，苔薄，脉缓弱或细。辨证属气虚不摄，冲任不固。治以健中益脾，益肾固冲，方用止血Ⅱ号方加减。若经色淡黯，时而夹小血块，舌淡黯，脉弦细等瘀血证，酌加炒茜草、三七粉化瘀止血。若有湿热邪毒壅阻，经量少，色黯，气味秽臭，酌加紫花地丁、蒲公英、椿皮清热燥湿解毒。③虚实夹杂证见月经经前、经后均淋漓者，治疗顺应月经的生理变化，首先在月经第1天开始治疗经行不畅，用调经Ⅰ号方；其次在经来通畅后1天开始予以缩短经期的治疗，服止血Ⅱ号方。若见经行乳房胀痛明显者，属肝郁气滞，加柴胡、香附、郁金等，以疏肝理气，行滞止痛；伴痛经，可加延胡索、五灵脂活血化瘀止痛；血虚明显，加阿胶养血止血。此病患者多伴见经期感冒，主要是由于气随血泻，卫气不固，导师常在上述治疗的基础上加疏风解表之羌活、防风、桂枝等，解表扶正祛邪。

配合针灸治疗：①艾灸隐白（双）、大敦（双）、三阴交（双），可同时取三个穴位或隐白、大敦可交替灸治，每日3次，适用于经期延长气虚型；②实证则泻其实邪，针刺用泻法，取气海、三阴交、隐白；血热加血海、水泉；湿热加中极、阴陵泉；血瘀加地机、气冲、冲门。

平时治疗分型论治：①气虚型。月经后期淋漓不净，量或少或多，经色淡，质清稀，面色无华，神倦嗜卧，肢体乏力；心悸少寐，头昏眼花，纳少便溏，脉虚弱或细弱。用导师自拟补血Ⅰ号方补气养血，健脾补肾调经。②阴虚血热型。

经血后期淋漓不净，经量少，色红质稠；伴五心烦热，颧红咽干；舌质红少津，苔少，脉细数。用六味地黄汤合二至丸加枸杞子、菟丝子、当归以滋肾养阴清热。③血瘀型。经前淋漓不畅，色黯有块，伴小腹疼痛拒按，或胞中结块；或经来通畅后淋漓不净，经血黯，夹血块；舌质紫黯或有瘀点，脉弦涩。方用导师自拟消瘤Ⅰ号方行气活血，化瘀消癥。恐活血药引起再次出血，故宜月经干净3~4天后开始服药。④湿热蕴结型。经血淋漓日久不净，经量少，色黯，混杂黏液，气味秽臭；平素带下量多，色黄臭秽，小腹胀痛，腰骶部疼痛；舌质红或淡红，苔黄腻，脉濡数。治以清热解毒除湿，方用自拟消炎Ⅰ号方，由炒黄柏、车前子、茵陈、茯苓、败酱草、苍术、薏苡仁、苦参、大血藤、连翘、蒲公英、甘草组成。热重者可加炒黄连、连翘、紫花地丁以清热解毒；湿重者可加猪苓、泽泻以加强利水除湿之作用；疼痛明显者可加延胡索、没药以活血祛瘀止痛。除内服药物外，导师常配合使用自拟中药外洗方：地肤子、蛇床子、苦参、黄柏、白鲜皮、土茯苓、荆芥、连翘、紫花地丁、冰片等以加强清热除湿之功。

5. 诊治特色

（1）调经首重气血，固本重视脾肾：《景岳全书·妇人规·经脉类》曰："调经之要，贵在补脾胃以资血之源，养肾气以安血之室，知斯二者则尽善矣"。因为月经的成分主要是血，血的生成、运行、统摄靠气的生化、调节，气又必须赖于血的滋养，气血相互依存，相互滋生，气为血之帅，血为气之母。凡伤于血者影响及气，伤于气者影响及血。因此，治疗经期延长，采用调经止血，补气摄血，而补肾健脾应贯穿始终。

（2）通因通用，通涩兼施，止血不留瘀：经期延长多兼瘀血作祟，气滞不行或气虚行迟均可致瘀血阻于冲任，瘀血不去，新血难安，瘀则经血离经，故行经时间延长。治疗时要针对瘀滞活血祛瘀，通因通用；气虚则在益气摄血基础上酌加活血止血药，使止血不留瘀，则气血流畅，冲任充盈而经调。

（3）方药特色：遵循经方组方原则，导师自拟方补血Ⅰ号由黄芪、党参、茯苓、白术、当归、川芎、白芍、熟地黄、怀山药、续断、甘草等药组成。方中重用黄芪补中益气升阳为君药，党参、茯苓、白术健脾益气，当归、川芎、白芍、熟地黄养血活血共为臣药，怀山药、续断健脾补肾为佐药，甘草调和诸药，其中黄芪配当归为当归补血汤补气生血。全方共奏健脾固肾，益气养血之效。

导师常用的止血Ⅱ号方（补中益气汤合二至丸）主要针对气虚不摄的经期延长，用补中益气汤补中升提，益气摄血；二至丸补肝肾之阴以益冲任兼凉血止血，达到脾、肝、肾三脏兼治，先后天并重的治疗目的，故而方简药专，疗效显著。

三、经间期出血

（一）病名概念

经间期出血是指在两次月经中间（氤氲期），出现周期性的阴道出血。现代医学称为排卵期出血。其特点是月经周期基本正常，阴道出血时间在氤氲期，呈周期性反复发作。

（二）分型论治

本病中医临床常见证型分为肾阴虚、脾气虚、湿热、血瘀四型，分别采用滋肾益阴，固冲止血之加减一贯煎（《景岳全书》）；健脾益气，固冲摄血之归脾汤（《正体类要》）；清热除湿，凉血止血之清肝止淋汤（《傅青主女科》）；活血化瘀，理血归经之逐瘀止血汤（《傅青主女科》）进行治疗。

（三）辨治思路

1. 发病时间　本病发病时间特殊，诊断的要点为两次月经之间的阴道流血，一般量不多或表现为白带夹血，可伴有腰酸、下腹隐痛，此时中医称为经间期，又叫氤氲期。氤氲之期应是胞宫阴血最充盈时期，亦是种子受孕的大好时光，此时发生阴道出血，可致育龄妇女难以受孕。

2. 反复发作　本病呈周期性反复发作，临床应高度重视，尽早干预。同时注意培养患者调节生活起居，调畅情志，及早治疗，防止复发。

3. 治疗防变　本病如果出血期长，血量增多，不及时治疗，进一步发展可致崩漏。

4. 临证心悟

（1）病因认识：本病病因一般认为有肾阴虚、脾气虚、湿热、血瘀多种，导师认为经间期出血主要责之肾精不足，阴血亏虚。

明代王肯堂在《证治准绳》云："凡妇人一月经行一度，必有一日氤氲之候，于一时辰气蒸而热、昏而闷、有欲交接不可忍之状，此的候出。"这里"的候"就是氤氲期。《傅青主女科》云："经水出诸肾。"肾为月经之本，肾之阴精为月经产生的物质基础。肾精足，肾气充盛，冲任得充，则出现规律的月经。反之则月经失调或者紊乱。宋代陈自明在《妇人良方大全》中言："妇人以血为基本。"月经的主要成分是血，而血为精所化，故精血同源。导师认为在"肾 - 天癸 - 冲任 - 胞宫轴"的调节下，月经周期中阴阳气血的变化有其规律性。在月经期，血海蓄极而溢，故阴血偏盛；经后血海已泄，阴血偏虚；经过半月的气血化生补充，到氤氲期，阴精充盛，精化为气，阴转为阳，正是孕育之"的候"，也是月经周期中重要的一次阴阳转化。此时如果肾精不足，阴血化生不及，则阳气易动，阴阳转化不协调,阳气扰动阴络,损及冲任,血海封藏失职,血溢于外而导致本病。

(2)辨治要点

1)临床应结合检查,辨病明确,病证结合:导师在诊疗过程中注重中西合参,通过基础体温测定、超声检查监测排卵、白带常规检查等实验室检查手段结合中医的证候学、病因病机等进行辨病辨证,同时将经间期出血与其他妇科出血性妇科疾病进行鉴别,尤其注重与崩漏、经期延长、赤带的鉴别。

经间期出血的特点是月经周期正常,阴道流血发生在两次月经之间(氤氲期),量少,可伴有腰酸、下腹隐痛,基础体温升高,超声检查可监测到排卵,白带常规多正常。临证时紧紧抓住月经周期、经期、出血量及伴随症状进行辨证,病证结合,分型论治。

经期延长是月经周期基本正常,行经时间超过7天以上甚至半月余才干净,多见经前、经后淋漓;经量或多或少;从行经开始到结束,阴道流血无间断。如果是黄体萎缩不全引起的经期延长,则基础体温下降缓慢;阴道流血与排卵时间没有相关性。

崩漏是妇女不在行经期间阴道突然大量出血,或淋漓下血不断,以无周期性的阴道出血为辨证要点,基础体温单相,超声检查监测无排卵,是现代医学"无排卵性功能失调性子宫出血"。

赤带是月经期、量正常,经净后流出似血非血的赤色黏液,或臭秽,绵绵不绝,平时多有下腹疼痛及白带异常,白带常规检查呈炎性表现,可伴有妇检宫体压痛。

2)治疗重在经后期,把握先机,预培其损:导师紧紧抓住本病的病因病机,顺应月经生理周期变化规律,在治疗时主张预培其损,强调最佳治疗时间是在经后、氤氲期之前服药治疗,而不是等到出血时才止血。经后正是脏腑蓄养精血之时,导师顺势而为,采用补肾滋阴养血药物,补阴与养血并施,使阴血充盛,阴精肾气平衡,阴阳转化协调,从而达到治疗的目的。把握治疗先机,不仅疗效显著,也缩短了疗程。

3)治法以补肾填精,滋阴养血为主:《素问·阴阳应象大论》云"味归形,形归气,气归精,精归化……化生精,气生形。味伤形,气伤精,精化为气,气伤于味","阴在内,阳之守也,阳在外,阴之使也"。描述了精与气、阴与阳的互根互化。精血有形而属阴,气无形而属阳。精能化气,精是气的化生本原;气能生精,气的运动促使精血的产生。肾藏先天之精,主生殖。肾精所化之气为肾气,肾气分阴阳,肾阴为一身精血津液化生之源,肾阳为一身阳气之根,主温煦气化,为生命活动的原动力。肾之阴阳平衡充足,则五脏六腑、形体官窍得以濡润；肾气盛则天癸盛，任通冲盛月事按时而下。经间期出血的发病机制是肾阴虚，阴不配阳，阳扰阴动致血溢脉外，因此导师治疗以补肾填精，滋阴养血为主，采用自拟补肾Ⅱ号方。本方在经后期，氤氲期之前服用，使肾精旺而肾气充，阴血足则月经中期阴阳转化协调，经间期出血不再发生。

4）重视治未病，提高疗效防复发：《金匮要略·脏腑经络先后病脉证》云"上工治未病……见肝之病，知肝传脾，当先实脾"，指出预防的重要性。导师根据长期临床观察，认为经间期出血的发病因素与现代社会人们的生活方式密切相关。妇女性情阴柔，因为工作和生活压力，容易忧思多虑，耗伤气血，加上现代人喜欢熬夜，睡眠相对不足，更加耗损阴精，经常处于阴精不足状态。加上不良的情绪刺激，易使经间期出血发生或复发。对此，导师非常重视"治未病"。常常耐心指导患者认识疾病预防的重要性及心理健康的必要性，指导患者调情志慎起居，作息规律，做到未病先防，既病防变，病后康复的效果，不仅提高了疗效，也有效减少了复发率。

5. 用药特色 《景岳全书·妇人规》中言："善补阴者，必于阳中求阴，则阴得阳升，而泉源不绝。"导师根据阴阳的相互为用、相互依存关系组方用药，验方为补肾Ⅱ号方。补肾Ⅱ号方由六味地黄汤和二至丸为基础方加减而成，具体由熟地黄、怀山药、山茱萸、茯苓、牡丹皮、枸杞子、女贞子、墨旱莲、菟丝子、续断、制首乌、当归、党参、甘草等组成。其中六味地黄汤减去利湿泻肾的泽泻，加入枸杞子、制首乌滋补肝肾之阴；二至丸滋肾益肝使血海充盈，并兼凉血止血之效；当归补血行血，使补而不滞，止血不留瘀；菟丝子补肾中阴阳，续断补益肾阳，取"阳中求阴"之意；党参补气以生血，又能益气摄血；甘草调和诸药。全方共奏补肾滋阴养血，凉血止血调经之效。

加减：若已阴道出血，可根据出血量的多少酌加茜草、海螵蛸、赤石脂、芡实等收敛止血之品。若经间期出血量少，色鲜红，质稠，兼见头晕耳鸣，腰腿酸软，手足心热，夜寐不宁，舌红，苔少，脉细数。属热伏冲任，加知母、地骨皮养阴泻火。若见神疲体倦，气短懒言，食少腹胀，舌淡，苔薄，脉缓弱。属脾气虚弱，加白术、黄芪健脾益气。若平时带下量多色黄，小腹时痛，心烦口渴，口苦咽干，舌红，苔黄腻，脉滑数。属湿热内蕴，酌加黄柏、川牛膝等清热除湿。

四、崩漏

（一）病名概念

崩漏指经血非时而下，或阴道突然大量出血，或淋漓下血不断者，前者称"崩中"，后者称为"漏下"。是月经周期、经期、经量严重紊乱的月经病。

现代医学称之为"无排卵性功能失调性子宫出血"，指异常的子宫出血，经诊查后未发现有全身及生殖器官器质性病变，而是由于神经内分泌系统功能失调所致。

（二）分型论治

本病中医临床常见证型分为肾虚型（肾阴虚证、肾阳虚证）、脾虚型、血热型和血瘀型。分别采用滋肾益阴，固冲止血的左归丸（《景岳全书》）；温肾助阳，固冲止血的大补元煎（《景岳全书》）；健脾益气，固冲止血的固冲汤（《医学衷中参西录》）；清热凉血，固冲止血的清热固经汤（《简明中医妇科学》）；活血祛瘀，固冲止血的逐瘀止崩汤（《安徽中医验方选集》）进行治疗。

（三）辨治思路

1. 发病时间　妇女不在行经期间阴道突然大量出血，或淋漓下血不断。若经期延长达 2 周以上者，也属崩漏范畴。该病特点是月经周期、经期、经量均发生紊乱。

2. 疾病特点

（1）反复发作，缠绵难愈：崩与漏的出血情况虽不相同，但其发病机制是一致的，常相互转化，互为因果。如血崩日久，气血耗伤，可变成漏；久漏不止，病势日进，也能成崩；崩与漏交替反复发作，致使病情缠绵难愈。

（2）不良后果：持续的阴道流血可导致不同程度的贫血或感染，因无排卵可引发不孕。

（3）治疗预后：崩漏属妇科疑难危急重症，中医综合治疗对单纯性子宫内膜增生引起的崩漏具有较好止血作用，但对于子宫内膜复杂性增生者或原发病复杂者，单纯中医药治疗力量稍显不足，若控制不力，则病情将进一步发展；若失治误治则可导致气血双亡而危及生命。

3. 止血时机　治疗崩漏，把握止血时机是取得疗效的关键。崩漏患者突然大量出血，可致气随血脱，变生厥脱之危急重症（失血性休克），患者可因伤血而暴亡。此时治疗以止血为要，必须在短时间内止血。

对于漏下日久不止者，要注意患者以往的月经周期。若超声检查提示子宫内膜已厚，就不能再止血，应采用理气活血通经法，"通因通用"，促使子宫内膜脱落，取得类似"药物刮宫"的效果，待子宫内膜基本脱落，阴道流血通畅后，再用止血法以达到完全止血的目的。

4. 临证心悟

（1）病因认识　崩漏发病虽与脾虚、肾虚、血热、血瘀有关，但导师根据多年的临床实践，认为与脾、肾二脏关系更为密切。《兰室秘藏》曰"论崩主脾肾之虚，治法重在温补"。因肾为先天之本，元气之根，主藏精，主生殖，是天癸、冲任、胞宫之根源；其次，精血同源，互相化生，成为月经的物质基础。若女子先天肾气不足，天癸未充；或房劳多产损伤肾气；或七七肾气衰，天癸竭；皆可导致肾失封藏，冲任不固，发为崩漏。脾为后天之本，气血生化之源，主运化，主统血，对血液有收摄、控制的作用。若外感六淫，内伤七情，饮食起居不节，致脾伤失运，水谷不化，冲任失养，气虚气陷，统摄无权，不能制约经血，发为崩漏。由此可见，多种因素导致脾肾功能失调，损伤冲任二脉，不能制约经血，子宫藏泄失常是崩漏发生的根本原因所在。

（2）辨治要点

1）结合检查，辨病明确，病证结合：西医根据排卵与否，通常将功血分为无排卵型及排卵型两大类，前者最为多见，约占80%～90%，多发生于青春期和绝经过渡期，育龄期多见排卵型功血。导师认为崩漏应界定为无排卵型功能性子宫出血的月经病。至于其他妇科出血性疾病，如子宫肌瘤出血、放环后出血、子宫内膜炎、子宫内膜异位症出血、盆腔炎出血等疾病，妊娠、产褥期所致的如崩似漏的下血证，可根据临床表现参照崩漏的治疗原则进行治疗，但不属本病论治的范围。

2）临床症状：由于排卵障碍，无黄体形成，子宫内膜增生过长，临床表现不规则阴道出血，月经周期紊乱，经期长短不一，出血量时多时少，甚至大量出血。辅助检查，基础体温单相型，阴道脱落细胞涂片无排卵周期性改变，出血前1～2天宫颈黏液呈现羊齿植物叶状结晶。子宫内膜活检呈增生期变化或增生过长，无分泌期变化。

3）鉴别诊断：①黄体功能不全。经前子宫内膜分泌功能不良；临床表现月经周期缩短，经量多少不一，经期延长，阴道涂片有时可见角化细胞指数偏高，细胞堆积，皱褶不佳；基础体温双相型，黄体期缩短，在10天以下，或呈梯形上升或下降。②黄体萎缩不全。经期第5天内膜活检呈分泌期改变；临床表现为月经周期正常，经期延长，经量多少不一；基础体温呈不典型双相型，下降延迟或逐渐下降。

此外还应根据超声检查、尿妊娠试验或 β-HCG 测定及相关血液检查结果，与异常妊娠出血、产褥期出血、外伤出血及内科异常出血进行鉴别。

4）治疗分阶段，主次分明：治疗分为出血期治疗和血止后治疗两个阶段，始终遵循"健脾补肾"的学术思想。"急则治其标，缓则治其本"，达到"塞流、澄源、复旧"的目的。

出血期治疗：①脾肾两虚证。突然出血，量多，或淋漓不尽，色鲜红或淡，质稠或薄；面色白或萎黄；精神萎靡、神疲乏力；腰膝酸软，五心烦热或小腹寒冷，四肢不温；纳呆，大便溏薄，小便清长；舌质淡胖或偏红，边有齿痕；苔薄白；脉沉细无力或细数。治以健脾固肾止崩。方用自拟止崩Ⅰ号方，药物组成为炙黄芪、党参、白术、山茱萸、续断、芡实、熟地黄、阿胶、益母草、菟丝子、赤石脂、炙升麻、甘草。重症患者合独参汤；夹瘀热者，加炒蒲黄、炒地榆；出血量多不止加生三七粉；五心烦热加炒知母、地骨皮。②气虚血瘀证。出血时间大于2周，量少淋漓不尽，色黯，夹有血块；下腹坠痛，块下痛减；神疲乏力，小腹空坠，腰酸；眩晕，心悸失眠，气短懒言；舌质淡黯或有瘀点；脉细涩或沉缓。治以益气固冲，祛瘀止血。方用止血Ⅱ号方，即补中益气汤合二至丸。失眠心悸加炒酸枣仁、首乌藤；血块多加龙血竭；腰酸加续断、杜仲。③血热证。经血非时而下，量多或量少淋漓，血色鲜红而质稠；心烦潮热，小便黄少，或大便干燥；舌质红，苔少或无苔，脉细数。治以养阴凉血，固冲止血。方用止血Ⅲ号方，即两地汤加黄芩、牡丹皮、棕榈炭、焦栀子、地榆、沙参。若兼见胸胁乳房胀痛，心烦易怒，时欲叹息，脉弦数等症，加炒柴胡、炙香附；大便秘结加生大黄、枳实；小便黄加淡竹叶；口干加玄参；有血块加炒蒲黄炭、血余炭。

出血期可配合针灸治疗：①针刺断红穴。断红穴是经外奇穴，在手背第二、三掌骨间，指端下1寸取穴。常规消毒后，用毫针快速刺入断红穴，进针沿掌骨水平方向刺入1.5～2寸，留针20～25分钟，每日1次。②血脱者可针刺人中，灸百会、气海穴。

血止后治疗：崩漏血止后的调理是治愈崩漏的关键，导师强调谨守病机，结合患者的年龄，在澄源中达到复旧的目的，以促使月经恢复正常的周期、经期和经量。①青春期妇女，以补肾调整月经周期为主，以期建立正常排卵功能防复发。治以滋肾益气，固冲调经。采用自拟补肾Ⅰ号方，由桑椹、菟丝子、牡丹皮、续断、熟地黄、当归、茯苓、女贞子、太子参、怀山药、山茱萸、枸杞子、甘草组成。若见面色晦黯，畏寒肢冷，腰腿酸软，小便清长或夜尿多，舌淡黯或胖有齿印，苔薄白或白润，脉沉细或沉迟无力等肾阳虚证候，可酌加杜仲、肉苁蓉、淫羊藿温肾助阳。若表现为形体偏瘦，面色潮红，咽干口燥，头晕耳鸣，腰膝酸软，五心烦热，夜寐不安，舌红少苔或有裂纹，脉细数等肾阴虚证候，酌加首乌、墨旱莲、知母、黄柏养阴清热。②育龄期妇女，崩漏易致不孕，治疗重在促使卵泡发育成熟并排卵，恢复正常月经并怀孕。治以健脾补肾疏肝，固冲调经种子。偏肾阴虚者，方用六味地黄汤滋阴补肾加党参、女贞子、当归健脾益气养血，加淫羊藿温肾助阳并促使排卵。偏肾阳虚者，选用导师验方助孕Ⅰ号健脾温肾，调经助孕。气血虚弱者，导师常用自拟补血Ⅰ号方（八珍汤加黄芪）补益气血。③围绝经期妇女，导师重在补虚防复发，以及预防子宫内膜癌变，并不强调要恢复排卵和建立正常的月经，治以健脾调养气血为主，方用八珍汤或人参养荣汤加减以补益气血。

5. 用药特色　"存得一分血，便保得一分命"，经临床观察，导师自拟止崩Ⅰ号方，临床止血效果达 88%，且无论是青春期、生育期，还是围绝经期的崩漏，均有良好的止血疗效。组方原则尊崇《傅青主女科·血崩》"止崩之药不可独用，必须于补阴之中行止崩之法"的理论，紧紧围绕脾肾、冲任和气血，采用健脾补肾固冲任，益气升提摄气血之法。止崩Ⅰ号方由炙黄芪、党参、白术、山茱萸、续断、芡实、熟地黄、阿胶、益母草、菟丝子、赤石脂、炙升麻、甘草组成。方中炙黄芪、党参补气升提，共为君药；白术、山茱萸、续断、菟丝子健脾固肾，熟地黄养血，阿胶滋阴止血，益母草化瘀止血，芡实、赤石脂收敛止血共为臣药；炙升麻升阳举陷，加强气对血的固摄作用为佐药；甘草调和诸药为使药。全方具有益气升提，养血止血，健脾固肾的功效。

五、痛经

（一）病名概念

痛经以经期或经行前后出现周期性小腹疼痛或痛引腰骶，甚至剧痛晕厥为特征，亦称"经行腹痛"，严重者可伴恶心呕吐、冷汗淋漓、手足厥冷，甚至昏厥，给工作及生活带来影响。

（二）分型论治

本病中医临床常见证型分为肝肾亏损、气血虚弱、气滞血瘀、寒凝血瘀、湿热蕴结五型，分别采用补养肝肾，调经止痛之益肾调经汤（《中医妇科治疗学》）；补气养血，调经止痛之圣愈汤（《医宗金鉴》）；行气活血，化瘀止痛之膈下逐瘀汤（《医林改错》）；温经散寒，化瘀止痛之少腹逐瘀汤（《医林改错》）；清热除湿，化瘀止痛之清热调血汤（《古今医鉴》）进行治疗。

（三）辨治思路

1. 发病时间　本病随月经周期而发，表现为女性经期或行经前后出现下腹疼痛，是妇科常见病和多发病，尤其是未婚女青年及月经初期少女更为普遍，严重影响广大女性的生活、工作和学习。从发病的时间上还要区分原发性痛经和继发性痛经，前者为月经初潮后即有痛经，又称功能性痛经，指生殖器官无明显器质性病变，多见于青春期、未婚及已婚未育者；后者多继发于生殖器官的某些器质性病变，如子宫内膜异位症、子宫腺肌病、盆腔炎性疾病等引起的痛经。

2. 疼痛性质　本病表现为周期性发作的下腹部胀痛、冷痛、灼痛、刺痛、隐痛、坠痛、绞痛、痉挛性疼痛、撕裂性疼痛，疼痛可蔓延至骶腰背部，甚至牵扯至大腿及足部，常伴有肛门坠胀、头痛头晕、恶心呕吐、胃痛腹泻、倦怠乏力、面色苍白、四肢冰凉、冷汗淋漓，甚至虚脱昏厥等症状。

3. 未痛先防 本病每逢经期或行经前后出现疼痛，用药应提前至未痛之时，一般在经前 2～3 天即开始服药，同时要注意经期保暖，忌食生冷或油腻辛辣之品，注意保持外阴卫生，配合中医外治法等，能有效缓解痛经及防止痛经的发生。

4. 临证心悟

（1）病因认识：导师指出，痛经最重要的特点是围绕月经呈周期性发作，此特点与经期及经期前后冲任、胞宫气血的周期性变化有关。未行经期间，冲任气血平和，外来致病因素及体质因素不足以引起冲任、胞宫气血瘀滞或不足，故平时不发生疼痛。而经期气血变化急骤，易受病邪影响，邪气入侵后内伏，于经前或经期与气血搏结，致胞宫、冲任气血运行障碍，经血下泻不畅，则"不通则痛"。因此临床上实证痛经患者多发生于经前或经行第 1～2 天，且量少不畅，待经血通畅后，邪气无以搏结，瘀滞暂除，疼痛减轻或消失。虚证痛经因经期血海溢泻，经后冲任、胞宫气血愈发空虚，失于濡养，则"不荣则痛"。从临床看，痛经以实证居多，多见气滞血瘀，寒湿凝滞，湿热蕴结，亦即寒、热、湿、瘀等阻碍气血运行而导致痛经。

（2）辨治要点

1）痛经辨病需结合检查：原发性痛经多见于年轻女性，妇科检查及超声检查一般无明显生殖器官病变，部分可有子宫位置过度屈曲、宫颈口狭窄等。检查发现相关病变体征最多见于子宫内膜异位症及子宫腺肌病、盆腔炎性疾病等引起的继发性痛经。

2）痛经辨痛需分清虚实：实证痛经其疼痛多发生在经前或经期，疼痛特点多为绞痛、冷痛，或灼热痛，或闷痛，或胀痛，或刺痛，拒按，经血通畅后可缓解，治法以通为用。虚证痛经其疼痛多在经期或经净之后，疼痛特点多为隐痛、坠痛，冷痛喜按，得热痛减，遇劳加重，治法以温或补为用，可益气养血，或滋养肝肾，或温阳散寒。但痛经之病，总而言之，实证多而虚证少，虚中夹实者多而全实者少，因此处方用药时常需兼顾。

3）痛经需分期辨证施治：导师强调治疗痛经首先当识别疼痛的属性，根据疼痛发生的时间、性质、部位以及疼痛的程度，再结合月经的期、量、色、质、兼证、舌、脉及患者的素体情况等辨其寒热虚实。辨清痛经之寒热虚实后，主张采用周期性治疗的方法，经期首重止痛以治其标，平时则根据寒热虚实的不同，以辨治其本。

痛经发作时，以止痛为主：导师认为经期血海充盈，气盛血旺，胞宫气血由经前满盈到经期溢泻致经后暂虚，气血变化急骤，易受病邪干扰，邪气阻滞气机，使气血运行障碍，经血下泻不畅，则"不通则痛"，临床上痛经患者疼痛多发生于经行 1～2 天，且量少不畅，机制就在于此。因此治疗应顺应气血变化特点，行气活血，促使经血畅行，达到"通则不痛"的目的。自拟痛经 I 号方，同时强调服用该方的时间应在疼痛发作前 2～3 天。

平时审证治本为主，具体分五型辨证施治。"不通则痛"的实证痛经分为：①寒凝血瘀，冲任瘀滞。其主要临床证候为每逢经期小腹冷痛、喜按，按之痛甚，得热减轻，经血量少，色黯有块，腰腿酸软，小便清长，畏寒肢冷，面色青白；舌黯，苔白腻，脉沉紧。治疗以温经散寒、活血化瘀为主，方用温经汤加减，常用药物为桂枝、吴茱萸、当归、川芎、赤芍、丹参、枳壳、乌药、艾叶、桃仁、小茴香、甘草等。②气滞血瘀，冲任瘀阻。其主要临床证候为经前或经期小腹胀痛拒按，月经量少色黯有血块，血块排出后胀痛缓解，常伴见胸胁乳房作胀，经后胀痛自消；舌质黯或夹瘀点，脉弦或弦涩。治疗以疏肝理气、活血化瘀为主，自拟三棱丸加味，常用药物为三棱、莪术、当归、丹参、乌药、香附、枳壳、柴胡、槟榔、甘草等。③湿热瘀结，冲任阻滞。其主要临床证候为经前及经期小腹灼热疼痛拒按，痛连腰骶，低热起伏，平时小腹亦痛，带下量多，色黄质稠，有臭味，或外阴灼热瘙痒，经量多色红有块，质稠；舌红，苔黄腻，脉弦数或濡数。治疗以清热利湿、活血祛瘀为主，自拟止带 II 号方，常用药物为炒黄柏、牡丹皮、车前子、茯苓、茵陈、苍术、败酱草、川楝子、没药、赤芍、甘草等。

"不荣则痛"的虚证痛经分为：①气血虚弱，冲任不足。其主要证候为经期或经净后小腹隐隐作痛，或小腹有空坠感，按之痛减，喜按喜揉，月经量少，色淡质清稀，有时也可见到月经提前，量多（此乃气虚不能制约经血之故），面色无华或萎黄，神疲乏力，纳食减少，便溏；舌质淡，苔薄白，脉细弱。治疗以补气养血为主，方用八珍汤加炙黄芪。②肝肾亏虚，精血不足。其主要临床证候为经期或经后小腹绵绵作痛，腰骶疼痛酸胀，经量少，色淡黯，质清稀，小腹空坠不温，头晕耳鸣眼花；舌质淡，苔薄白或薄黄，脉沉弱。若肝肾阴亏，虚热内生，则可见潮热，口干咽燥，甚或心烦失眠，舌质红，苔少，脉细数等。治疗以滋养肝肾，调补冲任为主，方用补肾 I 号加减。若检查发现子宫发育欠佳，伴月经延后量少者，加巴戟天、补骨脂、肉苁蓉。

4）痛经辨治抓"痛"和"瘀"：子宫内膜异位症所致痛经在临床比较常见。子宫内膜异位症临床主要症状之一是"痛"，异位的子宫内膜有周期性的出血，蓄积于局部，并引起其周围组织纤维化，此为"离经之血"，故血瘀为本病的关键，病机为瘀血阻滞，不通则痛；导师认为该病的异位病灶，尤其是巧克力囊肿，又属中医"癥瘕"的范畴，其形成主要是离经之血蓄积于盆腔而成，瘀血阻滞，日久成癥，故其病变核心"痛"和"瘀"。针对"痛"和"瘀"治疗子宫内膜异位症，治疗应分步施治，经前及经期以理气活血，化瘀止痛为主，方用内异Ⅰ号方；经后以理气活血，化瘀消癥为主，方用内异Ⅱ号方。

（3）学术观点：导师指出，妇科痛证有其特点，妇人以血为主，以肝为先天，肝藏血喜条达，主疏泄气机，如因致病因素的影响，则肝气郁结易滞，由此可出现一系列气血不和，冲任瘀阻的临床表现。有因血瘀阻络，瘀阻胞宫脉络；有因血虚气滞，气滞则血瘀；有因感受寒邪，寒凝血瘀；有因湿热互结，血脉瘀阻；也有心肝火旺，血热瘀阻等。由此病机上出现"不通则痛""不荣则痛""寒则收引拘急""热则肿痛"等，均是痛证的病因之根所在。痛证的临床表现，一般分为寒热两大类，寒则收引拘急，热则红肿壅滞。

5. 用药特点

（1）痛经Ⅰ号方：当归、川芎、白芍、丹参、乌药、枳壳、延胡索、五灵脂、小茴香、桂枝、炮姜、甘草。全方理气活血，通经止痛。若疼痛有下坠感者，加炙黄芪、炙升麻以益气升阳举陷；若经量多有血块者，加党参、益母草以益气化瘀止血；痛剧致恶心呕吐者，加法半夏、陈皮以降逆止呕。服用该方的时间应在疼痛发作前2～3天为宜。

（2）内异Ⅰ号方：当归、川芎、赤芍、丹参、乌药、枳壳、延胡索、五灵脂、小茴香、桂枝、炮姜、血竭、甘草。本方是在痛经Ⅰ号的基础上加血竭，用于子宫内膜异位症经前及经期的止痛治疗。血竭具有散瘀定痛止血的功效，能治滞血诸痛，为和血之圣药，亦为散瘀血、生新血之要药，通常与乳香、没药同用，能调和气血，可内服外用，治疗痛经以内服为宜。也可用痛经Ⅰ号配合服用血竭胶囊治疗内异症痛经发作时。

（3）内异Ⅱ号方：三棱、莪术、当归、川芎、枳壳、桂枝、夏枯草、生牡蛎、甘草。方中三棱、莪术、当归、川芎活血化瘀、消癥散结，同为主药；枳壳、桂枝温经行气，协同主药加强活血理气之功为臣药；佐以夏枯草、生牡蛎软坚散结；甘草调和诸药。此方为治疗子宫内膜异位症的基础方，用于非行经期间的治疗，临床上可根据辨证的不同灵活加减，肾虚者加菟丝子、女贞子、山茱萸等，气虚者加黄芪、党参、茯苓等，痰湿者加苍术、法半夏、陈皮等。

六、多囊卵巢综合征

（一）病名概念

多囊卵巢综合征是一种发病多因性、临床表现多态性的内分泌疾病，是妇科门诊最常见的病种。以无排卵型月经失调为典型表现，临床症状可有月经后期或稀发、月经过少、闭经、不孕、肥胖，部分患者可有多毛、痤疮、脂溢性脱发、黑棘皮症，病理表现可有卵巢单侧或双侧多囊样改变、高雄激素血症、高胰岛素血症或胰岛素抵抗、代谢综合征等。中医古籍中无该病名记载，可归于"月经后期""闭经""不孕""崩漏"等范畴。

（二）分型论治

本病中医临床常见证型分为脾虚痰湿、肾虚血瘀、气滞血瘀、肝经湿热等四型，分别采用除湿化痰、活血调经之苍附导痰丸（《广嗣纪要》）；益肾健脾、活血调经之右归丸（《景岳全书》）；理气活血、化瘀通经之膈下逐瘀汤（《医林改错》）；清肝利湿、活血调经之龙胆泻肝汤（《医方集解》）进行治疗。

（三）辨治思路

1. 病因病机 导师认为本病多见于素体肥胖、痰湿为患之人，核心病机为脾虚痰湿瘀阻，也有肾虚冲任失调、肝郁气滞血瘀为患。《素问·阴阳别论》云："二阳之病发心脾，有不得隐曲，女子不月。"指出闭经与脾胃功能和精神状态有关，即与心、肝、脾三脏有关。《丹溪心法》认为："若是肥盛妇人，禀受甚厚，恣于酒食，经水不调，不能成胎，谓之躯脂满溢、闭塞子宫……"他提出"痰夹瘀血，遂成窠囊"，这个窠囊就类似多囊卵巢综合征的改变。明代《万氏妇人科》指出："惟彼肥硕者，膏脂充满，元室之户不开；夹痰者，痰涎壅滞，血海之波不流。故有过期而经始行，或数月经一行，及为浊，为带，为闭经，为无子之病。"《傅青主女科》提出"且肥胖之妇，内肉必满，遮隔子宫，不能受精"。还指出"经本于肾""经水出诸肾"，也强调肥胖会导致不孕，为我们从肾治疗闭经提供了理论依据。

2. 辨治要点

（1）不同年龄段，治疗重点不同：青春期的多囊卵巢综合征，治疗重点是调经，需按照月经病的辨证要点，根据月经的期、量、色、质和伴随症状进行辨证，以恢复正常月经为目的，减少闭经和崩漏的发生。同时尽可能改善患者的内分泌和代谢，预防成年后因排卵障碍和代谢紊乱导致的不孕、胰岛素抵抗、糖尿病、代谢综合征等疾患，实现"治未病""未病先防"的目标。

育龄期的多囊卵巢综合征，若有生育要求，则应以调经种子、助孕安胎为重，以帮助患者实现成功妊娠为目的。此期导师常以补肾为主，因经水出诸肾、肾主生殖。具体实施时，仍应遵循虚则补之、实则泄之的原则，经迟、量少、闭经者以补为通或攻补兼施，先期、量多、崩漏者，急则治其标、缓则治其本，参照崩漏"塞流、澄源、复旧"治疗。

同时，鉴于本病患者常伴随黄体功能低下、孕酮水平偏低，即使顺利妊娠，也有流产、滑胎可能。导师强调，一旦确定妊娠，即便尚未出现先兆流产征象，也建议立即保胎，预培其损，未病先防，予验方保胎 I 号方，脾肾同补，气血同调，可减少流产、滑胎的发生。

（2）不同月经周期，遣方用药不同：正值经期或月经过期不来，并已排除怀孕，患者表现为月经推后、量少、痛经，可活血化瘀、通经止痛，比如八珍汤、少腹逐瘀汤、当归芍药散、温经汤等加减；表现为月经量多、经期延长、淋漓不尽，可益气摄血、固冲止血，比如止崩 I 号方、补中益气汤、归脾汤等加减。

月经干净后，根据辨证，予补肾填精、健脾除湿或疏肝解郁，随证治之。

（3）不同体型、体重，治疗重点不同：体型肥胖者，多因痰湿为患，以健脾除湿、化痰调经为主，可予苍附导痰汤、香砂六君汤、二陈汤、温胆汤、启宫丸等，酌加淫羊藿、巴戟天以补肾。羸弱消瘦的，多脾肾亏虚，精血不足，以健脾补肾、养血填精为主，常予补肾 I 号方酌加浙贝母、法半夏、陈皮以化痰湿，或归脾汤、人参养荣汤、养精种玉汤、资生丸、薯蓣丸等加减。

（4）表现为崩漏的多囊卵巢综合征辨治思路：本病导致的月经失调多表现为月经推后量少，但也有部分患者由于持续无排卵而导致功能失调性子宫出血，表现为月经提前，量多势急如崩，或者经期延长、量少淋漓如漏，此类患者常有先天禀赋不足，脾肾亏虚，冲任气血严重失调，应参照崩漏诊治，治以健脾补肾，益气摄血或养阴止血。

对于月经先期、量多如崩者，"急则治其标"，迅速止血塞流为要，导师常予验方止崩 I 号加减，以健脾补肾、固冲止血。

对于量少淋漓不尽者，多为脾肾亏虚，气阴两伤，予补中益气汤合二至丸加减，方药为炙黄芪、党参、炙升麻、炒柴胡、当归、陈皮、炒白术、女贞子、墨旱莲。也可酌加海螵蛸、赤石脂、芡实等固涩之品，以益气养阴止血。血止之后，"缓则治其本"，据其症状舌脉，分别予以健脾益气，或活血化瘀，澄源复旧。

（5）中西医结合、病证结合：导师强调治疗多囊卵巢综合征应结合实验室检查，中西医结合治疗。若患者子宫内膜菲薄，雌激素、孕激素偏低，不可盲目使用大剂量行气活血、破血通经药物，"以见血为快"，反而加重气血耗伤，欲速而不达。应先培补气血，促进内膜生长，至子宫内膜达 0.8cm 时，再予行气活血药物，因势利导，促进内膜脱落，月经来潮。

若停经超过 3 个月，服用中药疗效不佳，可配合西药人工周期疗法，促使月经来潮，以降低由于长期无月经可能导致的卵巢功能衰退及子宫内膜恶变的风险。同时，若长期闭经，患者情绪常有压力，甚至对治疗感到绝望，可酌情配合孕激素或短效口服避孕药，让患者尽快来月经，情绪也可随之好转，有助于疾病的进一步治疗。

对于排卵功能障碍导致不孕的患者，可酌情使用促排卵西药如氯米芬、来曲唑、人绒毛膜促性腺激素；对于排卵功能障碍同时伴有双侧输卵管阻塞的不孕患者，可配合体外受精-胚胎移植技术，以帮助患者获得成功妊娠结局为目的。

（6）月经后期、闭经者，勿以通经见血为快：导师强调，由于多囊卵巢综合征的病理特征，排卵可能延迟，相应地受精、着床也延迟，临床上甚至可以见到停经2～3个月方才发现早孕的患者，之前检测一直呈阴性。此时如果急于活血通经，极可能导致流产甚至大出血，酿成医疗事故。因此，对于月经过期不来但又有生育要求的患者，导师常予八珍汤加减，若未受孕，可调补气血、缓缓促进月经来潮；若已受孕，有养胎安胎之功，不至于有堕胎之虞。即便患者并无生育要求，也要考虑到意外妊娠的可能，用药避免过于峻猛、耗伤正气。

3. 用药特色及随证加减　肾阳虚子宫发育不良或不孕，加淫羊藿、巴戟天、紫石英；月经量少，内膜菲薄，加肉苁蓉、制首乌、女贞子、枸杞子；痤疮、便秘加瓜蒌仁、皂角刺、蒲公英、紫花地丁；输卵管阻塞不孕加穿山甲、丝瓜络、路路通；腰酸痛加杜仲、狗脊、补骨脂；畏寒肢冷、经行腹痛加桂枝、吴茱萸；肥胖加浙贝母、生山楂。

因为多囊卵巢综合征的卵巢体积增大，包膜增厚，卵泡难以排出，经间排卵期，可以在方中酌加几味促排卵的中药，如皂角刺、红花、茺蔚子、路路通等。此外还可选择橘叶、石楠叶、苏木、土鳖虫、丹参、白芥子、王不留行、桃仁、沉香等性味走窜、有活血通络之力的药物。

4. 膏方调治，缓缓图之　本病患者常需长期服药，尤其顽固闭经、不孕者。导师据此研发了膏方，膏方由菟丝子、巴戟天、淫羊藿、肉苁蓉、杜仲、续断、女贞子、墨旱莲、桑椹、党参、白术、怀山药、知母等药组成，补肾填精温阳、养血和营柔肝、滋阴清热生津，肝脾肾三脏同治，气血精津同调，体现了导师调经、助孕、安胎一线贯穿的治法思想。服用方便，口感较汤剂及免煎颗粒好，利于患者长期坚持治疗。

5. 不提倡手术　很多年以前，曾经流行卵巢楔形切除术，把双侧卵巢楔形切除1/3，后来又出现了腹腔镜下卵巢打孔术，认为可以降低雄激素水平，提高妊娠率。但是后来发现很多治疗无效，患者术后可能出现卵巢周围粘连或者盆腔粘连，甚至因为术中损伤了卵巢组织导致卵巢早衰，得不偿失。因此，导师不提倡手术治疗。

6. 预防调摄，心理治疗　目前西医认为多囊卵巢综合征的病因不明，可能跟某些遗传基因和环境因素有关,如环境污染、垃圾食品,影响健康的起居作息,长期存在的工作或生活压力,波动较大的情绪,长期焦虑抑郁等,在这些因素作用下,可致排卵障碍发为本病。导师强调,育龄女性,甚至应该从幼女开始就要注意养成良好的生活习惯,减少摄入过高热量,避免进食垃圾食品,均衡饮食,规律作息,适当运动,保持情绪平稳,控制体重。

导师尤其重视肝郁的影响和从肝论治,刘完素《素问病机气宜保命集》里言:"妇人童幼天癸未行之间,皆属少阴。天癸既行,皆从厥阴论之。天癸已绝,乃属太阴经也。"育龄女性,情绪波动在所难免,肝郁对女性月经、妊娠、孕期产后疾病,都有重要影响。导师接诊时常花费大量时间精力进行健康科普和宣教,恰当有效地疏肝解郁,帮助患者认识疾病,改善生活方式,有助于多囊的治疗康复以及愈后防复。

七、不孕症

(一)病名概念

不孕症是指婚后未避孕,有正常性生活,同居 1 年以上而未受孕者,或曾有孕育、未避孕 1 年以上未再受孕者称不孕症。从未妊娠者古称"全不产",西医称原发性不孕;曾有过妊娠而后不孕者,古称"断绪",西医称继发性不孕。

(二)分型论治

本病中医临床常见证型分为肾气虚、肾阳虚、肾阴虚、肝气郁结、痰湿内阻、瘀滞胞宫六型,分别采用补益肾气,调补冲任之毓麟珠(《景岳全书》);温肾助阳,调补冲任之温胞饮(《傅青主女科》);滋肾养血,调补冲任之养精种玉汤(《傅青主女科》);疏肝解郁,理血调经之开郁种玉汤(《傅青主女科》);燥湿化痰,理气调经之苍附导痰丸(《叶天士女科诊治秘方》);活血化瘀,止痛调经之少腹逐瘀汤(《医林改错》)进行治疗。

(三)辨治思路

1. 发病时间 不孕症近年来发病率呈逐年上升的趋势,发病时间也由原来的 2 年不孕缩短为 1 年不孕,符合临床对不孕症的诊治需要。此外,反复流产、早产和异位妊娠而未获得活婴可称为不育,目前也归为不孕范围。有学者提出"难治性不孕症"概念,是指结婚 5 年以上,接受专科治疗 2 年以上,未避孕而未孕,以及辅助生殖技术(ART)反复治疗失败者可诊断为难治性不孕症。

2. 详问病史 由于导致不孕的原因复杂,临床上应仔细询问有关病史,如既往月经是否正常、有无盆腔炎症病史、有无盆腔手术史等有助于判断不孕的原因。导师经过长期临床实践,诊治不孕症时特别重视详细询问病史,强调注意以下几方面的内容：月经史，月经正常与否可以初步判断有无排卵；相关检查史，如超声检查有助于了解子宫、卵巢等的发育情况，输卵管检查能判断输卵管通畅与否，男方检查精液数量、活动率等可以排除男方不孕原因；生育史，既往有无孕育可以区分继发不孕还是原发不孕。

3. 树立信心 不孕症是临床常见又复杂的妇科疾病，是由多种疾病和多种因素造成的生殖障碍，临证时要给予患者更多的关怀，并帮助患者正确认识疾病。本病的治疗周期较长，临床上要加强与患者的深入沟通，帮助患者树立信心并积极配合治疗。

4. 临证心悟

（1）病因认识：《素问·上古天真论》曰："女子七岁，肾气盛，齿更发长；二七而天癸至，任脉通，太冲脉盛，月事以时下，故有子。"同时也提出："丈夫八岁，肾气实，发长齿更；二八，肾气盛，天癸至，精气溢泻，阴阳和，故能有子。"明确了受孕的基本条件是男女双方均需肾气盛、天癸至、任通冲盛、两性适时相合，则可摄精成孕。不孕的原因复杂，导师认为虚、滞、瘀、痰为常见病因，而肾虚、血瘀是临床最主要病因，肾气不足、冲任气血失调，不能摄精成孕，或冲任胞宫瘀滞，两精不能相合是不孕症的两大主要病机。中医认为肾为先天之本，肾藏精主生殖，补肾助孕是治疗不孕症的大法。而针对带下病、妇人腹痛、癥瘕等所致不孕，则为肾的功能受病邪所扰，功能失常而不孕，治疗又要以祛邪为主，祛邪是为肾的生殖功能排除障碍。

妇科炎症包括阴道炎、宫颈炎、盆腔炎性疾病等，也可致不孕，中医归为带下病、妇人腹痛等病范围。导师认为此类病因不离乎湿热，湿热入侵，与瘀互结，阻滞胞宫胞脉而致不孕。癥瘕致不孕，其病因为肝失疏泄，气滞血瘀，脾失健运，湿浊内蕴，病机主要是湿瘀痰阻滞胞宫脉络，日久而成包块，导致胞宫孕育失常，不能摄精成孕或两精不能结合而不孕。

（2）辨治要点

1）首要明确病因，结合相关检查：在不孕症的辨治过程中，导师重视西医诊病以明确病因，强调相关检查的重要性。了解卵巢功能是否正常，可以采用超声检查监测卵泡发育及排卵、自测基础体温、生殖内分泌激素测定、排卵试纸等方法；输卵管检查可以了解输卵管通畅与否，多采用子宫输卵管造影检查和宫腔镜检查；腹腔镜检查可直接观察子宫、输卵管、卵巢有无病变或粘连，直视下行输卵管通液以确定其是否通畅，并可同时进行粘连松解、输卵管造口等治疗。此外，必要时应进行生殖免疫抗体检查、甲状腺功能检查及病原微生物检查等。

不孕症的发病原因，现代医学认为是多方面的，可以是诸多环节中任何一个环节出现障碍，导致精卵不能相遇受精或受精卵未能着床而造成不孕，但以排卵功能障碍、输卵管阻塞、免疫性不孕为主。目前，在引起排卵障碍的疾病中又以多囊卵巢综合征、卵巢功能早衰、高催乳素血症等备受关注。输卵管因素主要是因为盆腔炎、结核、子宫内膜异位症等使输卵管扭曲、变形、管腔闭塞粘连，影响摄取卵子及影响精卵相遇，从而导致不孕。免疫学因素近年来已经成为不孕的一个重要的因素，目前发现造成免疫性不孕的主要抗体有抗精子抗体、抗子宫内膜抗体、抗心磷脂抗体、抗卵巢抗体、抗透明带抗体、抗绒毛膜促性腺激素抗体等。

2）强调病证结合，审因辨证论治：导师强调辨证与辨病结合，根据月经、带下及全身证候综合分析，临证首先分析病位，辨其虚实，身心兼顾，内外兼治。认为虚、湿、瘀、痰是常见病因，证候多为虚实夹杂；病位在冲任胞宫。导师临床重视辨病辨证审因论治不孕症（病证合治），对排卵障碍性不孕，当责之于肾，治以补肾益精；对输卵管阻塞性不孕，多责之于瘀血阻滞胞络，治以活血化瘀通络；对多囊卵巢综合征不孕，多责之于脾虚痰湿阻滞，治以健脾祛湿化痰。治疗中强调要充分发挥中医调经助孕和调畅情志的优势，中医治法以"补肾健脾、调经种子、祛瘀通络、调节免疫"为主，以达调冲任气血。结合西医辨病的特长，针对西医病因治疗，导师根据临床所见，认为不孕症多以排卵障碍、输卵管阻塞以及免疫性不孕为常见。故拟三个基本方：助孕Ⅰ号、助孕Ⅱ号、助孕Ⅲ号，随症加减运用。

排卵障碍导致的不孕：临床常见的疾病有闭经、高催乳素血症、多囊卵巢综合征、甲状腺功能减退、未破裂卵泡综合征、黄体功能不足、卵巢功能早衰等。国内已普遍认为排卵障碍导致的不孕症多属中医学肾虚范畴，而有的学者则认为与肝脾肾三脏及冲任二脉相关，引起排卵障碍的病因多与肾虚、肝郁、痰湿相关，尤以肾虚关系密切。中医学认为，肾为先天之本，主藏精气，是人体生长、发育、生殖的根本。女子发育到一定时期后，肾气旺盛，天癸由先天之微少，而逐渐化生、充实，才能促成胞宫有经、孕、产、育的生理功能。同时肾精为化血之源，直接为胞宫的行经、孕胎提供物质基础。女子生殖之精藏于肾，其发育成熟与肾精充盛密切相关，氤氲期（排卵期）阳气内动，冲任气血调畅，在肾阳的鼓动下卵子才能正常排出，其中任何一个环节出现问题，均会导致排卵功能障碍。肝藏血，主疏泄，畅达气机，理血调节月经，若肝气不疏，情志不畅，以致冲任不能相资，肝郁易克脾土，脾失健运，痰湿内生阻滞冲任胞宫。元代朱震亨《丹溪心法》说"肥盛妇人，禀受甚厚，恣于酒食之人，经水不调，不能成胎，谓之躯脂满溢，闭塞子宫，宜行湿燥痰"。首倡痰湿不孕。痰湿为阴邪，最易阻滞气机，损伤阳气，致生化功能不足，月事不调或致精髓不利，阻滞冲任及胞宫胞脉，影响"两神相搏"致冲任不通，不能成孕。临证时又以肾虚最为多见，故导师治疗排卵障碍性不孕常选用自拟验方助孕Ⅰ号方。肾阳虚加仙茅、淫羊藿、肉苁蓉；肾阴虚加枸杞子、墨旱莲、紫河车。

　　输卵管阻塞导致的不孕：输卵管阻塞或粘连相当于祖国医学"胞脉阻滞"的范畴。是因正气虚弱，起居不当，湿热之邪内侵胞宫胞脉，气滞血瘀，湿邪久恋，宿痰滞留，致气血壅滞不通，精子与卵子不能遇合而成不孕，总的病机为胞络瘀阻不畅。导师也认为输卵管阻塞或粘连是由于机体抵抗力低下、引产、人工流产、经期性生活等，致病菌、病原体入侵，导致输卵管炎性改变，管腔变窄而阻塞。患者平素多下腹部疼痛，腰骶部坠痛，经前或经期或在劳累、久站、性交后疼痛加重，身体倦怠，神疲乏力，带下量多等。常见的疾病有输卵管炎、输卵管结核、子宫内膜异位症、盆腔手术后粘连等，导师认为流产或产后感染是造成输卵管阻塞性不孕的主要原因；病机特点主要是"瘀血阻络"，外邪久伏冲任胞宫，阻碍气机，气滞血瘀，胞脉阻塞，并影响冲任功能，导致不孕；由于流产及产后血室正开，湿热易于内侵，湿热瘀血互结，壅遏胞脉、胞络，使冲任不通，两精不能相搏，从而导致不孕。导师认为以湿、瘀贯穿始终。治疗输卵管阻塞性不孕自拟经验方助孕Ⅱ号方，本方具有调畅气机，活血化瘀，通络助孕之功效。

　　免疫因素导致的不孕：导师近年来临证发现不孕症中部分患者各项检查正常，通过扶正固本，增强免疫获效，认为不孕症中一部分是由于免疫因素引起的。而近些年最受关注的是抗精子抗体阳性，目前多数学者认为抗精子抗体引起不孕的机制主要是阻碍了精子与卵细胞的融合，从而降低了生育能力，引起受精卵溶解，使早期胚胎死亡，导致妊娠失败。导师在结合本病西医诊断的基础上，通过多年的临床实践，认为本病的发病机制是肾气亏虚，冲任不足，不能摄精成孕，或孕而不育。抗精子抗体阳性患者多因先天禀赋不足，或房事不节，或因流产引起冲任损伤，或起居不慎，感受外邪，损伤肾气，冲任虚衰，以致不孕。在临床中发现本病初期多偏于肾阴虚即肾精亏损，以致冲任血少，胞脉失养，不能凝精成孕；日久阴损及阳，则肾阳亏虚，冲任失于温煦，不能摄精成孕；或阴阳俱虚而致不孕。抗精子抗体阳性患者多有腰膝酸软、头晕乏力、耳鸣等肾虚表现。或偏于肾阴虚，或偏于肾阳虚，或阴阳俱虚。根据"虚则补之"的原则，治疗应着重补肾调冲任。导师治疗免疫性不孕选用自拟经验方助孕Ⅲ号方，临床适用于不明原因及免疫性不孕。

　　（3）学术观点：在不孕症的治疗中，导师认为促排卵是助孕的一个重要环节，月经中期予益肾填精、调补肝肾中药，少佐温阳活血之品促卵子正常排出。不孕妇女孕前或有诸症，孕后可能发生诸多妊娠病影响胎孕，故孕后保胎不可缺少。此即导师"治病先祛邪、邪去正自安""种子先调经""治疗不孕尤重孕后保胎"学术思想的具体体现，以此临床辨病与辨证相结合，并随病情变化，分阶段一法或数法进行治疗，愈人无数。

导师认为女子经、孕、产、乳易使机体处于血常不足，气偏有余的状态。妇女以血为本，以气为用，与肝密切相关，今血不足而气有余，阴阳已失去平衡，再加以情志的干扰，肝气郁结，疏泄失常，或郁而化火，常有月经不调，故调理月经亦很重要。结合月经周期气血的变化，经期胞宫泄而不藏，经血以通为顺，若经血不通畅，则会有留瘀之忧，故经期常以活血通经为主，经后由于阴血不足，则肝血亦不足，肝失所养，无以柔润条达，易致肝气郁滞，而形成肝郁血虚之症，经后则养血柔肝，调理冲任。

现代辅助生殖技术为经药物治疗仍不能怀孕的患者带来了新希望，导师重视辅助生殖技术前后的中医调治，在临床发现配合中药患者移植率提高，胚胎发育较好。结合现代临床，因子宫内膜需要处于良好状态才能容受胚胎着床，子宫内膜一定的厚度对正常的着床是必需的，指出要提高辅助生殖技术妊娠成功率，在取卵前要重视卵泡的质量，植入时要重视子宫内膜的情况，故常先用助孕Ⅰ号方补肾阳健卵泡，再予自拟滋肾填精方，补肾阴养内膜，帮助着床，可以少佐理气活血之品，改善子宫局部微循环，为胚胎移植营造一个较理想的内环境，达到提高妊娠率目的。

5. 用药特色 导师治不孕症补虚药、补益气血药及理气活血祛瘀药用药频率颇高，补虚药中，气血阴阳等药物种类仍有所偏重，注重肾精、肾气对孕育的作用，以肾为核心，强调补肾，在此基础上审证求因。

补气血药：常用党参、人参、白术、甘草、山药、大枣、阿胶、当归、熟地黄、白芍。

补肾阳药：常用巴戟天、淫羊藿、肉苁蓉、杜仲、鹿茸、续断、紫石英、菟丝子、覆盆子。

补肾阴药：常用石斛、枸杞子、龟甲、制首乌、制黄精、桑椹、麦冬。

活血祛瘀通络药：常用川芎、牛膝、泽兰；湿甚用茯苓、厚朴、砂仁；气滞用香附、橘皮、木香、乌药；通络用路路通、丝瓜络。

常用对药：治不孕症喜用药对，熟地黄-白芍，为肝肾阴亏必选；肉苁蓉-巴戟天，两药均入督脉，为虚证不孕之要药；川楝子-路路通，为治疗输卵管梗阻必用之品；输卵管积水善用泽泻-丹参、马鞭草-王不留行。

单味药：输卵管不通喜用穿山甲、猪蹄甲，因甲乃筋之余，具开破之性，长于破瘀通经；治肝郁不孕善用生麦芽、柴胡，本药能助肝木疏泄以行肾气；卵泡不破善用茺蔚子以助排卵；子宫内膜受损善用肉苁蓉、制首乌修复内膜。

（1）助孕Ⅰ号方：由当归、熟地黄、白术、菟丝子、续断、党参、制首乌、甘草、覆盆子、紫石英、女贞子、沙参组成。治以温肾扶阳、补益冲任。一般于排卵前开始服药，每剂药服 2 天，服至月经来潮。若子宫发育不良者，可加巴戟天、淫羊藿以温补肾阳；若基础体温不升者，加丹参活血促排卵；若神疲乏力明显者，加炙黄芪、太子参以益气健脾。

（2）助孕Ⅱ号方：由当归、川芎、赤芍、丹参、桂枝、丝瓜络、路路通、香附、枳壳、穿山甲、甘草组成。具有调畅气机，活血化瘀，通络助孕之功效。由于穿山甲价格昂贵，药源受限，因此临床上亦用地龙代之。本方于月经干净后 3 天服药，每剂药服 2 天，可以连服 3 剂。

（3）助孕Ⅲ号方：由炙黄芪、制黄精、党参、巴戟天、当归、白芍、山药、白术、制首乌、木香、炙甘草。本方具有补肾固本，扶正祛邪，增强免疫的功效。

八、带下病

（一）病名概念

带下病包括带下过多和带下过少，本节主要介绍带下过多。带下过多是指带下量明显增多，色、质、气味发生异常改变，或伴全身或局部症状者。西医妇科疾病如阴道炎、宫颈炎、盆腔炎性疾病及肿瘤等均可见带下过多。

带下过少主要见于现代医学中卵巢功能早衰、围绝经期或绝经后卵巢功能下降、严重卵巢炎、希恩综合征、手术切除卵巢、盆腔放疗、各种恶性肿瘤化疗以及长期服用某些药物抑制卵巢功能等导致雌激素水平低下而引起的阴道分泌物减少，将在相关疾病中阐述，不在此赘述。

（二）分型论治

本病中医临床常见证型分为脾阳虚型、肾阳虚型、阴虚夹湿型、湿热下注型、湿毒蕴结型，分别采用健脾益气，升阳除湿的完带汤（《傅青主女科》）；温肾助阳，涩精止带的内补丸（《女科切要》）；滋阴益肾，清热祛湿的知柏地黄汤（《医宗金鉴》）加味；清热利湿止带的止带方（《世补斋不谢方》）；清热解毒除湿的五味消毒饮（《医宗金鉴》）加土茯苓、薏苡仁进行治疗。

（三）辨治思路

1. 发病时间 本病多发于月经干净后或产后，此时气血相对不足，经络空虚。若起居生活不慎，淋雨涉水或久居湿地，则易感受外来湿邪；若妇女房劳多产,产多乳众,耗伤肾精及气血,或饮食失节,寒温失宜,损伤脾胃而致运化不健,则内湿丛生。湿性黏腻重浊,易伤及任带,致任脉不固,带脉失约,导致带下过多。

2. 辨病辨证,早治防变　本病尤以育龄妇女高发,西医妇科疾病如阴道炎、宫颈炎、盆腔炎性疾病及肿瘤等均可见带下量多,是多种疾病共有的一个症状,故导师在临床辨治中强调辨病与辨证相结合以明确诊断,诊断明确后按带下过多辨证施治。

带下病以湿邪为患,故其病缠绵,反复发作,不易速愈,严重影响患者的工作和生活,常并发月经不调、闭经、不孕、癥瘕等疾病,是妇科领域中仅次于月经病的常见病,应高度重视,尽早治疗。

若见赤带,或赤白带,或五色带杂下时,要高度警惕,尽早进行妇科检查及相关排癌检查,做到未病防变,已变早治,提高癌症患者的生存期及生活质量。

3. 治疗活用通涩,主次分明　正常的白带乃肾精所化,带下过多,耗损精气,理应固涩为治。但导师认为治疗带下过多应灵活应用祛湿法和固涩法。初病实证较多,湿邪壅盛,此时当祛湿为先,待湿邪基本已去,再用固涩之法以收功;若过早使用固涩法可致闭门留寇,湿浊内停,变生他疾,如盆腔积液、盆腔囊肿、输卵管积水、输卵管囊肿等。若病程日久,头昏目眩,带下如注者,多气虚不摄,阳虚不化,此时急当固涩,以防精液滑脱难复。临证时要根据病情的轻重缓急、虚实寒热以及病程的长短综合判断,灵活应用祛湿法和固涩法,主次分明,则带下之病愈大半矣。

4. 临证心悟

(1)病因认识:导师认为本病主要病因是湿邪,湿有内外之别。外湿指外感之湿邪,如经期涉水淋雨,感受寒湿,或产后胞脉空虚,摄生不洁,湿毒邪气乘虚内侵胞宫,以致任脉损伤,带脉失约,引起带下过多。内湿的产生与脏腑气血功能失调有密切的关系,脾虚运化失职,水湿内停,下注任带;或肾阳不足,气化失常,水湿内停,又关门不固,精液下滑;或素体阴虚,感受湿热之邪,伤及任带导致带下过多。

总之,带下过多系湿邪为患,如《傅青主女科》曰:"夫带下俱是湿症。"而脾肾功能失常又是发病的内在条件;病位主要在前阴、胞宫;任脉损伤,带脉失约是核心机制。《妇人良方大全》中指出:"人有带脉,横于腰间,如束带之状,病生于此,故名为带。"

(2)辨治要点

1)结合检查,辨病明确,病证结合:导师一方面注重中医传统的辨证论治,一方面结合现代科学白带常规检查、妇科检查，做到辨病与辨证统一。

导师通过 60 余年的临床观察，发现以湿、热、毒邪所致的带下过多最为多见，其次为脾虚湿盛，肾虚夹湿和阴虚夹湿较少。究其原因可能与现代人饮食喜厚味刺激，房事不洁，致使湿、热、毒邪直犯阴中、胞中；或穿着透气性差的紧身衣裤，引起湿、热、毒邪蕴结下焦，侵犯胞宫，损伤任带二脉，导致带下过多；或起居不慎，淋雨涉水或久居湿地，感受湿邪；或工作压力过大，情志抑郁，肝郁脾虚，气机不畅，脾虚失运，水湿内停；最终湿邪重浊，下注任带，导致带下过多。

2) 治疗师古不泥古，知常达变：导师辨治带下过多主要根据带下的量、色、质、气味，其次根据伴随症状及舌脉辨其寒热虚实，尤其推崇傅青主以五色带下辨治。如白带、黄带、青绿带、赤带，若兼见带下量多质黏稠，有臭气，或如泡沫状，或如豆渣状，为湿热下注；若带下量多，色黄绿如脓，或浑浊如米泔，质稠，恶臭难闻，属湿毒重证；若带下量多色白质清稀如水，有冷感者属脾肾阳虚；量不甚多，色黄或赤白相兼，质稠或有臭气为阴虚挟湿。实证以清热泻火，利湿解毒为主。虚证以健脾益气，温肾固摄为主。

此外导师主张内外同治，无论何类带下过多，均在辨证论治内服药物的同时配合中药外洗，加强清热除湿，杀虫止痒之功；还可局部使用西药，以缩短疗程。

3) 内治分虚实：治疗分虚实两大类，实证带下过多以湿热蕴结多见，故导师主方为自拟消炎Ⅰ号方；虚证多责之脾肾不足、阴虚夹湿，分别以完带汤、六味地黄汤合二至丸加减治疗。

实证：黄带或白带属湿热下注者，症见带下量多，色白或黄，黏稠或如豆渣样，有臭气，或伴阴部瘙痒，胸闷心烦，口苦咽干，纳食较差，小腹或少腹作痛，小便短赤，舌红，苔黄腻，脉濡数。治以清热利湿止带。用导师自拟消炎Ⅰ号方，由炒黄柏、车前子、茵陈、茯苓、败酱草、苍术、薏苡仁、苦参、大血藤、连翘、蒲公英、甘草组成。

青绿带多属肝经湿热下注，症见带下量多，色黄或青绿如脓，质黏稠或呈泡沫状，有臭气，伴阴部痒痛，头晕目眩，口苦咽干，烦躁易怒，便结尿赤，舌红，苔黄腻，脉弦滑而数。用上方加龙胆草、白花蛇舌草清肝除湿。

黄绿如脓带多属湿毒蕴结，症见带下量多，或赤白相兼，或五色杂下，状如米泔，臭秽难闻，小腹疼痛，腰骶酸痛，口苦咽干，小便短赤，舌红，苔黄腻，脉滑数。用消炎Ⅰ号方合五味消毒饮清热解毒除湿。

赤带者加墨旱莲、小蓟以清热凉血止血，海螵蛸、赤石脂以收涩止血。

若小便淋痛，兼有白浊者，酌加土牛膝、虎杖、甘草梢利尿通淋。

虚证：脾肾虚寒者症见带下量多，色白或淡黄，质稀薄，无臭气，绵绵不断，神疲倦怠，四肢不温，纳少便溏，两足跗肿，舌质淡，苔白腻，脉缓弱。治以健脾补肾，升阳除湿，方选《傅青主女科》完带汤加减。药物组成为党参、白术、怀山药、白芍、车前子、苍术、陈皮、黑芥穗、柴胡、甘草。

加减：若脾虚及肾，兼腰痛者，酌加续断、杜仲、菟丝子温补肾阳，固任止带；若寒凝腹痛者，酌加香附、艾叶温经理气止痛；若带下日久，滑脱不止者，酌加芡实、龙骨、牡蛎、海螵蛸、金樱子等固涩止带之品。

若热盛日久伤津转为阴虚夹湿者，症见带下量不甚多，色黄或赤白相兼，质稠或有臭气，阴部干涩不适，或有灼热感，腰膝酸软，头晕耳鸣，颧赤唇红，五心烦热，失眠多梦，舌红，苔少或黄腻，脉细数。治以滋阴清热，凉血止带，方用六味地黄汤合二至丸加减，基本药物组成为生地黄、怀山药、山茱萸、牡丹皮、白芍、女贞子、墨旱莲、炒黄芩、车前子、贯众炭、炒地榆、海螵蛸、甘草等。可加沙参、麦冬以增强滋阴清热之功效，加赤石脂以收敛止血止带。

4）外治：中药外洗验方由地肤子、蛇床子、苦参、黄柏、白鲜皮、土茯苓、荆芥、连翘、紫花地丁、冰片组成，适用于各种原因所致带下量多，外阴瘙痒等。

以上中药（冰片除外）加水1 500ml煎煮30分钟取汁约1 000ml，冰片先用80ml白酒浸泡，每次取20ml加入煮好的药液中，趁热先熏，待水温合适坐浴10～15分钟。每剂药2天，每天2次。

加减：滴虫性阴道炎加生南星、生半夏、花椒，配合甲硝唑栓塞阴道。念珠菌性阴道炎加土槿皮、硼砂、狼毒（外阴溃破者禁用）以清热解毒，杀虫止痒。配合制霉菌素阴道泡腾片，或硝酸咪康唑阴道片，或克霉唑栓塞阴道。老年性阴道炎可加紫草、菟丝子，配合洁尔阴泡腾片塞阴道；阴道干涩时洗后可涂黄金万红膏（云南省中医医院院内制剂，又称紫连膏）。

5．用药特色　消炎Ⅰ号方组方特色见"盆腔炎性疾病"。《傅青主女科》完带汤加味全方脾胃肝三经同治，寓补于散之中，寄消于升之内，补虚而不滞邪，共奏健脾益气升阳，除湿收涩止带之功。

外洗方中地肤子苦寒降泄，能清利湿热而止痒；蛇床子辛苦温燥，杀虫止痒，燥湿祛风；苦参既能清热燥湿，又能杀虫止痒，为治妇科湿热带下的常用药物；白鲜皮清热燥湿，泻火解毒，祛风止痒；黄柏既能清热燥湿，又能泻火解毒，用治湿热带下，既能内服，也能外用，内服宜炒用，外洗宜生用；荆芥祛风止痒；土茯苓甘淡渗利，解毒利湿；连翘清解火热毒邪；紫花地丁苦泄辛散，清热解毒；冰片味辛气香行散，苦寒清热解毒。诸药合用，具有较好的解毒泻火、清热燥湿、杀虫止痒作用。

现代药理研究证实土槿皮对真菌和白念珠菌有一定抗菌作用；硼砂对多种

革兰氏阳性与阴性菌、浅部皮肤真菌及白念珠菌有不同程度抑制作用。

此外，消炎 I 号方偏于苦寒，长期服用易伤脾胃，因此导师强调：一是中病即止，不可长期服用；二是经期服用易凝滞经血，故以平时服用为主；三是服药时间宜选择在饭后 1 小时，不宜空腹服用；四是加健脾除湿之党参、怀山药、白术等，同时佐以桂枝温阳化气，通行经脉，以助药行。

九、胎漏、胎动不安

（一）病名概念

妊娠期间阴道少量出血，时下时止或淋漓不断，而无腰酸、腹痛、小腹下坠者称为胎漏；妊娠期间，出现腰酸、腹痛，小腹下坠，或少量阴道流血者称为胎动不安。本病相当于西医学的先兆流产。

（二）分型论治

本病中医临床常见证型有肾虚、气血虚、血热等型，分别采用补肾固冲，止血安胎的寿胎丸（《医学衷中参西录》）加艾叶炭；益气养血，固冲止血的固下益气汤（《临证指南医案》）；清热凉血，固冲止血的加味阿胶汤（《医宗金鉴》）去当归治疗。

（三）辨治思路

1. 发病时间 胎漏、胎动不安是临床常见的妊娠病之一，妊娠 12 周以内发生者类似于西医学的先兆流产；发生于妊娠中晚期则类似于西医学的前置胎盘、先兆早产。若经过安胎治疗，腰酸、腹痛消失，出血迅速停止，多能继续妊娠。若因胎元有缺陷而致胎动不安者，胚胎不能成形，则难免胎堕，不宜进行保胎治疗。

2. 重在评估是否保胎 导师认为治疗本病的关键在于根据临床表现及现代科学检查结果，综合评估，辨清胎元已殒或未殒，以决定是否进行保胎治疗。胎元未损者，导师主张以安胎止血为主，使之继续妊娠；若胎元已损，阴道流血逐渐增多，兼症加重，结合有关检查，确属胎堕难留者，切不可再行安胎，宜去胎益母为要。

导师指出，若妊娠期间，误食毒药、毒物以及一些妊娠禁忌可能有伤胎元的药物而引起本病要求保胎者，一定要从优生学角度向患者说明情况，权衡利弊，切不可盲目安胎。

3. 中西医结合，早期干预，防治危重症 妊娠中晚期可发生因中央性前置胎盘引起的严重大出血，此时若不能迅速、有效地止血，常会导致气血两亡，危及母子生命。导师主张，应充分发挥现代科技之长，利用超声检查尽早诊断妊娠早期的低位胎盘及妊娠中、晚期的前置胎盘。这样一是有利于早期使用中药针对治疗，以提高治疗效果。二是一旦发生不可避免的大出血，则以止血防脱为第一要务，应中西医结合救治，危及生命的则需及时终止妊娠。

4. 临证心悟

（1）病因认识：造成胎漏、胎动不安的原因很多，或孕后不慎，跌仆闪挫，或登高持重，或劳力过度，均可使气血紊乱，冲任失调，不能载胎养胎；或胎元先天缺陷，不能继续生长而致胎漏、胎动不安；亦有癥瘕伤胎者，因孕妇宿有痼瘤之疾，瘀阻胞脉，孕后冲任气血失调，血不归经，胎失摄养，而致胎动不安。《医学心悟》曰："女人之血，无孕时，则为经水；有孕时，则聚之以养胎，蓄之为乳汁。若经水忽下，名曰漏胎，血沥尽，则胎不保矣。"

（2）辨治要点

1）临床应结合检查，辨病明确：现代医学的超声检查，遗传病、畸形儿筛查对于及时诊断妊娠早期的低位胎盘及妊娠中、晚期的前置胎盘，以及胎元缺陷已不是难事，并且直观精准，所以对妊娠病的诊断和治疗，导师强调一定要中西医结合。中医辨证时依据阴道流血的量、色、质及其兼症、舌脉等临床表现；判断胎元情况要根据临床表现与检查结果综合分析。

胎元未殒：有停经及早孕反应史，尿妊娠试验阳性，阴道流血不多，腹痛腰酸轻微，宫口未开，子宫体软，大小与孕周相符；超声检查子宫大小、孕囊或胚胎（胎儿）发育与孕周相符；基础体温测定保持黄体期水平（维持高温曲线）；血清绒毛膜促性腺激素（β-HCG）、孕酮（P）水平与孕周和超声检查结果（孕囊大小、胚胎发育）基本相符。

胎元已殒：阴道流血量多或时间长，早孕反应消失，尿妊娠试验阴性，超声检查无胎动、胎心，说明胎元已殒；若阴道流血量多夹组织样物，腹痛腰酸加剧，宫口已开，则为胎堕难留。

2）胎元完好，积极保胎；胎元已殒，下胎为要：胎元完好者，针对脾肾虚弱，胎失载养之核心病机，导师强调应养胎安胎保胎并重，以健脾补肾、补养气血为主。《女科经纶》引《女科集略》曰："女子肾脏系于胎，是母之真气，子所系也。若肾气亏损，便不能固摄胎元。"《傅青主女科》曰"胞脉者上系于心""胞脉者系于肾"。

养胎：若平素气血不足，怀孕之后，胎元缺乏母血濡养，致胎儿生长缓慢或不生长，此时重在补益气血养胎，使胎儿逐渐长大，不致萎缩而堕。

安胎：胎气系于肾，脾为气血生化之源，脾肾气不足则胎动不安，宜健脾固肾为治。

保胎：若妇女平素体弱，或新病初愈，或屡次流产，肾气受损，情志焦虑而致胎元不固，治疗当以益气养血，固肾强冲任，辅以调节情志，放松心情，使心肾相济以固摄胎元。低置或前置胎盘，可由先天不足或因子宫内膜炎、瘢痕子宫或多次人工流产刮宫以致胞宫气血受损，加之孕后脾胃易虚，导致严重气血化源不足，气虚下陷引起，治疗大法以补气升举、佐以益肾养血为主，出血期结合止血固胎。

下胎：若胎元异常，胎殒难留，或胎死不下者，宜从速下胎以益母。采用活血逐瘀，杀胚下胎。或采用刮宫术去胎、引产术去胎等。

3）辨证论治

保胎安胎养胎：治疗大法以止血安胎为主，遣方用药时不宜过用滋腻、温燥、苦寒之品，以免影响气血的生化与运行，有碍胎儿发育。方选导师自拟保胎Ⅰ号方。

若血热者见阴道下血，色深红或鲜红，质稠；心烦少寐，口渴饮冷，溲黄便结，面红唇赤；舌红，苔黄，脉滑数。加生地黄、黑栀子、侧柏叶、黄芩清热凉血，固冲止血。

若跌仆闪挫致瘀血停滞，见阴道流血量少、色黑，或有小血块，或经超声检查有宫腔积血者，加炒蒲黄化瘀止血，但要注意"中病即止""衰其大半而止"。

若妇人宿有癥疾，瘀血内滞小腹或胞脉，孕后新血不得下归血海以养胎元，反离经而走，或癥疾损伤胎气，则腰酸胎动下坠，少腹拘急。根据病情可合用桂枝茯苓丸消癥安胎，此乃体现"有故无殒，亦无殒也"。

前置胎盘以益气升提为主：胎盘低置而不能附于子宫正常的部位，出现阴道下血，腰酸腹坠等症状。治以补中益气，止血固胎，用补中益气汤加味治疗。

下胎应活血逐瘀益母为主：下胎以生化汤加减。导师强调若要采用中药下胎必须注意以下几方面。①停经时间在50天以内；②患者的体质较好，妇科检查及血常规检查未发现异常；③必须向患者交代清楚病情，若阴道流血量多者，需立即到医院处理。

5. 用药特色

（1）保胎Ⅰ号方：菟丝子、黄芪、白术、熟地黄、桑寄生、续断、山茱萸、女贞子、党参、怀山药、阿胶、白芍、甘草。方中菟丝子、黄芪、党参、白术、熟地黄补肾健脾，益气养血，为君药；桑寄生、续断助菟丝子补肾固肾，山茱萸、女贞子滋肾养阴，阴中补阳，阴阳双补，怀山药健脾益气，合参芪则可调补肾气，共为臣药；阿胶补血滋阴止血，白芍缓急止痛，共为佐药；甘草调和诸药为使药。本方针对肾虚胎元不固及脾虚气血不足这两个病机而设，全方药味不多，但配伍精当合理。保胎用炒蒲黄乃导师用药独到之处，经过长期实践，认为由于瘀血而致的阴道少量下血，腰酸腹痛之胎动不安，尤其经超声检查证实宫腔内有积血者，用之不但无害，相反还可起到化瘀止血安胎的作用，所谓"有故无殒，亦无殒也"。

（2）补中益气汤加味：黄芪、太子参、炙升麻、炒柴胡、白术、菟丝子、枸杞子、当归、白芍、阿胶（烊化）、续断、杜仲、桑寄生、炙甘草。具有益气升提，安胎止血之功。方中黄芪、太子参、白术、炙甘草，健脾益气为主药；伍柴胡、升麻之轻举以协助主药升提举陷，助胎盘逐渐恢复到正常位置；配续断、杜仲、菟丝子、桑寄生、枸杞子等补肾系胎之品，加当归、白芍、阿胶养血止血安胎。全方脾肾同补，益气升提止血，故能迅速控制出血，缓解腹痛，多可继续妊娠。

导师指出中医补气方剂具有较好的升举强壮作用，辅以益肾养血，结合止血固胎，能使受损子宫内膜修复而止血，使低置的胎盘升举、上移，发挥正常濡养胎儿作用，提高胎儿的存活力。

（3）生化汤加味：党参、红花、益母草、当归、川芎、桃仁、炮姜、枳壳、乌药、甘草。全方具有益气活血，逐瘀下胎的作用，方中党参、红花、益母草益气活血逐瘀为君药；当归、川芎、桃仁活血化瘀，助逐瘀下胎之力为臣药；炮姜、枳壳、乌药温经理气止痛为佐药；甘草调和诸药，和中缓急为使药。若阴道少量流血时间较长，下腹部疼痛明显者，加生蒲黄、川楝子、牡丹皮、延胡索；若神疲乏力明显者，加炙黄芪、白术、怀山药；腰痛明显者加续断、补骨脂。

十、妊娠恶阻

（一）病名概念

妊娠早期，出现严重的恶心呕吐，头晕厌食，甚则食入即吐者，称为"妊娠恶阻"，又称"妊娠呕吐""子病""病儿""阻病"等。本病相当于西医学的妊娠剧吐。恶阻是妊娠早期常见的病证之一，治疗及时，护理得法，多数患者可迅速康复，预后大多良好。

（二）分型论治

本病中医临床常见证型有胃虚型、肝热型、痰滞型等，分别采用健胃和中，降逆止呕的香砂六君子汤（《名医方论》）；清肝和胃，降逆止呕的加味温胆汤（《医宗金鉴》）；化痰除湿，降逆止呕的青竹茹汤（《济阴纲目》）治疗。

（三）辨治思路

1. 发病时间 妊娠恶阻是早期妊娠的常见病、多发病，多发生在妊娠6～12周之间，孕3个月后可逐渐消失。尤以年轻初孕妇较为多见。若妊娠早期仅感恶心、挑食、厌食油腻、头晕倦怠，或晨起偶有呕吐等，为早孕反应，不属病态。

2. 治疗防变 妊娠恶阻严重者，出现呕吐不止，不能进食，而导致阴液亏损，精气耗散，出现精神萎靡，形体消瘦，眼眶下陷，双目无神，四肢无力；严重者，出现呕吐带血样物，发热口渴，尿少便秘，唇舌干燥，舌红，苔薄黄或光剥，脉细滑数无力等气阴两亏的严重证候（查尿酮体常呈强阳性反应）。故本病应该积极治疗，以免病情加重，造成营养摄入不足，影响胎儿生长，或影响母体健康。

3. 衷中参西，灵活施治 若呕吐严重，单纯服中药效果不明显时，应采用中西医结合治疗，给予输液、纠正酸中毒及电解质紊乱。若经治疗无好转，或体温升高达38℃以上，心率超过120次/min，或出现黄疸时，应考虑终止妊娠。

4. 临证心悟

（1）病因认识：导师认为本病的主要病机是冲脉之气上逆，胃失和降。怀孕之初，月经停闭，血海藏而不泻，故冲脉之气血旺盛，然血下濡以养胎，故冲脉之气相对偏盛而上逆；冲脉隶于阳明，与之会于气街，冲气循经上逆犯胃，胃失和降，则发生恶心呕吐等症。

（2）辨治要点

1）观察体质，把握主要病机：导师经过长期的临床观察认为素体脾胃虚弱者，于妊娠初期易发本病。本病虽有脾胃虚弱、肝胃不和或痰湿阻滞等原因，但核心病机是脾胃虚弱。所谓"邪之所凑，其气必虚"，正如《医宗金鉴》所言"恶阻者，谓胃中素有寒饮，恶阻其胎而妨饮食也"。故治疗时以健脾助运，和胃降逆止吐为主。

2）及早干预，预培其损：呕则伤气，吐则伤阴，呕吐日久，水谷不入，致气阴两虚，则病情更重，病程更长。所以要注意及早干预，治疗防变，必要时联合西药，采用静脉输液纠正水、电解质紊乱，防止病情加重。

3）治法以健脾和胃，平冲降逆为主：妊娠早期，见恶心呕吐，吐出食物，甚则食入即吐，口淡，呕吐清涎或痰涎；脘腹胀闷，不思饮食；头晕体倦，怠惰思睡；舌淡，苔白，脉缓滑无力。辨证属脾胃虚弱，治以健脾和胃，平冲降逆，采用验方温胃降逆汤。

加减：若脾胃虚寒者，酌加白豆蔻以增强温中降逆之力；若唾液分泌量异常增多，时时流涎者，古称"脾冷流涎"，原方可加益智仁、白豆蔻温脾化饮，摄涎止唾。

若吐甚伤阴，症见口干便秘者，宜去砂仁、茯苓等温燥或淡渗之品，酌加玉竹、胡麻仁等养阴和胃。

严重者，出现呕吐带血样物，发热口渴，尿少便秘，唇舌干燥，舌红，苔薄黄或光剥，脉细滑数无力等气阴两亏的严重证候，查尿酮体常呈强阳性反应。宜加增液汤益气养阴，和胃止呕。

4）服药法：因呕吐剧烈，甚则水入即吐，故服药时采用少量频服的方法，以不吐出为原则，以保证药物充分吸收，并嘱咐患者进食易消化、有营养的食物；还需疏导患者情绪，保持心情舒畅，不宜过于紧张和焦虑，否则可加重恶心、呕吐等症。

5. 用药特色 温胃降逆汤由四君子汤加味组成。方中党参、白术、茯苓益气健脾，陈皮、法半夏、竹茹健脾止呕，砂仁、公丁香温胃止呕，炙甘草调和诸药。全方合用既能健脾和胃止呕吐，又能益气养阴生津液，同时调畅气机，使冲气和降，脾胃升降正常，运化之功恢复，则呕吐止，津液生，气机畅，胎得安。正如朱震亨所言"胎前当清热养血为主，以白术、黄芩为安胎之圣药"。

十一、滑胎

（一）病名概念

凡堕胎或小产连续发生 3 次或 3 次以上者称为"滑胎"，亦称"屡孕屡堕"或"数堕胎"。西医称之为"习惯性流产"，近年以"复发性流产"代替"习惯性流产"。

（二）分型论治

本病中医临床常见证型分为肾虚、气血虚弱两型，分别采用补肾益气固冲之补肾固冲丸（《中医学新编》）；益气养血固冲之泰山磐石散（《景岳全书》）进行治疗。

（三）辨治思路

1. 发病时间 本病的诊断要点为屡孕屡堕连续 3 次或 3 次以上，发病时间一般较长，目前认为连续发生两次即应该重视并予评估，中医也提倡积极进行调治。

2. 病因多样 本病的病因复杂，结合现代临床认识，早期复发性流产常见原因为胚胎染色体异常、免疫功能异常、黄体功能不全、甲状腺功能减退等，晚期复发性流产常见原因为子宫解剖异常、自身免疫异常、血栓前状态等。明确病因应进行相关的检查，这也是中医妇科发展的需要。

3. 未病先防 滑胎的治疗中未孕先防充分体现了中医的治未病思想，滑胎的未病先防（即未孕先防）是预防妊娠后再次发生胎元殒堕的最佳时期。因此，在未怀孕之前先通过有效的治疗，可避免反复流产，一般未孕前最好调治三个周期后予评估，再孕后也需积极安胎保胎，防止胎元再次殒堕。

4. 临证心悟

（1）病因认识：导师根据中医"肾主生殖"，妇女以血为本，脾胃为气血生化之源的观点，认为本病的发病机制主要为肾脾两虚，肾气亏虚，冲任不足，系胎无力，脾气不足，不能载胎；冲为血海，而血的来源与生成依赖脾胃的生化、肾的闭藏和脾的统摄，如生化不足，则精血无源；任主胞胎，胞脉系于肾，肾为孕育之根，孕育和系胎又依赖于肾气的盛衰，所以冲任二脉的功能必须接受来自脏腑气血的滋养，冲任二脉的始末与循环与足少阴、足太阴等的经脉相通，故冲任二脉的生理功能可以说是脏腑功能，特别是脾肾功能的体现。脾肾任何一脏发生的病变都会直接影响冲任二脉的功能，凡冲任之为病，均与脾肾有关，故治疗中常常提到的调补冲任、安冲、固冲等，也是通过调理脾肾功能而达到治疗的目的。

滑胎的发生首责于脾肾不足、冲任失养，肾中先天之精决定胎元的禀赋，后天之精可供胎元生长，肾精充足，则胎有所系；脾气健运，气血充沛，则气以载胎，血以养胎。当各种因素导致肾虚胎元不固，或脾胃虚弱，气血生化乏源，气虚不摄，血虚失养，从而引起流产。冲任之本在肾，肾气盛，则任通冲盛，胎自安固。若肾阴虚则精血不足，冲任失养；肾阳虚则胞宫失于温煦；肾气虚则封藏失职，冲任不固致屡孕屡坠。滑胎原因复杂，涉及男女双方诸多方面，但最常见原因是先天不足，其基本病机为肾虚受胎不实，冲任不固。其他或房劳过度、孕后纵欲损伤肾气，胎失所系；或素体脾虚气血亏损，胎元失养而致滑坠；或大病久病失血耗气，胎失所养；或素体阴虚内热，胞络不固等也可导致滑胎。

（2）辨治要点

1）结合检查，明确病因：①妇科检查及超声检查可以发现生殖道解剖结构异常，生殖道先天异常最常见为子宫纵隔、鞍形子宫、双角子宫、双子宫、子宫发育不良等；后天异常以宫颈功能不全、宫腔粘连、子宫肌瘤、子宫内膜异位症和子宫腺肌病为常见。生殖道解剖结构异常多为晚期流产或早产。②性激素六项、甲状腺功能、血糖等检查有助于诊断内分泌因素导致的滑胎，最常见为黄体功能不全、多囊卵巢综合征、甲状腺功能异常、糖尿病、高催乳素血症等。③阴道分泌物及病原微生物异常提示感染因素与滑胎有关，常见有支衣原体及病毒感染。④滑胎的免疫因素中最常见是封闭抗体缺乏，为同种免疫型反复自然流产；抗磷脂抗体及甲状腺抗体为自身免疫型反复自然流产，目前已经发现抗磷脂综合征、自身免疫型甲状腺疾病与滑胎密切相关。⑤妊娠期血栓前状态是目前研究的热点，血栓前状态又称为易栓症，凝血因子 V Leiden（FVL）基因突变和凝血酶原的基因突变与遗传性易栓症密切相关，获得性易栓症主要是抗磷脂综合征、高同型半胱氨酸血症等引起机体血液高凝状态的疾病所致，而高同型半胱氨酸血症最常见的原因是食物中缺乏同型半胱氨酸代谢中必需的辅助因子，如叶酸、维生素 B_6 或维生素 B_{12}。因此，临床上还必须做相关检查。此外，还有男性因素导致的滑胎，临床也需要明确。

2）防治结合，分型论治：导师指出滑胎主要因先天不足、房劳过度、孕后纵欲损伤肾气，胎失所系；或素体气血不足，大病久病失血耗气，胎失所养；或素体阴虚内热，胎元不固等引起，肾虚是滑胎的根本病因。临床常见证型有①肾气亏虚型滑胎，屡孕屡堕，腰膝酸软，眩晕耳鸣，神疲乏力，面有黯斑，夜尿多，舌淡，有齿痕，脉沉弱。治宜补肾固胎。②气血虚弱型滑胎，屡孕屡堕，神疲乏力，心悸气短，舌淡，脉细弱无力，治宜益气养血。③阴虚内热型滑胎，屡孕屡堕，两颧潮红，手足心热，烦躁不宁，口干，形体消瘦，舌红，脉细数，治宜养阴清热。

导师指出，根据"虚则补之"的治疗大法，滑胎的治疗采取"预培其损、防治结合"的原则，未孕前补肾益气，养血调经，调补冲任，预培其损；已孕未病前，宜补肾安胎，预防为主；已孕已病后固冲安胎，对症治疗。此外还非常重视辨清疾病与流产的关系，如母体因有其他疾病引起流产可能者，则应先治疗母病，病愈则胎孕可安；若因胎气不固致母体受到影响者，则着重安胎，胎安则母病也愈；且导师治疗滑胎还讲究辨病求因，病证结合。

导师主张治疗滑胎应针对各个不同时期采取不同的治疗。防治本病，须予下次未孕之前，加以调摄，方能增强体质，预防再次流产。采用孕前、孕后不同治疗手段，孕前治疗宜补肾健脾，养血固冲。同时，导师还非常重视滑胎患者再孕后的治疗，一旦确诊怀孕后无论有无流产征兆即应补肾健脾安胎，保胎时间往往是从一怀孕就开始，从而使子能种、种能育，达到顾护胎元防止再次滑胎的目的。一般用保胎方加减治疗，这种治疗要持续超过以往流产月份之后，且无流产征兆者方可停药观察，但仍需予以严密随访。不要等到出现阴道流血及腹痛腰酸时才予保胎。

3）针对病因，分别施治：导师指出现代医学研究表明滑胎主要由遗传、解剖、内分泌、感染、免疫等因素造成，内分泌因素所致的滑胎，临床多伴月经失调，故在治疗此类滑胎时，以补肾调经之法，调补冲任则胎孕可安，用助孕Ⅰ号方、滋肾填精方、调经Ⅰ号方等治疗。导致滑胎的免疫因素也有多种，如抗精子抗体、抗子宫内膜抗体、抗心磷脂抗体、抗卵巢抗体等。抗精子抗体阳性之滑胎临床多见肾虚型、脾肾阳虚型，对此类患者，孕前应采用补肾健脾法进行调治，用助孕Ⅲ号方（增免方）治疗，且嘱患者采用避孕套严格避孕，待抗体转阴后再怀孕。抗子宫内膜抗体、抗卵巢抗体、抗心磷脂抗体阳性的滑胎，患者多有凝血功能异常，易形成血栓，临床多见肾虚血瘀型，故多采用补肾温阳、活血祛瘀之法,不同的是,在孕前以活血祛瘀为主,而在怀孕后以补肾温阳为主,并可少佐以活血之药。

值得注意的是,本病的治疗必要时需结合现代医疗技术,可取得更好的效果。如子宫畸形者,应进行手术矫治;宫腔粘连者,可行宫腔镜、腹腔镜松解粘连,之后服用活血化瘀的中药防止再粘连;严重黄体功能不全者,可予孕酮补充及中医治疗,若有受孕可能,自基础体温升高的第3~4天起,予以孕酮每天10~20mg,在确诊已妊娠后,持续治疗至妊娠第9~10周;属染色体异常者,如再次妊娠,必须进行产前检查,通过羊水细胞染色体核型分析,了解胎儿是否先天畸形,一旦发现异常,应及时终止妊娠;女方阴道分泌物、男方精液细菌培养阳性者,根据药敏试验予以相应治疗,直至痊愈,治疗期间采用避孕套避孕;子宫肌瘤较小者,可服用药物治疗,如果肌瘤较大又是单发,可采取手术;对子宫颈口松弛者,可根据以往流产发生的时间,在孕12~20周期间行宫颈口环扎术,术前如有阴道炎症须治愈后再行手术,术后用孕酮、中药和镇静剂安胎,并定期随访,如有流产或早产征兆,应及时拆线,以免造成宫颈严重损伤,若保胎成功,需在预产期前2~3周入院待产,待出现临产征兆或剖宫产时再拆除缝线即可。

4)症因结合,治疗滑胎:滑胎有时是男方因素造成,因男方精子活力欠佳者,在治疗时要配合调理,治以补肾养精,可以肾气丸、六味地黄丸加减。女方有月经不调者,则采用补肾调周法,用调经Ⅰ号方、助孕Ⅰ号方以周期调治;因抗体阳性者则在补肾调周辨证基础上加用贯众,同时嘱男方避孕半年以上;有支原体或衣原体感染者则在补肾调周基础上,加用清热解毒药如败酱草、石见穿等;有子宫内膜异位症、子宫肌瘤、卵巢囊肿者在补肾调周法的基础上,配合活血化瘀散结法,多以消瘤Ⅰ号方为基础治疗。

(3)学术观点:导师认为本病乃母体先天不足或后天受损,以至女精不健;或父体先后天原因至男精不壮,或因男女双方皆不足。后天的因素有过度劳累,房事不节或刮宫过频等,致气血耗损,冲任不固,肾失固藏而流产反复发生。因此,滑胎在排除器质性原因和男方因素后,宜补肾健脾、养血固冲。在中医学关于肾藏精、肾主生殖和治未病的理论基础上创立的分阶段用药方法,是中医药治疗滑胎特色与优势的体现,临床也能获良效;而肾虚是导致滑胎的重要因素,所以补肾气、固冲任是治疗滑胎的关键。滑胎的预防调护,孕后首忌交合,保胎以绝欲为第一要策;孕后卧床休息,超过以往流产孕月;无先兆流产症状者,可适当户外活动,至中期妊娠,可按个人的情况,增加户外活动或上班工作,对母体及胎儿的健康均有益。在具体治疗时还需病证结合,针对卵泡发育情况、输卵管是否通畅、精子数量及质量、受精卵结合运行、子宫内膜是否有利着床、夫妇双方精卵结合是否存在抗原抗体反应等进行不同辨治。

治疗滑胎本着预防为主、防治结合的原则。孕前宜检查调治，一般末次流产至下次怀孕的时间以一年为宜，对夫妇双方进行流产原因的检查，同时预培其损，主要是针对流产的原因及流产后的并发症治疗，以补肾健脾、益气养血、调理冲任为主，并指导最佳时机受孕；孕后无论有无流产症状即应积极进行保胎治疗，并应维持超过既往堕胎、小产的时间两周。

5. 用药特色

（1）助孕Ⅰ号方：药物组成见不孕症。本方具有补肾调理冲任的功效，可帮助卵泡的发育及内膜的生长修复，为下次成功受孕做准备。症见神疲乏力明显者，加炙黄芪、太子参以益气健脾；小腹冷则加艾叶、小茴香、桂心；乳胀加炙香附、柴胡、陈皮、青皮、郁金。

（2）助孕Ⅲ号方（即扶正固本方）：药物组成见不孕症。全方补肾固本，扶正祛邪，增强免疫。本方适应于免疫性不孕，尤其对抗精子抗体阳性效佳。

（3）滋肾填精方：熟地黄、山药、山茱萸、茯苓、牡丹皮、菟丝子、女贞子、枸杞子、太子参、桑椹、续断、甘草。有滋补肝肾调经的作用。本方由六味地黄汤去泽泻加菟丝子、女贞子、枸杞子、甘草等而成，其中六味地黄汤为主补益肝肾之阴；配以女贞子、枸杞子加强滋补之力；佐以菟丝子补肝肾，益精髓；甘草调和诸药。适用于滑胎的孕前调治。

（4）孕后用药：滑胎的治疗虽重在补脾益肾，但受孕之后，阴血聚于冲任以养胎，致使孕妇机体处于阴血偏虚，阳气偏亢的生理状态；同时随着胎儿渐大，往往影响机体气机之升降。故在用药时，除了补肾培土，还应少佐清热、理气之品。由于本病屡孕屡坠，再度妊娠时精神高度紧张，心情郁结、焦虑，易致肝郁，又可表现出肝郁脾虚，肝肾虚等虚实夹杂之证，故注意加用疏肝之品如香附、炒柴胡，同时心理疏导及安慰也很有必要。

十二、产后缺乳

（一）病名概念

产后哺乳期内，产妇乳汁甚少或无乳可下、影响正常哺乳者，称"产后缺乳"，或"产后乳汁不行""产后乳汁不下"。我国产后纯母乳喂养率不足，主要原因之一就是产后缺乳。

本病多发生于产后一周内，也可发生于整个哺乳期。早在《诸病源候论》就有"产后乳无汁候"，认为其病因系"既产则血水俱下，津液暴竭，经血不足"。

《备急千金要方》列出 21 首下乳方,包括通草、麦冬、漏芦、瓜蒌根及猪蹄、鲫鱼食疗方,至今仍为临床常用。《三因极一病证方论》分虚实论缺乳,认为"产后有二种乳脉不行,有气血盛而壅闭不行者,有血少气弱涩而不行者,虚当补之,盛当疏之"。对临床有极大的指导和启迪作用。

导师认为,缺乳的主要病机为乳汁化源不足或乳络不畅,常见病因为气血虚弱、肝郁气滞或痰浊阻滞。

乳汁来源于脾胃化生的水谷精微,与气血同源。气血上奉为乳汁,下行为月经,若脾胃素弱,产时失血过多,或产后恶露不绝,又过度操劳,或忧愁抑郁,均可致气血虚弱而无法化生乳汁。情志焦虑抑郁、肝气不舒,或素体痰湿内盛,或产后为催乳而过食温补肥甘厚味,痰浊内生,均可导致乳脉乳络不通,乳汁减少。

还有因婴儿患病与乳母分离,未及时开奶哺乳,或婴儿瘦弱无力吮吸,或哺乳方法不正确,乳房排空不良,也可引起乳汁减少。

(二)分型论治

本病中医临床常见证型分为气血虚弱、肝郁气滞、痰浊阻滞三型,分别采用补气养血、通络下乳之通乳丹(《傅青主女科》);疏肝解郁、通络下乳之下乳涌泉散(《清太医院配方》);健脾化痰、通络下乳之苍附导痰丸(《叶天氏女科诊治秘方》)进行治疗。

(三)辨治思路

1. 诊断与鉴别诊断 本病诊断不难,临床表现为产后开始哺乳时即乳房不胀、乳汁稀少,或曾乳汁充足,因寒温失宜、情志刺激或他病导致骤然乳汁减少,不足以喂养婴儿。

部分患者有先天乳房发育不良、乳房疾病、"本生无乳者",或有乳房手术史,也可致乳少,治疗难以见效,与本病不同。

还有部分患者由于乳痈导致缺乳,因过食温补、情志不畅,或哺乳时未注意清洁卫生导致感染,初起乳房红肿热痛结块、恶寒发热,严重者可化脓成痈,无法继续哺乳,或因使用部分抗生素停止哺乳,导致乳汁减少,当与本病相鉴别。

2. 辨证要点及治则 缺乳分虚实两端:乳房柔软空瘪、乳汁量少清稀,疲惫倦怠、少气懒言、面色少华,腰酸膝软者为虚;乳房结块胀硬疼痛、乳汁浓稠不行,急躁易怒、胸胁胀痛、口干口臭者为实。虚则补之养之,补气养血,健脾和胃,养阴生津;实则疏之泄之,疏肝理气,通络散结,或清热解毒。有学者仝宗景总结了通乳十二法,包含发汗、活血、利水、化痰、安神、疏肝、清热、补气血、调中、生津、补肾、升降通乳法,总不离辨证,可供临床参考。

也有部分虚实夹杂者，乳房胀大而柔软，乳汁不多，疲倦乏力又急躁易怒，当攻补兼施，视虚实多少，寓补于通，或以通为补。可予下乳涌泉散及通乳丹合方加减治疗。虚证者，以补益药为主适当佐以疏通乳络之药，不可过用疏通，以免耗伤气血。实证者可酌情使用活血通乳之药，并注意调畅情志。

若缺乳同时恶露未净，要参考并兼顾恶露情况，同时调治恶露及缺乳，以免损伤冲任之气，影响产妇机体复旧。治宜通补兼施，使乳汁生化有源、乳络通畅，则乳汁充盛，足以哺养婴儿。若合并产后自汗、盗汗、小便频数等症，当及时治疗，以减少津液耗伤，亦有助于乳汁的化生。

3. 食疗 导师认为民间习用催乳的猪蹄花生汤过于滋腻，有碍脾胃运化，多食反不利于泌乳。推荐食用香菇炖母鸡汤，其他如排骨汤、鲫鱼汤等也可交替食用，可根据辨证适当加入通草、黄芪、当归、麦冬、葛根、佛手、红枣等一同食用。导师采用药食同源之品，研制了产后调补膏方，补肾健脾，益气养血，滋养下乳，口感良好，适合产后长期服用，缓缓图之，不失为一个适宜的剂型。

4. 预防调摄 平素加强锻炼，增强体质，尽量避免剖宫产，减少气血耗伤。产后及早开奶，早接触，早吮吸，按需哺乳。导师强调，一定要坚持母乳喂养，婴儿越吮吸越能促进乳汁分泌。同时建议在孕 7～8 个月开始要注意适当清洗乳头，防止乳腺导管开口堵塞，产后哺乳时注意乳头卫生，及时排空乳房，少食辛辣油腻之品，预防急性乳腺炎。

十三、恶露不绝

（一）病名概念

恶露是指胎儿、胎盘娩出后，经阴道排出的宫内残留的余血浊液。恶露不绝是指产后血性恶露持续 10 天以上，仍淋漓不尽者。剖宫产后血性恶露持续时间较顺产稍长，约 20～30 天。现代医学的产后子宫复旧不良、晚期产后出血、药物流产或人工流产后的子宫出血可参考本病论治。

（二）分型论治

本病中医临床常见证型分为气虚、血瘀、血热三型，分别采用补气摄血固冲之补中益气汤（《内外伤辨惑论》）；活血化瘀止血之生化汤（《傅青主女科》）；养阴清热止血之保阴煎（《景岳全书》）进行治疗。

（三）辨治思路

1. 病因病机 《景岳全书·妇人规》对产后恶露不绝除损伤冲任之络为病外，还以血热、肝脾气虚、气血俱虚、怒火伤肝、风热在肝等立论，并分列方药治之。《胎产心法》认为"产后恶露不止……由于产时损其气血，虚损不足，不能收摄，或恶血不尽，则好血难安，相并而下，日久不止"，或"火动病热"，将恶露不止归纳为气虚、血瘀、血热三个方面，还强调"不可轻用固涩之剂，致败血聚为癥瘕，反成终身之害"。比较切合临床实际，本病发病主要与虚、热、瘀导致冲任失调、气血运行失常有关。

（1）气虚：产时亡血伤津、产后劳倦过度，均可耗伤元气，或素体脾虚致气虚冲任不固、血失统摄，胞宫收缩乏力，最终恶露日久不止。

（2）热毒：产后为促进康复或催乳，过食温补，或情志不舒、肝郁化热，或外感热邪，或摄身不洁，或手术消毒不严、护理不当感受邪毒，均可致血热内扰冲任，邪热与血相搏结，瘀阻胞宫，迫血妄行，新血不归经，均可致恶露淋漓不尽。

（3）血瘀：产时产后血室正开，若感受寒邪，内侵胞宫，与血相结，寒凝血瘀，或七情内伤、气滞血瘀，或产后元气已亏，复因劳累耗气，气虚而消耗太过，运血无力，余血留滞成瘀，或产时处理不当，恶血内停，新血不得归经，造成瘀血内阻，冲任不畅，血不归经，均可致瘀血内阻，血不归经，淋漓而下。

以上因素均可导致本病的发生，然而导师认为产后的特点是亡血伤津，瘀血内阻，多虚多瘀，常相兼为病，虚实夹杂，瘀热互见。

2. 辨治要点

（1）明确病因：接诊到恶露不绝的患者，首先要完善检查，子宫附件超声、妇科检查、阴道分泌物检查，以分辨其病因。部分患者是由于产后胎盘未完整排出，或药物流产、人工流产后有组织残留。部分患者是由于宫缩乏力、子宫复旧不好，或剖宫产后元气大伤，又缺乏足够的休息睡眠，导致伤口愈合不良。还有部分患者是胎盘蜕膜组织残留同时伴有感染。这是临床常见的恶露不绝的原因。

（2）准确辨证：导师认为准确辨证产后恶露不绝是治愈本病的关键，强调辨证时要把恶露的量、色、质、气味与腹痛情况及全身症状、舌脉相结合，辨清寒热虚实。小腹空坠而恶露量多，色淡无味，质稀，为气虚；腹痛拒按而恶露量少，或时多时少，淋漓不尽，色黯夹有血块，为血瘀；小腹疼痛而恶露量多，色鲜红或紫红，且有臭味，质黏腻，为血热。

（3）辨证论治

1）气虚型：产后恶露过期不止而量多，色淡，质清稀，无臭气，亦可见到夹有小血块，小腹空坠，神疲懒言，面色苍白或萎黄，舌淡苔白，脉缓弱。此为气虚冲任不固，血失统摄所致。治宜补气摄血少佐化瘀及收敛止血，导师常用补中益气汤加益母草、海螵蛸、芡实。若血块多者，则应去收敛止血之海螵蛸、芡实，加炒蒲黄、炒贯众；若伴见腰痛者，加续断、补骨脂；若面色苍白明显者，加阿胶、熟地黄以补血；若小腹疼痛、恶露有臭味者，加牡丹皮、败酱草。血止之后还须进一步调理，以促使其恢复气血或正常月经，常用八珍汤气血双补，可适当加入黄精、何首乌等。

2）血瘀型：产后恶露过期不止，量或多或少，色紫黯夹血块，胸胁胀痛，小腹痛剧，拒按，血块排出后疼痛减轻，舌紫黯或边尖有瘀点瘀斑，脉弦涩。治宜益气活血，逐瘀止血。导师常用益气生化汤（即生化汤加黄芪、党参）加益母草、炒蒲黄、枳壳。若畏寒肢冷明显者，加炒艾叶；若胸胁胀痛明显者，加香附、柴胡；若恶露臭秽难闻者，加牡丹皮、败酱草。

3）热毒型：产后恶露过期不止，量多，色紫黯，质如败酱，味臭秽，多伴发热，下腹刺痛。妇科检查时子宫甚至波及双附件有压痛。血常规中白细胞、中性粒细胞可有升高。治宜清热解毒，凉血止血。常用五味消毒饮加益母草、枳壳以行气化瘀止血，加墨旱莲、茜草以清热凉血止血。

治疗该类患者，病程较短、刚分娩后一个月内者，常用益气生化汤加减，病程日久、超过一两个月，则用补中益气汤加减。而子宫内膜炎、盆腔感染所致的恶露不绝者，参考热毒型治疗。急性感染有败血症、脓毒血症风险，必要时配合抗生素治疗。

3. 临证心悟 导师认为产后瘀血未净，恶血内滞，新血不得归经，故流血不止，正如《胎产心法》云："恶血不去，则好血难安，相并而下，日久不止。"由于流血不止，易致湿热毒邪内侵，日久易损伤气血，导致气血虚弱，因此本病初起为实证，日久则形成虚实夹杂之证。对于本病的治疗，注意"虚""瘀""热"三大核心，遵循"虚者补之，瘀者化之，热者清之"的治疗原则。临证治疗时始终注意辨清主次。若气虚明显，治疗以补气为主辅以化瘀；若血瘀较重，此时化瘀为主辅以益气，根据"虚"与"瘀"轻重程度，来选择"补""祛""清"的力度。因气为血帅、血为气母，气行则血行。临证用药时要照顾产后多虚多瘀的特点，防补虚不留瘀，祛瘀不伤正，虚证勿补摄太过，瘀证勿攻破太过，热证勿苦寒太过，配伍要权衡以达气血调和、固冲止血的效果。益气是基础，化瘀是关键，清热可防变生他病，可供临证参考。如产后突然大量出血、量多如崩，属于产后血崩，与恶露不绝、量少淋漓有所区别，要注意鉴别。产后血崩当立即益气固脱止血，回阳救逆。对于大量失血将致亡脱者，独参汤有力挽狂澜之功。张景岳说气脱证，产时血去气亦去，昏晕不醒，面白眼闭，口开手冷，要"速以人参一二两，急煎浓汤，徐徐灌之，但得下咽，即可救活"。现在遇此急症，当中西医结合急救，开放静脉通道、止血、扩容、纱布填塞宫腔，有条件的要输血，或子宫动脉栓塞甚至切除子宫。治疗还需结合影像及实验室检查，若明确有胎盘胎膜残留，当尽快清宫；若HCG持续不降，要警惕妊娠滋养细胞肿瘤的发生。药物流产后阴道流血持续不止者,参考血瘀型论治。

4. 用药特色

(1)用药勿拘于产后,勿忘于产后

1)勿拘于产后:如确有热毒炽盛、邪热内扰胞宫胞脉,当用苦寒清热解毒之品,如蒲公英、金银花、连翘、败酱草等,而不必拘泥于产后多虚,囿于温补,尤其对某些素体阴虚内热较重的患者。

2)勿忘于产后:即使患者素体热盛,刻下也属热证,但使用清热解毒药及活血破血药仍应注意中病即止,以防寒凉冰伏、伤败脾胃,或破血耗气、妨害脾胃,尤其对素体脾胃虚弱的患者。

如患者在母乳喂养,还需注意少用消导回乳之品,如麦芽、山楂、神曲、小茴香等,以防导致产后缺乳的发生。

(2)常用药对

1)枳壳 - 益母草:枳壳功效破气消积、化痰除痞。传统常用治肝郁气滞所致的胸胁胀痛、脘腹胀满及内脏下垂等病。现代研究发现,枳壳煎液对家兔子宫有显著的兴奋作用,能使子宫收缩有力,紧张度增加。益母草功效活血调经、利水消肿、清热解毒。除治疗月经不调、水肿、小便不利、跌打损伤等外,本身还能治疗产后恶露不绝,其所含益母草碱有麦角碱样收缩子宫作用。益母草活血祛瘀,枳壳行气以行血,血行则无瘀,又能使子宫收缩排瘀止血,两者有机结合,相须为用起到事半功倍之效。

2)天花粉 - 紫草:对于药物流产或人工流产后胚胎组织残留,导致阴道少量流血不止,超声见宫内少许组织残留或宫腔积血者,导师常在活血化瘀方药中,酌加天花粉和紫草,天花粉有致流产、抗早孕、抗肿瘤作用,临床可用于早中期妊娠引产、异位妊娠或恶性滋养细胞肿瘤。紫草凉血活血,有抗着床、抗早孕作用,能抑制体外培养的人绒毛组织分泌 HCG,破坏绒毛组织结构,促使绒毛变性坏死。两者配合,可强化杀胚止血的作用,帮助残留组织坏死排出。

5. 预防调摄 导师认为,平素严格采取避孕措施,减少人工流产次数,注意性生活卫生,降低患盆腔炎性疾病(子宫内膜炎)及腺肌症等的概率。孕期适当运动,产后保证充分休息及均衡营养,适当服用促进恶露排出及子宫复旧的药物,或可减少恶露不绝的发生。

十四、癥瘕

(一)病名概念

癥瘕是指妇人下腹结块,伴有或胀,或痛,或满,或异常出血的病症。妇科临床常见的癥瘕包括子宫肌瘤、子宫内膜异位症、盆腔炎性包块、卵巢肿瘤和陈旧性宫外孕等。

（二）分型论治

本病中医临床常见证型分为气滞血瘀、寒凝血瘀、痰湿瘀结、气虚血瘀、肾虚血瘀、湿热瘀阻六型，分别采用行气活血，化瘀消癥之香棱丸（《济生方》）；温经散寒，祛瘀消癥之少腹逐瘀汤（《医林改错》）；化痰除湿，活血消癥之苍附导痰丸（《叶天士女科诊治秘方》）；补气活血，化瘀消癥之四君子汤（《太平惠民和剂局方》）合桂枝茯苓丸（《金匮要略》）；补肾活血，消癥散结之肾气丸（《金匮要略》）合桂枝茯苓丸；清热利湿，化瘀消癥之大黄牡丹皮汤（《金匮要略》）进行治疗。

（三）辨治思路

1. 发病时间 本病的发生是一个漫长的过程，任何年龄段均可发生，以生育年龄段的女性多发，临床可以不伴有任何症状，常常在妇科超声检查时偶然发现，因此发病时间一般难以界定。

2. 癥瘕辨病 中医妇科的癥瘕在临床上包括了一类疾病，其中以子宫肌瘤最为常见，卵巢良性肿瘤（卵巢囊肿）、子宫内膜异位症和盆腔炎性包块亦较多见，临床要根据相应的症状并结合相关检查进行辨别，特别是癥瘕的良恶性更要注意区分，以免延误治疗时机。

3. 癥瘕含义 中医传统理论认为，癥者，结块坚硬不移，有形可征，痛有定处；瘕者，结块推之可移，聚散无常，痛无定处，但就临床所见，二者不能截然分开，《诸病源候论》把癥瘕并称，故中医病名一般合称为癥瘕。

4. 临证心悟

（1）病因认识：癥瘕的形成是个缓慢的过程，其发病主要可由寒湿热邪内侵，或情志因素、房室所伤、饮食失宜等病因，导致脏腑功能失常，气机阻滞，瘀血、痰饮、湿浊等有形之邪凝结不散，停聚下腹胞宫，逐渐而成。导师临证几十年，根据临床经验认为机体正气不足是发病的内在因素，气滞血瘀，痰湿互结是发病的主要病理机制。《医宗必读·积聚》所云："积之成也，正气不足，而后邪气踞之。"正气不足是发病的内因，正气旺盛与否是决定发病与不发病的关键，正气亏虚时，在致病因素的作用下，两者相合才会发病。癥瘕的发生与正气不足、脏腑不和有关。病因主要有三个方面，第一，气滞血瘀，可因经期、产后留瘀，或寒邪、湿热入侵，凝滞气血，或情志所伤，肝气郁结，气滞致血瘀，或气虚血迟致瘀；第二，痰湿瘀结，可因素体脾虚，或饮食劳倦伤脾，脾失健运致痰湿内停，或气滞湿滞，并与瘀血互结；第三，湿热瘀阻，可因外感湿热，或肝郁气滞，脾虚失运，湿热内生，湿热与血相结。上述因素导致瘀血、痰湿、湿热互结，日久形成癥瘕。

（2）辨治要点

1）癥瘕辨病首要分清良恶性：导师强调辨清癥瘕的良恶性在诊断时十分重要，要结合病史、临床特征和相关检查，及早明确诊断并采取相应的治疗措施。良性癥瘕包括子宫肌瘤、卵巢非赘生性囊肿、子宫内膜异位症、盆腔各种炎性包块、卵巢良性肿瘤等，恶性癥瘕包括卵巢恶性肿瘤、子宫恶性肿瘤等。

2）癥瘕治法以"攻补兼施，标本兼顾"为原则：对于癥瘕的治疗，导师主张"攻补兼施，标本兼顾"为原则。本病既有瘀留结块的实象，又有久病耗血伤正的虚候，实质为本虚标实。因癥瘕发病本为虚，治疗时不能仅用祛瘀散结攻伐的方法，也不能单纯补虚，应根据病情及体质辨治，攻补兼施，或以攻为主，或以补为主。另外，因其常引起月经量过多、经期延长、痛经、下腹痛等症状，仅针对症状治疗，减少经量、缩短经期或是经期止痛，也仅是治标之法，如不消除癥瘕的病根，上述症状只能暂时缓解，停药后还会反复，此病又要标本兼治，治疗癥瘕要将攻补兼施与标本兼治有机地结合起来，才能消癥不伤正，控制癥瘕的发展。

3）癥瘕的治疗方法各异

子宫肌瘤的治疗：导师指出，子宫肌瘤多发生于生育年龄段妇女，由于经、孕、产、乳、手术等耗伤气血，气血易虚，气虚则运血无力，气血失和，血瘀成癥；或因其他因素致瘀血留阻胞中，新血不得归经，出现月经量多或经期长，又致气随血脱，固摄无权，在病机上形成恶性循环。瘀血停积于体内，作为致病因素，影响血的运行，又可致肝、脾、肾等脏腑的功能失调，痰湿内生，痰湿与瘀血相并，胶着难分，使子宫肌瘤成为虚实夹杂、病程较长、治疗难奏速效的一个疑难病证。由于子宫肌瘤具有虚实夹杂的特点，因此单纯补虚必致邪恋不去，而单纯祛邪势必进一步损伤正气，正气愈虚，无力祛邪外出，反可致积块日益增大。因此，在治疗时必须正确掌握扶正与祛邪的关系。月经期应以扶正为主，益气固摄，以确保气血不再重伤；经净后虽可祛邪，但也应加入大剂量益气药，使其攻邪不伤正。治疗子宫肌瘤除活血化瘀之外，尚须注重配伍祛痰散结类药物。自拟消瘤Ⅰ号方治疗子宫肌瘤，并作为癥瘕一类疾病的治疗基础方。

卵巢囊肿的治疗：卵巢囊肿是女性生殖器官中的良性肿瘤，以卵巢浆液性囊腺瘤和黏液性囊腺瘤最常见。导师认为其病机关键是气、血、津液失调，致气血凝滞，痰湿互结，痰瘀胶着，其核心是气（气滞）、血（血瘀）、痰（痰凝）、湿（湿停）相互为患，聚于盆腔内而形成包块。根据气血津液失调导致气血痰湿同病为卵巢囊肿的主要病机特征，治疗的关键在于气血痰湿同治，临床主要以活血行气，燥湿化痰，软坚消癥为治疗原则。

子宫内膜异位症的治疗：子宫内膜异位症痛经是其主要症状，痛经的发生，导师认为与经期胞宫冲任气血变化特点有关，经期血海满盈，气盛血旺，胞宫气血由经前充盈到经期泻溢，此时气血变化急骤，加之瘀血阻滞，经血泻而不畅，"不通则痛"。尤其是盆腔结节及巧克力囊肿，其形成主要是离经之血蓄积于盆腔而成，其核心是"瘀"和"痛"，因此治疗分两步，经前及经期以理气活血，化瘀止痛为主，经后以行气活血，化瘀消癥为主。

卵巢恶性肿瘤的治疗：卵巢恶性肿瘤一旦确诊应及时手术或放化疗。导师治疗主要针对手术或放化疗后正气虚弱，此时应积极配合中药扶正治疗，选用扶正固本、补气养血的中药方剂，常用八珍汤或补中益气汤加减治疗，酌加白花蛇舌草、半枝莲等抗癌中药。

4）癥瘕的治疗要选择时期用药：选择适合的服药时间是癥瘕治疗的特点。癥瘕因气滞血瘀，结而不散，停聚下腹胞宫内外，日久形成癥瘕。平时用药组方有活血化瘀散结药物，在经期经血畅行时，如果使用这些药物，会增加出血量，甚至经血不止，所以经期不宜服用，故治疗时间应选择在非行经期。经期要顺应气血变化的特点，针对不同的症状治标用药。

此外，要重情志调理与疏导。在癥瘕的形成过程中，气机调畅是很关键的，气为血之帅，气机阻滞，气行不畅，则血运不行，血液瘀积，如气机不能及时畅通，瘀结不散形成本病。治疗时一方面活血散瘀，另一方面要重视调畅情志，畅达气机，进行心理疏导及疏肝理气药物的运用。

恶性癥瘕主张放疗、化疗后中药调理重在扶正益气养阴，帮助患者延长生命及提高生存质量。

5. 用药特色 癥瘕表现为腹中有形结块。主要因正气不足，风寒湿热之邪内侵，或房室所伤、情志因素、饮食劳倦脏腑功能失常，机体气机运行受阻，气机阻滞，瘀血、痰饮、寒凝、湿浊等有形之邪凝结不散，结于胞中内外，聚集成块，临床中最为常见的癥瘕是子宫肌瘤，据此导师拟出消瘤Ⅰ号方为治疗癥瘕的基础方。

导师认为本病主要责之气滞血瘀，治疗重点在气与血，气机不畅则滞而不行，气不行则血无运，血没有气的推动则停而成瘀。立方主张理气药物与活血化瘀药物要配合应用，使之气行瘀化；瘀血内结胞宫日久而成癥瘕，癥瘕已成，须配伍软坚散结之品有利于消癥。然而，子宫肌瘤的形成并非一日，病久体虚，若长期服化瘀之品，难免损伤脾胃，故用药还需顾护脾胃。根据癥瘕的形成机制和发生发展规律，制定出健脾理气、活血化瘀、软坚散结的治法。

消瘤Ⅰ号方的药物组成：桂枝、枳壳、川芎、桃仁、赤芍、三棱、夏枯草、荔枝核、鸡内金、茯苓、川楝子、丹参、甘草。

针对不同的癥瘕，可以用消瘤方为基础进行加减治疗，卵巢囊肿再加入苍术、薏苡仁、浙贝母等以燥湿化痰；子宫内膜异位症，可加入莪术、牡蛎、橘核等加强化瘀散结之功；盆腔炎性包块可加入败酱草、大血藤、连翘、车前子等以清利湿热。

十五、经断前后诸证

（一）病名概念

妇女在绝经前后，出现烘热汗出，面部潮红，精神倦怠，烦躁易怒，头晕目眩，耳鸣心悸，失眠健忘，腰酸背痛，手足心热，或伴有月经紊乱等与绝经有关的症状，称"经断前后诸证"，又称"绝经前后诸证"。这些证候常参差出现，发作次数和时间无规律性，病程长短不一，短者数月，长者可迁延数年不等。本病相当于西医学围绝经期综合征。

（二）分型论治

本病中医临床常见证型分为肾阴虚、肾阳虚、肾阴阳两虚、心肾不交四型，分别采用滋肾益阴，育阴潜阳之六味地黄丸（《小儿药证直诀》）加味；温肾壮阳，填精养血之右归丸（《景岳全书》）；阴阳双补之二仙汤（《中医方剂临床手册》）合二至丸（《证治准绳》）；滋阴补血，养心安神之天王补心丹（《摄生秘剖》）进行治疗。

（三）辨治思路

1. 发病时间 本病发生于中医记载的"七七之年"即49岁左右，女性从生育能力与性活动正常时期转入围绝经期，过渡到老年期，原来习惯称为"更年期"，1994年世界卫生组织推荐采用"围绝经期"。在这个特殊的阶段，有的女性常常出现各种各样的症状并需要治疗。此外，女性在40岁以前出现月经停闭或稀发、雌激素水平降低、促性腺激素水平升高则不诊断为本病，应诊断为"卵巢功能早衰"，可参照本病进行中医治疗。

2. 发病特点 本病有其特殊性，随着绝经的到来及年龄的增长，各种能力有所下降，这一时期的女性心理变化比较明显，普遍存在怕衰老、怕生病、多疑等心理，临证时与患者应多交流、多关心、多鼓励、多指导，帮助其正确认识及度过绝经前后这段时期。除了药物治疗外，还要重视心理治疗和饮食调养，临证时常常需要花费大量时间进行心理疏导和饮食指导，这有别于其他疾病的治疗。

3. 精神安慰 导师指出，绝经前后妇女忧思操劳过多，常出现七情不畅，患病后由于不了解自己病情，往往忧虑恐惧交加，加重病情，从而表现出很多神经官能症症状群。因此还须注意解除其思想顾虑，要告诉患者这些症状既是病症也是生理现象，这一时期逐渐适应后，病情自会逐步轻减而愈，应做好自我情绪的调节，多与家人交流；生活尽量规律，避免过度疲劳，做到劳逸结合，适当参加文艺及体育活动，既可陶冶情操，又可以分散注意力。由于患者情绪变化较大，尤其是容易急躁发怒或抑郁猜疑，故导师常常嘱患者家属要多与患者沟通，多理解和包容患者，多给予精神安慰，若医生、患者、家属能很好配合，则治疗效果往往事半功倍。

4. 临证心悟

（1）病因认识：本病的发生虽然以肾虚为主，或偏于阴虚，或偏于阳虚，或阴阳两虚，但导师经过多年的临床实践，认为绝经前后诸证的病机之本是肝肾阴虚。从《素问·上古天真论》"女子……七七任脉虚，太冲脉衰少，天癸竭，地道不通，故形坏而无子"，可以看出妇女在49岁前后，肾气渐虚，冲任二脉阴精渐衰少，月经由紊乱渐至绝经，生殖能力逐渐降低终至消失，这是妇女正常的生理变化。在此生理转折时期，多数妇女能通过机体的调节而顺利度过，部分妇女由于体质较差，素体阴阳有所偏盛或偏衰，后天诸多原因如失血伤精，手术损伤，心理、精神因素等，不能适应这个阶段的生理变化，使得阴阳二气不平衡，脏腑气血不协调而导致本病。导师认为妇女由于有经、孕、产、乳等生理特点，容易导致阴常不足，而肾是人体阴阳之本，肾的阴阳失调，常累及心、肝、脾等多脏，致使本病证候复杂。发生本病的妇女多因房劳多产，或素体阴虚，或失血伤精，致肾阴亏虚，阴虚水不能涵养肝木，肝阳上亢，出现头晕目眩耳鸣。此年龄段妇女常常情志不遂，肝气郁结，郁久化热，反而灼烁真阴，肝肾之阴愈虚，从而进一步加重上症，阴津不足，肝失濡养，故烦躁易怒。肾阴不足，阴虚生内热，热扰冲任，血海不宁，故月经紊乱，内热迫津外泄，出现烘热汗出，五心烦热。肾阴虚不能上济心火，心火内动，心神不藏，故失眠多梦。阴虚日久必损及阳，肾阳虚惫，命门火衰不能温煦脾阳，故腰背冷痛，神疲肢冷，面浮肢肿。由此可见，肝肾阴虚，阴虚火旺，可致迫津外泄或迫血妄行；阴虚水不涵木，可致肝阳上亢；阴虚水不济火，可致心肾不交；阴虚日久可损及阳，致脾肾阳虚。故导师认为肝肾阴虚为本病的病机之本。

（2）辨治要点

1）症状多样应详加诊查：导师强调妇女在绝经前后是癥瘕包括生殖系统恶性肿瘤，如子宫颈癌、子宫内膜癌、卵巢癌等的多发时期，如果出现月经过多，或无规律反复阴道流血，或经断复来，或有下腹疼痛、浮肿，或五色带下、气味臭秽，或身体骤然明显消瘦等，应详加诊察，一定要结合现代医学的检查方法，明确诊断，排除肿瘤或其他器质性病变，以免贻误病情。超声检查、性激素六项、肿瘤标志物、血脂、血糖、骨密度检测等对本病的诊断均有意义。此外，绝经前后容易出现异常子宫出血，有时需要做诊断性刮宫排除内膜病变；绝经前后妇女盆底功能障碍亦较多，盆底功能的检查有时也必要。

由于患者表现的全身症状较多，如眩晕、心悸、水肿等，临证时还应注意与高血压、心血管疾病、肾病等内科疾病进行鉴别。

2）临证施治抓核心病机：虽然绝经前后诸证症状繁多，常三三两两参差出现，或见肾阳虚之证，或见肾阴虚之证，但导师临证时紧紧抓住病机之本肝肾阴虚，治疗以滋肾养肝，顾护气血为总则，以自拟经验方更年Ⅰ号为基础方，若涉及他脏者，则兼而治之，最终达到阴平阳秘，精神乃治的作用。

若患者症见月经推后、量少甚或月经数月不行，带下减少，阴道干涩，性交疼痛；头晕耳鸣，失眠多梦，烘热汗出，五心烦热，易怒，口干，大便干燥；舌红少苔，脉细数等以肝肾阴虚为主之征象时，导师选用更年Ⅰ号方滋肾养肝。若兼见形寒肢冷，面浮肢肿，便溏，尿频，舌淡，脉沉细等肾阳虚征象时，导师认为是肝肾阴虚损及阳气，脾肾阳虚所致，治以补益肝肾，兼温肾扶阳健脾，用更年Ⅰ号方合二仙汤随证加减。若兼见哭笑无常，呵欠伸腰，多梦易惊，甚则精神恍惚，舌红，苔薄，脉弦细数等征象时，导师认为是由于肝肾不足，心肝火旺，上扰神明所致，治以滋肾清肝，养心安神，用更年Ⅰ号方合甘麦大枣汤随证加减。

5. 用药特色

（1）更年Ⅰ号方：由太子参、熟地黄、茯神、白芍、枸杞子、女贞子、山茱萸、鳖甲、制首乌、柴胡、五味子、沙参、甘草组成。本方由六味地黄丸合四物汤加减化裁而成。全方肝、肾、脾、肺之阴兼补，气、血兼顾，既符合围绝经期妇女生理特点又符合发生本病的病理机制，不失为一剂滋肾养肝，补益气血之良方。

若汗出明显加浮小麦固表止汗除烦，其中浮小麦用量一定要在30g以上才能起到除烦止汗的作用；烘热明显加龟甲、知母、黄柏滋阴潜阳；失眠多梦加首乌藤、炙远志、酸枣仁养心安神；胸闷、烦躁易怒加郁金、青皮疏肝理气；神疲乏力加炙黄芪益气健脾；面浮肢肿加炙黄芪、防己、白术益气健脾，利水消肿；眩晕头痛加天麻、钩藤平肝潜阳，息风止痛。

（2）食疗方法：饮食方面，导师提倡配合食疗，宜清淡而有营养的食物，如多食水果及蔬菜，因其内含丰富的维生素，可以安定情绪；乌鱼有滋阴补肾的作用，经常用乌鱼炖汤，可增强疗效。绝经期因肾气虚弱，肾的主骨生髓功能减退，导致低钙或缺钙，故平时应多服含钙的食物，如奶类、虾类、芝麻等食物，并适当补充钙剂。

十六、盆腔炎性疾病

（一）病名概念

盆腔炎性疾病指女性上生殖道及其周围组织的一组感染性疾病，主要包括子宫内膜炎、输卵管炎、输卵管卵巢脓肿、盆腔腹膜炎。炎症可局限于一个部位，也可同时累及几个部位，以输卵管炎、输卵管卵巢炎最常见，多发于育龄期妇女。表现为妇女不在行经、妊娠及产后期间发生小腹或少腹疼痛，甚则痛连腰骶。可归属于古医籍中"妇人腹痛""热入血室""癥瘕"等病范畴。

（二）分型论治

本病中医临床常见证型有肾阳虚衰、血虚失荣、气滞血瘀、湿热蕴结及寒湿凝滞等类型。分别采用温肾助阳，暖宫止痛的温胞饮（《傅青主女科》）；补血养营，和中止痛的当归建中汤（《千金翼方》）；行气活血，化瘀止痛的牡丹散（《妇人良方大全》）；清热除湿，化瘀止痛的清热调血汤（《古今医鉴》）；散寒除湿，化瘀止痛的少腹逐瘀汤（《医林改错》）。

（三）辨治思路

1. 发病时间 导师认为，盆腔炎性疾病多发于经期、产后及宫腔手术后。此时身体经络气血相对不足，若失于调摄，内伤情志，肝郁气滞；或湿热、寒湿之邪内侵，湿瘀互结胞中，导致"不通则痛"；或素体气血亏虚，或久病损伤气血，冲任虚衰，胞脉失养，导致"不荣则痛"。不论何种腹痛均可能伴随出现带下、阴痒、阴肿等症。

2. 发病特点 中医综合治疗对盆腔内环境的改善及盆腔炎症状的缓解具有较好作用。但对于急性盆腔炎伴高热者，单纯中医药治疗力量稍显不足，若控制不力，则病情将进一步发展。盆腔炎性疾病后遗症，因病程长，症状虚实夹杂，腹痛缠绵难愈，治疗周期长，患者不易坚持，故容易反复发作，临床上可引起癥瘕、不孕等病。

导师根据多年临床观察发现湿热瘀血阻滞下焦虽是本病的核心病机，但绝大多数患者都伴有自主神经系统失调的症状，而且一般自觉症状比客观检查所得的征象明显，可见自主神经系统的调节功能失常导致内分泌调节异常也可引起盆腔炎性疾病，符合中医情志致病理论，属肝气郁滞导致血行不畅，冲任胞宫气血瘀阻而成本病。

3. 分期治疗 急性期治疗多采用清热解毒、除湿祛瘀之法；慢性者则扶正祛邪并重，采用益气养血，活血祛瘀利湿之法；使湿去瘀消，气血经脉畅行，达到"通则不痛"的目的。

4. 临证心悟

（1）病因认识：导师认为"气为血之帅"，气能生血，亦能行血，气虚则推动无力，血运失常。盆腔炎性疾病是由于经期或产后经络气血相对不足，若调摄失当，或手术后损伤冲任，湿热、邪毒或寒湿乘虚而入，蕴积胞宫、胞脉，影响气血运行。日久，外邪与气血相结而致瘀，最终寒湿或湿热、瘀互结，阻滞冲任，"不通则痛"。

"血为气之母"，血能载气亦能化气，人体脏腑皆赖气血荣养。若素体气血亏虚，或久病损伤气血，冲任虚衰，胞脉失养，"不荣则痛"。正如《证治要诀》谓："经事来而腹痛，不来亦痛，皆血不调故也。"

（2）辨治要点

1）临床应结合检查，辨病明确，病证结合：本病临床症状包括下腹疼痛，腰骶部酸胀疼痛，常在劳累、性交、经期加重，可伴月经不调，白带增多，低热，疲乏，或不孕。根据症状、体征，结合超声检查、血常规、血沉、阴道分泌物常规检查即可明确诊断。

常见体征有子宫活动受限或粘连固定，子宫肌炎时，子宫可有压痛；若为输卵管炎，则在子宫一侧或两侧触及条索状增粗输卵管，并有压痛；若为输卵管积水或输卵管卵巢囊肿，则在盆腔一侧或两侧触及囊性包块，活动多受限，可有压痛；若为盆腔结缔组织炎时，子宫一侧或两侧有片状增厚、压痛，或有子宫骶韧带增粗、变硬、触痛。

妇科超声检查可探及附件炎性包块、输卵管积液或增粗，或子宫直肠凹陷积液。血常规、血沉检查可有白细胞总数增高或中性粒细胞增高，或血沉加快。阴道分泌物检查示阴道清洁度异常。宫颈管分泌物检测可发现衣原体、支原体、淋球菌等病原菌。

2）急则治标，缓则治本，标本兼顾：导师认为由于患者的体质差异及感邪的不同，常有湿热瘀结、寒湿瘀滞、气虚血瘀等证型。因外邪留着，本病反复发作，"久病入络""久病必瘀"，日久人体正气受损，气血皆伤，则瘀痰内阻经络而成本虚标实或虚实夹杂之证。根据急则治标，缓则治本的原则，本病急性发作时，多湿热下注或寒湿瘀滞，此时以清热利湿或祛寒燥湿的方药为主，但因本病本虚标实，清利之药不可久用，宜中病即止。对慢性发作，腹痛时轻时重者，在治疗中须标本兼顾，尤以治本为要，常须健脾补肾，益精以生血气，如果单用活血止痛，恐正气更伤，加重病情，特别是病程较长者，应注意补虚而勿留邪。

对急性盆腔炎伴高热者，应配合西医抗感染治疗，体温恢复正常，腹痛缓解后应及早应用中医综合治疗，同时加强盆腔炎性疾病的健康宣教工作，让患者正确认识急性盆腔炎及盆腔炎性疾病后遗症的致病因素、诱发因素、治疗思路及预防保健措施，从而降低盆腔炎性疾病的发病率及复发率。

3）分型施治

湿热瘀结证：症见下腹胀痛或刺痛，痛处固定，腰骶胀痛，带下量多，色黄稠或气臭，情志抑郁或烦躁。可兼见经前、经期腹痛加重，经期延长或月经量多；口腻或纳呆，小便黄，大便溏而不爽或大便干结。舌质红或黯红，或见边尖瘀点或瘀斑，苔黄腻，脉弦滑或弦数。治以清热除湿，化瘀止痛。方选自拟消炎Ⅰ号方加减。

加减：若热毒重，可酌加金银花、紫花地丁清热解毒；湿重加猪苓、泽泻利湿从小便出；血瘀重加炒蒲黄、五灵脂活血化瘀；腹痛重可酌加乳香、没药、延胡索行气化瘀止痛。

注意事项：①本方偏于苦寒，不宜空腹服用，应于饭后 1 小时服用为佳；②本方不可长期服用，宜中病即止，以免损伤脾胃；③腹痛明显减轻后，本方宜与调理脾胃之法交替运用或方中酌加固护脾胃之药。

寒湿瘀滞证：小腹冷痛或刺痛，得温痛减，腰骶冷痛，带下量多，色白质稀。兼见形寒肢冷，经期腹痛加重，得温则减，月经量少或月经错后，经色紫黯或夹血块，大便溏泄。舌黯或有瘀点，苔白腻，脉沉迟或沉涩。治以散寒除湿，化瘀止痛。方用少腹逐瘀汤加减。

加减：若冷痛较重，加吴茱萸、乌药散寒止痛；若腹胀明显，酌加厚朴、橘核行气宽中。盆腔有包块加三棱、莪术、鳖甲、半枝莲化瘀散结。

气虚血瘀证：下腹疼痛或坠痛，缠绵日久，痛连腰骶，经行加重，带下量多，色白质稀。兼见经期延长或月经量多，经血淡黯或夹块，精神萎靡，体倦乏力，食少纳呆；舌淡黯，或有瘀点瘀斑，苔白，脉弦细或沉涩无力。治以益气健脾，化瘀止痛，方用补中益气汤合失笑散加减。

加减：若腰痛明显，可酌加续断、狗脊补肾强腰；白带过多加山药、芡实；下腹坠明显，加炒柴胡、枳实升提中气；夜尿多，加益智仁、桑螵蛸补肾固摄。

4）多途径治疗：盆腔炎性疾病病情复杂多变，属妇科疑难病症，导师主张充分发挥中医特色，除内服汤药外，配合中药外洗、保留灌肠、热敷等外治法，内外兼治，再加上情志疏导，多能取得较好疗效。

中药外洗：湿热蕴结型盆腔炎性疾病多出现带下异常，用自拟外洗方（详见经期延长）以加强清热除湿之功，提高疗效，缩短疗程。

中药保留灌肠法：可选用清热解毒、活血化瘀利湿的中药，如丹参、赤芍、桃仁、莪术、蒲公英、败酱草、黄柏、大血藤、延胡索、透骨草等，可随证加减。上药浓煎 200ml 保留灌肠,保留至第 2 天清晨,1 日 1 次,10～14 日为一疗程,经期停用。

中药热敷法:可选用乌头、艾叶、鸡血藤、防风、五加皮、红花、白芷、川椒、羌活、独活、皂角刺、透骨草、千年健等药装入药袋中浓煎,将毛巾放入其中同煮,将药巾拧干热敷患处,1 日 1 次,10～14 日为一疗程,经期停用。

物理疗法:用微波、红外线、低频脉冲等仪器促进盆腔局部的血液循环,改善组织的营养状态,促使炎症的吸收消退及松解粘连。1 日 1 次,10～14 日为一疗程,经期若经量多则停用。

灸法:可随证取三阴交、足三里、关元、气海、中极、神阙、太冲等穴悬灸扶正固本,以利于祛邪,每穴灸 15 分钟,每日 1～2 次,10～14 日为一疗程。

5. 用药特色 导师自拟消炎 I 号方由炒黄柏、车前子、茵陈、茯苓、败酱草、苍术、薏苡仁、萆薢、苦参、大血藤、连翘、蒲公英、甘草组成。适用于湿热瘀结型急性盆腔炎及盆腔炎性疾病后遗症。症见下腹胀痛或刺痛,腰骶胀痛,带下量多质稠,色黄,气臭,小便黄,大便溏而不爽或干结。方中炒黄柏具有清热解毒与清热燥湿的双重作用为君药;车前子甘寒滑利,清热利水,苦参清热燥湿,萆薢、茯苓、薏苡仁健脾利水渗湿,苍术燥湿健脾,大血藤、败酱草清热凉血、祛瘀止痛共为臣药,其中苍术与黄柏组成二妙散,是清热利湿之基础方;连翘、蒲公英清热解毒共为佐药;甘草调和诸药为使药。诸药合用,则热邪清,湿邪去,瘀血化,腹痛止,全方共奏清热除湿,化瘀止痛之效。

十七、乳癖

(一)病名概念

乳癖是指乳房出现形状、大小、数量不一的硬结肿块,表现为经前乳房胀痛,经行可缓解,或与情志相关。乳癖不是炎症,不是肿瘤,不红肿,不破溃,不浸润,生长缓慢,病程长,不转移,是乳腺组织的良性增生疾病。

(二)分型论治

本病中医临床常见证型分为肝郁气滞、痰瘀互结、冲任失调三型,分别采用疏肝理气、散结止痛之柴胡疏肝散(《医学统旨》);疏肝化痰、活血祛瘀之逍遥散(《太平惠民和剂局方》)合血府逐瘀汤(《医林改错》)加减;补肾活血、调摄冲任之二仙汤(《中医方剂临床手册》)加减进行治疗。

(三)辨治思路

1. 病因病机 《外科正宗》云:"乳癖乃乳中结核,形如丸卵,或坠垂作痛,或不痛,皮色不变,其核随喜怒消长……"强调了乳癖与情志的关系。多数医家认为情志异常为乳癖重要的致病因素。足阳明胃经贯乳中，足厥阴肝经上膈、布胸胁，绕乳头而行，故乳房属胃，乳头属肝。冲任二脉起于胞中，上关元至胸中。据此，导师认为，乳癖的发生与胃、肝有关，还与肾及冲任二脉有密切联系。但情志异常是重要的致病因素。情志内伤，肝气郁结，肝失疏泄，郁怒伤肝，忧思伤脾，脾失健运，痰湿凝结，积聚乳房，渐结成包块。而冲为血海，隶于肝肾，肝气不舒，肾虚肝郁，冲任失调，也可致乳房气血瘀滞、痰浊凝结，而发为本病。

现代研究认为，本病由卵巢内分泌功能紊乱。常见的包括雌激素水平相对偏高，刺激乳腺组织增生，而孕酮水平相对偏低，缺乏孕激素的拮抗和保护；或催乳素水平偏高，引起乳腺间质和腺体出现不同程度的过度增生和复旧不全，造成结构紊乱而发病。

2. 诊断与鉴别诊断 本病好发于中青年女性，症状可随情志消长，发病与月经周期有相关性，常在排卵后到经前乳房胀痛，急躁易怒明显，肿块增大，经行症减，肿块缩小，经净痛止，偶有持续或无规律疼痛，可发于单侧或双侧乳房。乳房肿块质地、大小、形态不一，活动度好。可为厚薄不等的片块状、条索状，呈长圆形或不规则形，严重者可有片块、结节、条索、砂粒等两种以上形态的肿块，可分布于2～3个象限以上，或分散于整个乳房。腋下淋巴结常无肿大。行乳腺超声、红外线、钼靶摄片等均有助于诊断。本病需与乳岩（乳腺癌）鉴别，若发现乳腺有包块结节，一定要尽早完善检查，超声、红外线、钼靶等有助于诊断，穿刺活检或手术病检可明确诊断。

3. 专病专方 导师总结了验方消癖饮，功效疏肝理气止痛，活血化瘀散结，肝肾调冲任。组成：炒柴胡、当归、白芍、香附、枳壳、夏枯草、浙贝母、牡蛎、鸡内金、橘核、甘草。炒柴胡疏肝解郁，为君药；当归、白芍养肝血、和肝用，夏枯草清肝热，枳壳、香附疏肝理气止痛，浙贝母、牡蛎、橘核清热化痰散结，为臣药；鸡内金健脾消积导滞，为佐药；甘草调和诸药，为使药。全方标本兼顾、补泻兼施，疏肝柔肝、畅行血脉，可促进乳房胀痛的缓解和结块的消散，临床疗效显著。

可于平素出现症状的时间之前提前服药，直至月经畅行、乳痛减轻或消失时停药。根据症状持续时间长短，每个月经周期服药1～2周，可连续服用3个月经周期，症状明显改善或消失后再停药。

4. 临证心悟 《疡科心得集·辨乳癖乳痰乳岩论》提出："乳癖，良由肝气不舒郁结而成；若以为痰气郁结，非也。夫乳属阳明，乳中有核，何以不责阳明而责肝？以阳明胃土最畏肝木，肝气有所不舒，胃见木之郁，惟恐来克，伏而不扬，气不敢舒，肝气不舒，肿硬形成，胃气不敢舒，而畏惧之色现，不疼不赤，正见其畏惧也。治法不必治胃，但治肝而肿自消也矣。逍遥散去姜、薄，加瓜蒌、半夏、人参主之。"余听鸿进一步阐明了治肝需从一"气"字入手，论述了肝气不舒为乳癖常见之病因病机："治乳症，不出一气字足矣……无论虚实新久，温凉攻补，各方之中，挟理气疏络之品，使其乳络疏通，气行则血行……自然壅者易通，郁者易达，结者易散，坚者易软。"均说明肝郁气结为本病基本证型，疏肝调气乃本病治疗大法。

导师认为，该病虚实夹杂、冲任不调、脏腑失和为本，气滞血瘀痰凝为标。治疗当从气、痰、瘀着手，以疏肝行气、化痰散结、补肝肾、调冲任为原则，调和肝、胃、肾及冲任。治疗当攻补兼施，据其寒热虚实而定，病久体弱者，补肾健脾、益气养血，少佐疏肝行气，新病体质壮实者，疏肝行气、化痰散结，少佐益气养血，勿犯虚虚实实之戒。阳虚痰湿凝滞者，当温阳化痰散结，酌加鹿角霜、巴戟天、仙茅、淫羊藿等调补冲任。

5. 预防调摄　极少数长期乳腺持续增生而复旧不全者，可能进展为乳腺癌。《外科真诠》云："乳癖……年少气盛，患一二载者……可消散。若老年气衰，患经数载者不治，宜节饮食，息恼怒，庶免乳岩之变。"提示患者当养成良好生活习惯，调畅情志，避免情绪大起大落、剧烈波动，起居有常、规律作息，少食辛辣厚味刺激性食物，慎用含雌激素的药品及保健品。每月乳房自检一次，包括外观、皮肤的变化及触诊，定期行乳腺超声或钼靶检查，防止恶变，若检查提示有恶变倾向，应及时中西医结合治疗。

第四章 验案撷英

第一节 经期延长

一、经期延长——气虚肝郁夹瘀证

李某，36 岁，已产，2011 年 2 月 13 日因"月经前、后淋漓不净 5 个月"就诊。

患者诉 5 个月前月经规律，由于工作劳累，压力较大之后出现经行时间逐渐延长，开始 8～9 天可净，之后需 10～12 天方净，主要表现为经前淋漓 4～5 天，通畅 1 天后淋漓 5～6 天方净，经量中等偏多，色淡，自服多种中成药效果不佳，为求中医治疗来诊。末次月经 2 月 12 日，现为月经第二天，经量极少、色黯，乳房胀痛明显，烦躁易怒，下腹胀痛，平时神倦嗜卧，肢体乏力，头昏眼花，纳少便溏，舌淡黯、苔薄白，脉弦细。

诊断：经期延长，证属气虚肝郁血瘀。治以活血通经，疏肝理气。

方用自拟方调经 I 号加减：当归 15g，川芎 10g，赤芍 12g，桃仁 10g，丹参 15g，党参 15g，炒柴胡 10g，炙香附 10g，延胡索 10g，川牛膝 15g，苏木 15g，枳壳 10g，甘草 6g。2 剂，每剂服 2 天，每天服 3 次。嘱月经通畅后即复诊。

二诊：服药 2 天后月经已通畅，量中，色淡黯，夹小血块，乳房胀痛、下腹胀痛已消，仍神倦嗜卧，腰酸，肢体乏力，头昏眼花，纳少便溏，舌淡黯，苔薄白，脉弦细。辨证为脾肾两虚夹瘀证。治以健脾益气化瘀，补肾摄血固冲。

方用补中益气汤合二至丸加减：党参 15g，炙黄芪 30g，白术 15g，当归 15g，陈皮 10g，炙升麻 12g，炒柴胡 12g，女贞子 15g，墨旱莲 15g，益母草 15g，阿胶 20g（另包烊化），甘草 6g。3 剂，服法同上，嘱月经干净后复诊。

三诊：服药后 4 天月经即净，整个经期共 9 天，仍时感神倦乏力，头昏眼花，腰酸，纳少，舌淡，苔薄白，脉细。辨证为脾肾两虚、气血不足。治以健脾补肾、补气益血。

方用八珍汤加减：党参 15g，茯苓 15g，白术 12g，当归 15g，川芎 10g，白芍

15g,熟地黄20g,炙黄芪30g,怀山药15g,续断15g,制黄精15g,甘草6g。4剂,服法同上,嘱下次月经前3～4天复诊。

四诊:3月12日,经前2天,乳房胀痛、下腹坠胀,神倦烦躁,头昏,纳可,二便调,舌淡黯,苔薄白,脉弦细。守上予调经1号3剂,服到月经通畅停用,次日改服补中益气汤合二至丸加味4剂。

五诊:此次月经7天干净,量中等,现时感少气乏力,头晕,余无不适,舌淡,脉细。守八珍汤4剂。之后随诊2个月,经期正常6～7天即净。

按语:在经期延长的治疗中,导师经验有二,一是顺应月经,辨证求因,审因论治。根据"月经前半期淋漓为血海瘀滞,多属实证;月经后半期血海空虚,多属虚证;月经前半期、后半期均淋漓属虚实夹杂证"的病因病机,治疗则顺应月经的生理变化而用药,以经期服药为主,平时辨证施治,务在缩短经期,使之达到正常范围。二是辨病与辨证相结合。如现代医学的子宫内膜息肉、子宫内膜炎、盆腔炎、放环、黄体萎缩不全、子宫内膜异位症、子宫腺肌病等病出现的经期延长,导师则结合中医辨证进行治疗。

该患者由于工作压力大,情志不畅,肝气郁结,气滞血瘀,经血不能下行,故经前淋漓不畅,瘀血阻滞脉络,不通则痛,故下腹坠胀痛,双乳胀痛,舌淡黯、苔薄白、脉弦细为气滞血瘀征象,方用调经Ⅰ号理气活血通经,使经来即通畅,缩短经前淋漓时间;平时工作劳累,劳倦伤脾,脾虚气弱,统摄无权,冲任不能制约经血,故月经后期淋漓,气虚阳气不布,故神倦嗜卧,肢体乏力,脾虚化源不足,营血衰少,脑失所养,故头昏眼花,脾虚失运则纳少便溏,舌淡黯、苔薄白,脉弦细为气虚夹瘀证,方用补中益气汤合二至丸加减健脾益气化瘀,补肾摄血固冲,缩短经后淋漓时间,最终达到缩短经期的目的;月经之后,气血随经血而泄,故气血不足之征象愈发加重,此时选八珍汤补气益血,健脾补肾调经。通过经前、经后、平时辨证施治,患者病愈。

二、经期延长——通法(气滞血瘀证)

何某,28岁,2014年6月5日因"经前淋漓2个月"就诊。

患者诉平素月经规律,经期4～5天,周期28～30天,由于工作压力较大,近2个月月经持续9～10天方净,经期初起第1～4天经量极少,点滴而出(仅需用护垫),色黯红,伴下腹隐痛,第5天月经量开始增多如常,色黯红,夹血块,下腹痛随之缓解,自服多种中成药治疗效果不佳,今日患者为求中医治疗来诊。末次月经:2014年5月16日—5月24日。现经前、经期乳房胀痛明显,烦躁易怒,纳眠可,二便调。舌质黯红,边有瘀点,苔薄白,脉弦涩。今日超声检查示子宫附件未见异常,子宫内膜 0.8cm;尿绒毛膜促性腺激素阴性。

诊断:经期延长,证属气滞血瘀。治以理气活血,化瘀通经。

方用自拟方调经Ⅰ号加减:当归 15g,川芎 15g,赤芍 15g,丹参 15g;川牛膝 15g,苏木 10g,炒枳壳 10g,炙香附 10g,郁金 10g,延胡索 10g,鸡血藤 30g,甘草 5g。4 剂,每剂服 2 天,每天服 2 次。嘱患者月经前 1 周再开始服药,保持心情愉快,避免恼怒忧思。

二诊:2014 年 6 月 25 日,诉服药后月经于 6 月 16 日来潮,月经第 2 天量即增多,持续 6 天干净,量可,色转红,夹少许血块,小腹疼痛明显缓解,经前乳房胀痛缓解,纳眠可,二便调。舌质黯红,边有瘀点,苔薄白,脉弦。继守方 4 剂,仍嘱患者经前 1 周再开始服药。

三诊:2014 年 8 月 10 日,诉服药后月经于 7 月 14 日来潮,持续 5 天干净,量可,色红,无血块,无小腹疼痛,经前乳房胀痛明显缓解,纳眠可,二便调。舌质淡红,边有瘀点,苔薄白,脉弦。效不更方,继予自拟方调经Ⅰ号 4 剂以巩固疗效,服法同前。

按语:经期延长的临床特点为月经周期基本正常,行经时间超过 7 天以上,甚至淋漓半月始净,一般经量不多,以经前、经后淋漓数日为主。导师认为本案患者月经来潮后,经来不通畅,需淋漓数天才能通畅,通畅后即净,此为气滞血瘀、阻滞冲任所致,属实证。本证多因患者易怒伤肝,肝失疏泄,气机失调,气郁血滞,气血运行受阻而成瘀,瘀血阻滞胞宫胞脉,碍血运行,使经血不能顺势而下,故出现经来数天不通畅。导师认为月经贵在畅通,故本案患者的治疗,导师顺应月经周期,采用"通"法,治以理气活血,化瘀通经,促使经来即通畅,方用调经Ⅰ号,并加炙香附、郁金以疏肝理气,行滞止痛;延胡索活血化瘀止痛;鸡血藤行血补血调经。在月经前即开始服药,使月经一来潮即能通畅,从而缩短经期。导师认为经期延长的治疗,分清病因虚实是关键,同时,还应顺应月经,辨证求因,审因论治。

三、经期延长——止法(脾肾气虚证)

陈某,女,35 岁,2014 年 5 月 21 日因"经后淋漓不净 3 个月"就诊。

患者既往月经规律,经期 5~6 天,周期 29~30 天,近 3 月因工作劳累后出现月经持续 10 余天方净。表现为经期初起第 1~3 天量多,色红,下腹及肛门下坠感明显,伴腰酸。第 4 天经量明显减少(每日用护垫即可),色淡红,质稀,淋漓 6~8 日方净,未服药物治疗,今日患者为求中医治疗来诊。末次月经 2014 年 5 月 19 日,现阴道流血量较昨日减少,色淡红,质稀,下腹及肛门下坠感明显，腰酸，时感神疲乏力，嗜睡，纳少，大便稀溏，小便调。舌淡胖，苔薄白，脉缓弱。顺产2次，人工流产2次，工具避孕。今日超声检查示子宫附件未见异常，子宫内膜0.3cm；尿绒毛膜促性腺激素阴性。

诊断：经期延长，证属脾肾气虚。治以健脾益气摄血，补肾养阴固冲。

方用补中益气汤合二至丸加减：炙黄芪30g，党参20g，炒白术15g，炙升麻10g，熟地黄20g，山药15g，山茱萸10g，女贞子15g，墨旱莲15g，海螵蛸15g，续断15g，甘草5g。4剂，每剂服2天，每天服3次。嘱患者第二日开始服药，注意休息，加强营养。

二诊：2014年6月2日，患者诉服药第5天阴道流血止，服药期间下腹及肛门下坠感减轻，腰酸减轻，现感神疲乏力，嗜睡，纳食可，大便成形，小便调。舌淡胖，苔薄白，脉细弱。辨证为气血不足，治以补气养血，健脾补肾。

易方为八珍汤加减：炙黄芪30g，党参15g，炒白术10g，茯苓15g，当归15g，川芎10g，白芍15g，熟地黄20g，制黄精15g，怀山药15g，续断15g，甘草5g。4剂，每剂服2天，每天服3次。嘱患者当天开始服药。并继予补中益气汤合二至丸3剂，嘱月经第4天开始服用，服法同前。

三诊：2014年6月28日，诉月经于6月18日来潮，持续7天干净，量中等，色转红，无血块，无腰酸，下腹及肛门下坠感明显缓解，神疲乏力好转，无嗜睡，纳食可，二便调。舌淡胖，苔薄白，脉细弱。继予八珍汤4剂及补中益气汤合二至丸3剂带回服药，嘱先服八珍汤4剂，下次月经第4天服补中益气汤合二至丸3剂，服法同前。

患者服药后再次来诊诉月经已正常。

按语： 导师认为该患者多孕多产，致肾气不足，加之，平素工作劳累，劳倦伤脾，二因相加，脾肾气虚，冲任不固，气虚不能制约经血，故月经后期淋漓，过期不净，此为虚证，治以"补"法，法当扶正，正复则经自调。病久经血流失，致血不足，健中益脾以化生气血治本，冲任不固补肾气以实冲任。该患者初诊时为经行第3天，经血已通畅，故导师选用补中益气汤合二至丸治以健脾益气摄血，补肾养阴固冲，缩短经后淋漓时间，最终达到缩短经期的目的。二诊时患者月经已净，此时因气血随经血而泄，故气血不足之征象愈加明显，此时导师易方为八珍汤加减以补气养血，健脾补肾，如此顺应月经周期，通过经期、非经期辨证施治，患者病愈。本案体现了导师在治疗经期延长时辨病与辨证结合、顺应月经的规律及经期的生理变化用药的诊治经验。

第二节 经间期出血

经间期出血——肾阴虚证

李某，26岁，已婚未产，2010年9月19日因"月经干净7天阴道少量流血1天"就诊。

患者平素月经规律，1年前因稽留流产清宫后避孕半年，近半年未避孕不孕，每月均于月经干净7~8天出现阴道少量流血，色红，2~3天可自行干净，无下腹部疼痛，自服多种调经中成药（具体不详），效果不佳，为求中医治疗来诊。末次月经2010年9月5日，7天净，经量与以往正常月经相同。昨日起阴道少量流血，色红，无腹痛，伴腰酸，手足心热，多梦，头晕，带下少，舌红少苔，脉细数。今日超声检查示子宫、双附件未见异常。

诊断：经间期出血，证属肾阴虚。治以滋肾养阴，清热止血。

方用六味地黄汤合二至丸加减：熟地黄15g，山药15g，茯苓15g，山茱萸10g，牡丹皮10g，枸杞子15g，续断15g，制首乌15g，当归15g，女贞子15g，墨旱莲15g，地骨皮15g，芡实10g，甘草6g。2剂，每剂服2天，每日服3次。嘱下月月经干净后即复诊。

二诊：服上方1剂后阴道流血即止，现月经干净1天，头晕，腰酸，手足心热，多梦好转，仍带下少，舌淡红，苔薄白，脉细。上方去芡实，熟地黄增至20g，4剂，就诊当日开始服药，药后复诊。

三诊：8天后来诊，昨日已见拉丝状白带，未见阴道流血，其余诸症均明显减轻，舌淡红，苔薄白，脉细。守二诊方开8剂，每月月经干净后服4剂，连服2个月，服药期间可试孕，若受孕则一定要服药保胎。3个月后复诊，患者已停经36天，外院尿妊娠试验阳性，超声检查示宫内孕约5周。要求保胎。

按语： 导师认为本病主要是由于肾精不足，阳气易动，阴阳转化不协调，阴络易伤，损及冲任，血海封藏失职，血溢于外而致。月经的产生是有阴阳消长变化规律的，其变化基于阴血。经血来潮之后，血海空虚，随后，阴血逐渐滋长，经过半个月的恢复，阴精充盛，精化为气，阴转为阳，这是月经周期中一次重要转化。若体内阴阳调节功能正常者，自可适应此种变化，无阴道流血。治疗时导师抓住肾阴虚为发病之根本，以补肾滋阴养血，凉血止血调经为治则，临床中常用六味地黄汤合二至丸为主方治疗，并嘱本方在经后期，氤氲之前服用为佳，因此时正是肾中阴精应渐充实之际，药后使其肾精充盛，阴阳顺利转化。若已阴道出血，可根据出血量的多少酌加海螵蛸、赤石脂、芡实等收敛止血之品。

　　该患者稽留流产清宫后，损伤肾精，肾精亏损，氤氲之时肾精无法充盛，阴阳不能顺利转化，阳气内动，损伤阴络，血海封藏失职，出现经间期出血。另外，由于肾精亏损，冲任失滋，胞宫失养不能摄精成孕，故半年未避孕不孕。六味地黄汤加减具有滋肾养阴，清热止血之功，一诊时已有阴道流血，故稍加芡实收敛止血。之后于氤氲前期给予滋肾填精养血调经治疗，经 4 个月经周期服药后，阴精充盛，氤氲之时阴阳转化协调，故经间期无出血，继而由于肾精足，容易摄精成孕，最终经调得子。

第三节　崩　　漏

一、生育期崩漏——止法（气血亏虚证）

　　张某，28 岁，2019 年 5 月 31 日因"阴道流血 40 天"就诊。

　　患者 12 岁初潮，经期 7 天，周期 20～40 天，量多，夹有血块，小腹隐痛，伴腰酸，无妊娠史（近 2 个月否认性生活史）。末次月经 3 月 28 日，7 天净，量少，用护垫，色黯。4 月 21 日至今阴道持续流血，量时多时少，第 15 天量多通畅，之后淋漓不尽，为求中医治疗来诊。现为阴道流血第 40 天，感头昏头晕，倦怠乏力，面色淡白，唇爪色淡，不思饮食，眠差，四肢不温，二便调。舌淡苔薄白，边有齿痕，脉沉细。9 天前云南某省级医院查血绒毛膜促性腺激素 <1.2mIU/ml；妇科超声检查示子宫内膜 2.2cm，回声不均匀。建议住院治疗，患者拒绝。今日我院阴道超声检查示宫内膜过厚，回声不均，子宫内膜 2.2cm；右侧卵巢囊性包块 2.6cm×2.0cm；盆腔积液 2.0cm。血常规红细胞 $2.92×10^{12}$/L，血红蛋白 95g/L，红细胞比容 0.27L/L。建议住院诊断性刮宫治疗，患者考虑后拒绝住院治疗，拒绝行诊刮术，强烈要求门诊保守治疗。导师告知患者因流血时间较长，目前已继发贫血，因子宫内膜过厚，门诊保守治疗中随时可能出现阴道大流血，此外内膜过厚无法判断是否存在子宫内膜恶性病变，患者明白病情后仍坚持门诊药物保守治疗。

　　西医诊断：①异常子宫出血；②继发性轻度贫血。

　　中医诊断：崩漏，证属气血亏虚。治以健脾益气，养血止血。

　　方用自拟方止崩Ⅰ号加减：党参 15g，炒白术 15g，陈皮 15g，黄芪 40g，升麻 10g，柴胡 15g，女贞子 15g，墨旱莲 15g，海螵蛸 30g，炒芡实 30g，赤石脂 30g，藕节炭 30g，益母草 20g，炒蒲黄 15g，炒续断 15g，熟地黄 20g，山茱萸 10g，白花蛇舌草 15g，白芷 20g，半枝莲 15g，蒲公英 15g，炙延胡索 20g，炒小茴香 10g，甘草 10g。7 剂，每剂服 2 天，每天服 3 次。黄体酮软胶囊口服，每晚 200mg，服 14 天。服药期间若阴道流血量过多随时返院复诊，必要时仍需行清宫。

二诊：2019 年 6 月 13 日，患者诉服药后血止，服黄体酮第 10 天再次出现阴道流血，次日流血量增多，停黄体酮，经量 1.5 小时浸透加厚卫生巾 1 片，有血块，痛经，腰酸，至今经量仍多，感倦怠乏力，头晕头昏，四肢不温，一周未解大便，小便调。舌淡苔薄，脉沉细。今日腹部超声检查示子宫内膜 1.0cm，宫内膜回声欠均；子宫腺肌病可能。导师守自拟方止崩 I 号加生三七粉 10g（兑服），阿胶 30g（烊化兑服），白芍 30g，西洋参 40g（另煎），炒艾叶 10g，5 剂，每剂服 1 天，每天服 3 次。嘱患者若血止还需继续服完，若血量继续增多随诊行诊断性刮宫，内膜组织送病检。

三诊：2019 年 6 月 18 日，诉服中药 2 剂后血止，大便调，时反胃酸，纳可，多梦易醒，乏力，舌淡苔薄，脉沉细。再次复查阴道超声检查示内膜 0.6cm，回声欠均；子宫腺肌病可能，子宫 8.8cm×6.0cm×5.6cm。导师守止崩 I 号减西洋参，加煅瓦楞子 20g，5 剂，每剂服 2 天，每天 3 次。患者因到外地工作，未能再来就诊，电话随访诉 7 月 10 日月经正常来潮，7 天自净。

按语：本案患者初诊时超声检查提示内膜过厚，本应用"通法"，但导师考虑到患者阴道流血量多，流血时间较长且已贫血，阴血已伤，若此时再用"通法"，则可致阴血骤然亡失，气随血脱，阴阳离决之脱证，故用止法，同时结合孕激素，使增生子宫内膜向分泌期转化，停药后达到药物性诊刮的效果，使内膜剥脱完全。同时导师给予自拟方止崩 I 号内服，方中参芪补气，熟地黄养血，白术、陈皮健脾，加入升麻、柴胡升阳举陷，加强升提固摄之力，以达气血双补之功。阴道流血时间长，阴血亏虚，故加入二至丸养阴止血。山茱萸温肾固摄；海螵蛸、炒芡实、赤石脂收涩止血，藕节炭、益母草、炒蒲黄化瘀止血，延胡索活血散瘀，以防止血而留瘀；止血药多性寒，小茴香性温，暖宫温肾，佐止血药之寒性。现代药理研究显示，白花蛇舌草、白芷、半枝莲具有免疫、抗肿瘤、抗菌等药理作用，导师用此三味药防止内膜病变；患者流血时间较长，予蒲公英清热解毒，预防感染。全方具有益气升提、养血止血、健脾固肾的功效。通过黄体酮转化内膜及中药健脾益气、固摄止血，14 天后复查超声检查，子宫内膜明显改善（由 2.2cm 改善为 1.0cm），导师根据《诸病源候论·崩中漏下五色候》曰"崩中之病是劳伤冲任之脉，冲任之脉起于胞内，为经脉之海，劳伤过度，冲任气虚，不能统制经血，故忽然崩下，谓之崩中，而有瘀血在内，遂淋沥不断，谓之漏下"，认为此期应加强活血散瘀之效，故二诊时守止崩方加入生三七粉；阿胶养血止血，重用白芍养阴；炒艾叶温经止血；但有形之血不能速生，生于无形之气，故重用西洋参补气，使血得以化生，同时加强益气固脱之力。三诊时患者流血已净，再次复查超声检查，子宫内膜为 0.6cm，继予止崩Ⅰ号健脾益气、养血调经，澄源复旧以调理善后。

该病例属"崩漏"范畴，崩漏是妇科常见病、多发病，导师治疗崩漏本着"急则治其标，缓则治其本"的原则，灵活运用"塞流、澄源、复旧"三法。该患者初诊时为崩漏的出血期且贫血，属于最急重阶段，此时导师强调先益气固摄止血为要，防止气血两脱加重病情，同时结合超声检查内膜过厚，在止血的基础上加服黄体酮 14 天转化内膜，使血得养，再通过药物性诊刮的"通法"，最终彻底剥脱止血。该案充分体现了导师"中西医结合""急则治标、缓则治本""灵活塞流"的治崩经验。

二、围绝经期崩漏——通法

胡某，48 岁，已婚两年，未孕。2009 年 6 月 4 日因"阴道断续少量流血 28 天不净"就诊。

患者平素月经经期 7～8 天，周期 35～60 余天一行，量偏少，无痛经史。末次月经 4 月 13 日，末次前月经时间为 2 月 28 日，量均似月经，持续 8 天干净。5 月 6 日—5 月 16 日阴道流血，量少用护垫，5 月 24 日—6 月 4 日阴道流血，量少用护垫。6 月 3 日超声检查示子宫大小 61mm×39mm×27mm，盆腔积液，双侧附件未见异常，子宫内膜 0.8cm。尿绒毛膜促性腺激素（−）。现症见：阴道流血量少、色黯，疲乏无力，腰膝酸软，头晕，舌淡黯苔薄，脉沉细。

诊断：崩漏，证属脾肾两虚夹瘀。治先以补益气血，活血通经为主。

方选导师验方调经Ⅰ号：当归 15g，川芎 10g，白芍 15g，熟地黄 20g，党参 15g，炙黄芪 30g，白术 15g，茯苓 15g，桃仁 15g，桂枝 15g，川牛膝 15g，枳壳 15g，甘草 5g。4 剂，每剂服 2 天，每天服 2 次。同时配合黄体酮胶丸 200mg，每日 1 次，6 天，口服。

二诊：患者服药 8 天后阴道流血量增多 1 天，色红，头晕乏力稍改善，舌淡苔薄，脉沉细，此时治以益气补肾，固冲止血。

方选导师验方止崩Ⅰ号加减：炙黄芪 30g，党参 15g，白术 10g，熟地黄 20g，炙升麻 10g，山茱萸 12g，菟丝子 15g，续断 15g，女贞子 15g，墨旱莲 12g，益母草 15g，阿胶 15g（烊化兑服），海螵蛸 15g，芡实 10g，赤石脂 10g，甘草 6g。4 剂，每剂服 1 天，每天服 3 次。

三诊：患者 4 剂药服完后阴道流血已止，以上诸症均减。易方为人参养荣汤以补益气血,健脾调经。炙黄芪 30g,党参 15g,白术 10g,茯苓 15g,当归 15g,川芎 10g,熟地黄 20g,山茱萸 12g,白芍 15g,怀山药 15g,菟丝子 15g,甘草 6g。4 剂,每剂服 2 天,每天服 2 次。并分别予上述三方各 8 剂带回服药,嘱月经前一周服调经 Ⅰ 号,月经量多 2 天后即可服止崩 Ⅰ 号方,血止后 3 天服人参养荣汤,连服 2 个月经周期。

随访半年月经正常。月经周期为 40 天,经期 7 天干净。

按语:该患者年近七七,肾气渐衰,天癸渐竭,封藏失司,冲任不固,不能制约经血,子宫藏泄失常而发为漏证。导师认为该患者过去月经有周期,仅此次发为漏下,阴道流血间断淋漓不止,就诊时患者已阴道流血 28 天,尿绒毛膜促性腺激素阴性,且超声检查提示子宫内膜已厚,此时应根据患者以往的月经周期,顺应月经规律,应先用"通"法活血通经,同时补益气血以防月经来潮愈发加重气血流失,故方选调经 Ⅰ 号加减,同时配合服用黄体酮,造成药物撤退性出血的效果。二诊时患者阴道流血已通畅,此时应用"止"法以达到完全止血的目的,同时应澄源与塞流并举,抓住脾肾两虚为本,故易方为止崩 Ⅰ 号加减以健脾固肾,益气止血。三诊时患者阴道流血已止,此时应重在调整因崩漏所致的气血虚弱,防止崩漏复发,预防子宫内膜癌变。围绝经期因天癸将绝,故治疗围绝经期崩漏时并不强调要恢复排卵和建立正常的月经,方用人参养荣汤以健脾调养气血善后即可。

第四节　痛　　经

一、痛经——子宫内膜异位症(气滞血瘀证)

紫某,女,26 岁,1998 年 11 月 20 日因"经行下腹胀痛难忍 1 年余"就诊。

患者平素月经先后不定,量少不畅,色黯夹块,经行第 1~2 天下腹胀痛剧烈,伴肛门坠胀,时有便溏,每次需服布洛芬止痛。今日为求中医治疗来诊。现症见:月经第 2 天,经色黯,血块多,下腹胀痛明显,面色苍白,舌淡黯,苔薄白,脉细弦。患者既往 1997 年 1 月曾药物流产 1 次,现未避孕近 1 年,有孕育要求。

诊断:①痛经;②不孕症。证属气滞血瘀。患者此时正值经期,且腹痛剧烈,此时治以理气活血,通经止痛为法。

方用验方痛经 Ⅰ 号加减:当归 15g,川芎 12g,白芍 15g,丹参 15g,乌药 12g,枳壳 12g,延胡索 10g,五灵脂 9g,血竭 5g,牛膝 15g,桂枝 15g,甘草 5g。2 剂,水煎内服,每剂服 2 天,每天 3 次。嘱患者经净后复诊。

二诊：1998 年 11 月 30 日，患者诉服药后经行通畅，腹痛减轻，月经已净。妇科检查后穹隆可触及 2 粒花生米大小之痛性结节。导师考虑为子宫内膜异位症，西医诊断为子宫内膜异位症。此时治疗应活血化瘀，理气散结。

方用三棱丸加味：当归 15g，川芎 12g，赤芍 15g，丹参 15g，三棱 10g，莪术 10g，乌药 10g，香附 12g，枳壳 10g，橘核 12g，浙贝母 12g，甘草 5g 等。4 剂，水煎内服，每剂服 2 天，每天 3 次。

三诊：1998 年 12 月 17 日，患者中药服完，无不适，患者要求带药治疗，予前方痛经 I 号方 6 剂，三棱丸 8 剂，嘱患者经前两日开始服痛经 I 号至痛经结束，经净后服三棱丸 4 剂。余下药按此方法下周期继续服药。

如此规律治疗 4 个月后，患者经行下腹痛已消失，因有受孕要求，继续导师处中药调理，至 1999 年 2 月 24 日再诊时患者停经 43 天，经超声检查诊断为"早孕"。

按语：痛经是临床妇科常见多发病，可因功能失调引起，亦可因生殖器官的病变而发生。痛经最重要的特点是围绕月经呈周期性发作，此特点与经期及经期前后冲任、胞宫气血的周期性变化有关。未行经期间，冲任气血平和，外来致病因素及体质因素不足以引起冲任、胞宫气血瘀滞或不足，故平时不发生疼痛。而经期血海充盈，气盛血旺，胞宫气血由经前充盛到经期溢泻致经后暂虚，此过程气血变化急骤，易受外邪侵扰，邪气入侵后内伏，于经前或经期与气血搏结，致胞宫、冲任气血运行障碍，经血泻而不畅，不通则痛，此时用药应顺应经水下行特点，顺应其气血变化特点，予痛经 I 号理气活血，通经止痛治其标。经净后应辨证分型治其本，予三棱丸加减理气活血，消癥散结。故导师治疗痛经时强调要紧紧抓住其发病机制，顺应其气血变化，分清标本缓急，急时不论何因所致均先以理气调血，通经止痛治其标为主，缓时才辨证求因治本。

二、痛经——湿热瘀结证

张某，25 岁，未婚，2017 年 3 月 10 日因"经行腹痛伴发热反复发作半年"就诊。

患者半年前无明显诱因出现经期小腹疼痛如绞、拒按，疼痛可持续至整个经期结束，伴恶心、发热（T：38.5℃）。遂至昆明市第一人民医院就诊，诊断为"急性盆腔炎"，予静脉注射（左氧氟沙星）3 天后症状好转。月经干净后第 4 天再次就诊，行超声检查示右侧卵巢巧克力囊肿。自此患者上述症状每遇经期即发，每次发作均予抗生素治疗后可好转。平素月经规律，周期 28～30 天，经期 6～7 天，末次月经 2017 年 3 月 8 日，量多，色红，质稠，有腥味，小腹刺痛。今为寻求中医治疗来诊,现症见:经行小腹刺痛2天,行走、按压后疼痛明显,牵扯腰背酸痛,腹痛发作时感恶心、头晕、汗出,伴发热,口干、口苦,乏力,纳食欠佳,眠可,大便稀,小便调。查体T 38.6℃,舌红,苔黄,脉细滑。外院超声检查示①右侧卵巢巧克力囊肿1.8cm×1.6cm;②宫内膜回声不均,子宫内膜1.3cm。肿瘤标记物示CA199 59.61IU/L,CA125 88.06IU/L。血常规示白细胞升高。结核斑点试验、血培养结果未见异常。

西医诊断:①盆腔炎性疾病;②右侧卵巢巧克力囊肿。

中医诊断:①痛经;②癥瘕。证属湿热瘀结。现为经期,导师分期用药。方用自拟消炎Ⅰ号加减治以清热利湿,活血祛瘀:

炒黄柏15g,牡丹皮15g,茯苓15g,薏苡仁20g,山药15g,金银花10g,连翘10g,泽泻15g,炒枳壳15g,炒川楝子10g,赤芍15g,大血藤15g,没药10g,贯众炭10g,荆芥炭10g,甘草5g。5剂,每天3次,每剂1天,嘱今日开始服药。

消瘤Ⅰ号加减治以理气活血,化瘀消癥:

炙黄芪40g,党参20g,桂枝10g,茯苓15g,丹参15g,赤芍15g,鸡内金10g,浙贝母10g,炒橘核15g,炒枳壳10g,甘草10g。6剂,每天2次,每剂2天,嘱患者经净后3天再开始服用。建议下次月经来潮前就诊。

二诊:2017年3月30日,诉服药后2天无发热,腹痛较前减轻,上述经期诸症均较前减轻,平素感压力大,情绪波动大,喜叹息,纳眠可,小便调,易腹泻。舌红,苔薄白,脉细。继予上两方治疗,消炎Ⅰ号,5剂,每天3次,每剂1天,嘱经前2天开始服用;消瘤Ⅰ号,6剂,每天2次,每剂2天,嘱月经干净3天后开始服用。

三诊:2017年4月28日,月经4月7日来潮,服药后此次经期无发热,经行第1天至第4天腹痛,上述经期诸症均明显好转,继予消炎Ⅰ号10剂、消瘤Ⅰ号12剂带回服药,连服2个月经周期,服用方法同前。

其后随诊4个月,经期未再出现发热及腹痛症状。

按语:对于本案,导师认为患者近半年经行腹痛伴发热反复发作,西医诊断为盆腔炎性疾病、巧克力囊肿,但无法判断其痛经是盆腔炎性疾病还是子宫内膜异位症所导致,由于病因分析不清导致治疗上常常是对症治疗,从而使患者病情无法得到根治,故反复发作,虽然使用抗生素可使患者症状暂时缓解,但易产生耐药性。

导师认为大部分痛经由寒凝血瘀而致,却有一部分患者实属湿热瘀阻,本案患者即是因湿热之邪蕴结胞宫冲任,阻滞气血,经行不畅,经前、经期气血下注,湿热与血蕴结不通,不通则痛,故经来腹痛。故法随症出,根据"急则治标,缓则治本"的原则，在痛经发作时，以止痛为主，治以清热利湿，活血祛瘀，方用消炎Ⅰ号加减，但因正值经期，恐理气活血药物迫血妄行，故方中加用贯众炭、荆芥炭以止血摄血。导师认为该患者的异位灶巧克力囊肿，又属中医"癥瘕"的范畴，主要由离经之血蓄积于盆腔而成，瘀血阻滞，日久成癥。治疗应针对其病变核心"痛"和"瘀"，分步施治，经期及经前以理气活血，清热除湿止痛为主，经后以理气活血，化瘀消癥为主，故该患者经后用消瘤Ⅰ号加减治疗。以上两方序贯合用，攻补兼施，标本兼治，取得了一定的疗效。

第五节　多囊卵巢综合征

多囊卵巢综合征——痰湿内盛证

徐某，26岁，未婚有性生活，暂无生育要求，2018年5月13日因"月经推后来潮12年，现停经38天"就诊。

患者月经14岁初潮，周期38～39天，经期5～6天，末次月经2018年4月6日。量中，色黯红，夹血块，有痛经。患者近12年月经推后来潮，并未引起重视，未做检查，也未服用任何药物，近1年来，月经错后加重，常3至4个月一行，体重增加5kg，2017年12月31日外院超声检查示双侧卵巢多囊样改变，子宫内膜0.7cm。2018年1月20日激素六项检查结果：促卵泡生成素（FSH）5.78mIU/ml，黄体生成素（LH）13.8mIU/ml，LH/FSH≈2.39，余（－）。今为求中医治疗来诊，现症见，形体肥胖，偶有胸闷，畏寒，纳可，入睡易醒，二便调。舌质淡，苔白，舌下络脉曲张，脉沉细。今日尿绒毛膜促性腺激素阴性。

西医诊断：多囊卵巢综合征。

中医诊断：①月经后期；②痛经。证属痰湿内盛，治以理气活血通经为主。

方用调经Ⅰ号加减：当归15g，赤芍15g，川芎10g，桃仁10g，丹参15g，炒枳壳10g，川牛膝15g，桂枝10g，法半夏15g，陈皮10g，苍术15g，浙贝母10g，甘草5g。3剂，每剂服2天，每天服2次。嘱患者服完药复诊，并鼓励患者坚持每天适当的体育锻炼，少食高热量及油腻之品，同时可增加蔬菜、水果的摄入量。

二诊：2018年5月20日复诊，患者诉服药后5月18日月经来潮，量中，色黯红，夹血块，经行腹痛稍减，余症同前。舌质淡红，苔薄白，舌下络脉曲张，脉沉细。治以健脾燥湿，化痰调经。

方用苍附导痰丸加减：苍术15g，香附12g，法半夏15g，陈皮10g，茯苓15g，枳壳10g，胆南星10g，乌药10g，泽兰10g，红花10g，当归15g，党参15g，神曲 15g，甘草 5g。10 剂。头煎时，用开水先煎胆南星 10 分钟，其余药加 3 片生姜，开水 500ml 泡 20 分钟，加入煎好的胆南星液中再煮沸 30 分钟，取汁 200ml，第 2 至第 4 煎各加开水 300ml，煮沸 30 分钟，取汁 150ml，四煎合匀，分 4 次温服。每剂服 2 天，每天服 2 次。嘱患者月经干净 3 天后再开始服药。

三诊：2018 年 6 月 15 日复诊，患者体重减轻 2 公斤，已无胸闷、畏寒等症状，纳眠可，二便调。舌质淡红，苔薄白，舌下络脉曲张缓解，脉沉细。守一诊调经Ⅰ号方加减再服 6 剂，每剂服 2 天，每天服 2 次。嘱患者继续体育锻炼。

四诊：2018 年 6 月 26 日复诊，患者诉服药后 6 月 22 日月经来潮，经期已无腹痛，经色红，无血块，现未干净，继予苍附导痰丸 10 剂和调经Ⅰ号 6 剂带回服药，连服 2 个月经周期。嘱患者月经干净 3 天后服苍附导痰丸，之后继服调经Ⅰ号方。并坚持体育锻炼，合理饮食，调整生活方式，建议体重减轻大于 15%，更有利于远期疗效。

按语：该患者在初诊时，导师根据其临床症状、超声检查及性激素检查结果，确诊为多囊卵巢综合征。鉴于该患者近 1 年体重增加 5kg，认为是多囊卵巢综合征导致的月经后期，辨证为痰湿所致。由于痰湿停滞体内日久，致冲任失畅，胞脉壅滞，气血运行缓慢，血海不能按时满溢，遂致经行错后。究其本质是排卵障碍，故在治疗上应根据月经周期的不同阶段针对病因进行辨证论治。患者初诊时已停经 38 天，且暂无生育要求，故此时应针对胞脉治疗，调其冲任，通其胞脉，使经血按时溢入胞宫，故以理气活血通经为主，方用调经Ⅰ号加减。二诊时患者月经已来潮，此时应紧抓"痰湿"这个致病因素，治以健脾燥湿，化痰调经，促进排卵功能恢复，方用苍附导痰丸加减。本例月经后期的诊治过程，体现了导师因、证、症结合的用药特点，也是"辨证求因以治其本，标本分治以求其效"治疗原则的充分体现。

第六节 不 孕 症

一、不孕症——排卵功能障碍

（一）不孕症、月经后期——排卵功能障碍（脾肾阳虚、痰湿内阻证）

段某，27 岁，2014 年 11 月 6 日因"月经推后伴量少 4 年，停经 3 个月，结婚 3 年未孕"就诊。

患者 13 岁初潮，4 年前出现月经推后伴经量逐渐减少，40 天至 3 个月一行，曾间断口服黄体酮、炔雌醇环丙孕酮片等治疗 1 年，停药后月经周期尚可，后再次出现月经紊乱，未进行系统治疗。3 年前结婚，婚后性生活正常，未避孕，一直未受孕，今日患者为求中医治疗来诊。末次月经 2014 年 7 月 28 日，现停经 3 个月，眼眶黯黑，上唇细须明显，时感形寒肢冷，神疲乏力，腰酸如折，胸闷，口中有异味，便溏，自月经异常后体重增加 10kg，舌淡红边有齿印，苔白稍腻，脉沉细弦。辅助检查：今日超声检查示子宫大小正常，子宫内膜厚 0.9cm，双侧卵巢多囊样改变。今日尿绒毛膜促性腺激素阴性。2014 年 10 月 30 日激素六项，LH/FSH＞2。2014 年 3 月宫腔镜示子宫腔形态正常，双侧输卵管通畅。男方精液检查正常。

西医诊断：①原发性不孕症；②多囊卵巢综合征。

中医诊断：①不孕症；②月经后期。证属脾肾阳虚、痰湿内阻，治以理气祛痰、活血通经。

方用导师自拟方调经Ⅰ号加减：赤芍 10g，当归 15g，川芎 10g，泽兰 15g，苏木 12g，丹参 15g，川牛膝 15g，党参 15g，炒枳壳 10g，甘草 6g。3 剂，每剂服 2 天，每天服 3 次。

二诊：2014 年 11 月 15 日，3 剂药服完后月经于 11 月 14 日来潮，量较前稍增多，色黯红，无痛经，怕冷、胸闷改善，大便成形，舌脉同前。经净后治以补肾健脾、燥湿化痰调经。

方用苍附导痰汤加减：炒苍术 10g，香附 10g，胆南星 10g，法半夏 12g，党参 15g，茯苓 15g，白术 10g，山药 15g，续断 15g，巴戟天 12g，淫羊藿 15g，甘草 6g。4 剂。嘱本月监测排卵，无需避孕，多运动，少食油腻之品，多吃蔬菜水果等。

三诊：2015 年 1 月 5 日。此次月经推后 43 天于 12 月 26 日来潮，5 日净，经量中等，经色转红，有血块，不伴痛经。体重减轻 2 公斤，临床诸证均有改善。超声检查监测排卵一直无优势卵泡。患者有生育要求。

方用导师自拟方助孕Ⅰ号加减：菟丝子 15g，续断 15g，党参 15g，覆盆子 15g，补骨脂 15g，紫石英 15g，女贞子 15g，当归 15g，熟地黄 15g，白术 15g，淫羊藿 15g，浙贝母 12g，法半夏 12g，炙甘草 6g。4 剂，每剂服 2 天，每天服 3 次；后用苍附导痰汤加减，3 剂。此后守上两方交替坚持中药治疗，持续治疗 2 年多时间。

十八诊：2016 年 5 月 16 日。近半年月经周期规律稳定，月经量中等，颜色鲜红，血块减少。现停经 58 天未潮，末次月经 2016 年 3 月 14 日。尿绒毛膜促性腺激素阳性，血绒毛膜促性腺激素 3 972.93mIU/ml。超声检查示宫内早孕 7 周，宫内探及大小约 5.6cm×2.4cm 孕囊，胎芽长 2.0cm，可见原始心管搏动，双附件无异常。现偶有腰酸，给予固肾安胎治疗。后随访顺产一子。

按语：导师认为不孕症既是一个独立性的疾病，又可能是某些疾病导致的结果，是多种妇产科疾病共同造成的结局。该患者虽然以月经病来就诊，实则最希望解决的是生育问题。导师根据其病证诊断为原发性不孕症、月经后期（多囊卵巢综合征），证属脾肾阳虚、痰湿内阻。该患者年轻体胖，又无虚损见证，故应属实证范畴。该病的本质是排卵障碍，故而表现为月经量少、月经后期及不孕。治疗先急则治其标，以理气祛痰、活血通经为主，方用自拟方调经Ⅰ号加减促使月经来潮；之后病症结合治疗，故方用苍附导痰汤加味以补肾健脾、燥湿化痰，方中加巴戟天、淫羊藿温肾助阳以促进排卵；再用自拟方助孕Ⅰ号温肾助阳、温暖胞宫以助孕；孕后继续固肾安胎。本案诊治过程，体现了导师病症结合的用药特点，也充分体现了导师诊治排卵障碍型不孕症的经验，即治疗不孕症在于调经、种子、安胎一线贯穿，环环相扣、整体调治。

（二）不孕症——排卵功能障碍（肾虚证）

刘某，女，31岁，1996年12月13日因"取环后2年不孕"就诊。

患者平素月经推后（40～90天），经期正常，经量中等，无痛经史。1991年10月顺产一胎，后孩子意外死亡，现取环后2年未孕，今日患者为求中医治疗来诊。末次月经11月5日，5天净。现腰酸，肢冷，舌淡苔薄白，脉沉细。1995年10月子宫输卵管碘油造影示：①子宫形态正常；②双侧输卵管通畅。基础体温示时而单相，时而双相，双相时黄体期高温相时间短至9～10天。

西医诊断：排卵障碍性不孕。

中医诊断：不孕症，证属肾虚，治以补肾调理冲任。

方用导师自拟方助孕Ⅰ号加减：当归15g，熟地黄20g，白芍15g，川芎15g，茯苓15g，白术15g，党参15g，菟丝子15g，覆盆子15g，女贞子15g，枸杞子15g，小茴香15g，九香虫8g，甘草5g。4剂，每剂服2天，每天服3次。嘱患者排卵后服药。

二诊：1996年12月28日，末次月经12月21日。患者诉腰酸肢冷较前减轻，舌脉同前，继服上方治疗。

三诊：1997年2月2日，末次月经1月25日。患者诉已无腰酸肢冷等不适，月经周期较前缩短，35日一行，基础体温已呈双相，黄体期12天。继予自拟方助孕Ⅰ号4剂。

继续门诊治疗半年后怀孕，之后在导师处继续保胎治疗，后平安产下一健康女婴。

按语：排卵功能障碍主要表现为无排卵或黄体不健，常有月经失调。本案患者黄体期时间短且月经周期长，故治疗上以补肾调理冲任为主可以取得满意疗效,因肾及冲任与女子月经、妊娠的关系最密切,肾气盛则天癸足而促使任脉通,太冲脉盛,月事以时下,阴阳和而能有子;"冲为血海,任主胞胎"冲任二脉功能正常,能维持月经和妊娠,若肾和冲任功能失调,则不能摄精成孕。同时临床实验研究已有许多报道,补肾中药对下丘脑 - 垂体 - 卵巢性腺轴的功能有调节作用,而调理冲任主要通过调补气血来实现,亦有实验证实补气养血能使黄体期基础体温上升,孕酮升高。导师认为治疗排卵功能障碍不孕应以补肾调理冲任为主。故导师用助孕Ⅰ号补肾调理冲任法,治疗排卵功能障碍性不孕,不仅是其长期实践的经验总结,亦具有理论和实验研究基础。

(三)不孕症——排卵功能障碍(卵巢功能早衰)

祝某,40岁,2012年12月20日因"未避孕未孕1年余,停经3个月"就诊。

16岁月经初潮,近1年月经周期37～90天,经期4天,经量中等,色黯红,无血块,无痛经。结婚10年,近1年未避孕未孕,月经错后加重,常用人工周期治疗,月经可正常来潮,但停药复发,今日患者为求中医治疗来诊。末次月经2012年9月18日,现带下量少,阴道干涩,性欲淡漠,烦躁,失眠多梦,手足冰凉,小便清长,大便秘结,2～3日一行。舌质红边有齿印,苔薄黄,脉细滑。半年前输卵管检查示双侧输卵管通畅。11月15日外院激素六项:促卵泡生成素49.9IU/L,黄体生成素18.2IU/L,催乳素13.9ng/ml,雌二醇52pg/ml,睾酮0.36ng/ml。昨日外院超声检查提示双卵巢体积偏小,子宫内膜0.6cm。男方精液检查正常。

西医诊断:①原发性不孕;②卵巢功能早衰。

中医诊断:①闭经;②不孕症。证属脾肾两虚,治以理气活血通经。

方用导师自拟方调经Ⅰ号加减:丹参15g,桃仁12g,当归15g,川芎10g,熟地黄15g,白芍15g,香附10g,乌药10g,枳壳10g,苏木15g,泽兰12g,川牛膝15g,桂枝12g,甘草5g。3剂,每剂服2天,每天服3次。同时,予黄体酮200mg,口服,每日1次,连服6天。嘱患者月经来潮后复诊。

二诊:2013年1月15日,诉服药后月经于5天前来潮,量中等,色红,无血块,持续4天干净,现时有烦躁,纳可,多梦易醒,手足转温,小便频,大便干,2日一行。舌红边有齿印,苔薄白,脉细。治以补肾滋阴,佐以温阳。

方用导师自拟方助孕Ⅰ号加减:菟丝子15g,熟地黄15g,制首乌15g,女贞子15g,覆盆子15g,续断15g,补骨脂15g,紫石英15g,肉苁蓉15g,淫羊藿15g,炙黄芪30g,党参15g,茯苓15g,白术15g,当归15g,牡丹皮15g,五味子10g,甘草5g。3剂,每剂服2天,每天服3次。嘱月经干净3天后再开始服药。

三诊：2013年1月23日，诉服药后白带量增多，睡眠改善，小便正常，大便2日一行，手足温，舌质淡红，苔薄白，脉滑数。导师认为时值排卵期，予上方去五味子、女贞子，加桃仁12g、香附10g以促进排卵。4剂，每剂服2天，每天服3次。

四诊：2013年2月11日，诉今日月经来潮，量少色黯，无腹痛，纳眠可，小便正常，大便每日一行。舌质淡红，苔薄白，脉滑数。导师认为经水以下行为顺，治以行气活血，调经祛瘀，予张良英自拟方调经Ⅰ号2剂，每剂服2天，每天服3次。

五诊：2013年2月17日，诉服药后经量增多，持续5天净，现偶有烦躁，纳眠可，二便调。舌质淡红，苔薄白，脉细。继予助孕Ⅰ号7剂及调经Ⅰ号3剂带回服药，服法同前。嘱患者继续按此周期疗法治疗3个月。

六诊：2013年6月15日，诉停经50天，自测尿绒毛膜促性腺激素阳性，时有恶心，无腹痛，无腰酸，无阴道流血，纳眠可，二便调。舌质淡红，苔薄白，脉细滑。今日妇科超声检查示宫内早孕7周，可见原始心血管搏动。

方用导师自拟方保胎Ⅰ号加减：菟丝子15g，熟地黄20g，炙黄芪30g，白术15g，党参15g，怀山药15g，山茱萸10g，续断15g，桑寄生15g，甘草5g。4剂，每剂服2天，每天服3次。嘱患者继服中药保胎至孕满3个月。

按语： 导师认为排卵障碍性不孕症虽然临床表现复杂多样、证候虚实夹杂，但透过现象看本质，"肾虚"才是发病的根本原因。《内经》云"任脉通，太冲脉盛，月事以时下，故有子""肾者主蛰，封藏之本，精之处也"，导师认为肾乃先天之本，所藏精气的盛衰主宰着人体的生长发育及生殖功能的成熟与衰退。本案患者先天肾气不足，天癸迟至，肾阴不足则精卵失养，不能发育成熟，肾阳不足，不能推动卵子排出，则出现排卵障碍；肝肾同源，肾虚水不涵木，加之患者忧思内结，致肝郁气滞，不能有规律地排出成熟卵子而发本病。

治疗不孕症时导师强调根据月经周期不同阶段调周助孕，但本案患者月经周期紊乱，难以明确分期。导师临证巧思，治病求本，舍弃常规分期法，从肾论治，分两期调周助孕。行经期经水以下行为顺，用调经Ⅰ号治以理气活血通经；经净后为经后期，着重补肾填精，益冲任，促进卵泡发育，用助孕Ⅰ号为基础方，随症加减施治。两方按周期服用，共奏祛瘀生新，补肾调经助孕之效，该法紧紧抓住"肾虚"这一主要病机，顺应妇女生理周期，解决了排卵障碍性不孕症患者难以按常规分期调周的问题，法简而效宏。孕后注意安胎治疗，以稳固胎元，预防流产发生。

二、不孕症——输卵管因素

（一）不孕症——输卵管积水（湿热壅滞，痰瘀阻络证）

樊某，43 岁，2019 年 3 月 26 日因"体外受精 - 胚胎移植技术（IVF-ET）前发现左侧输卵管积水 2 天"就诊。

患者平素月经规律，量偏少，色红，夹有血块，时痛经。患者婚久不孕，孕前常规检查未见明显异常，曾行 IVF-ET 失败 5 次，患者及家属孕育要求强烈，拟再次行 IVF-ET，于云南省某三级医院取卵 6 枚，配对成功 4 个，待相关检查完善后再次移植，今日患者为求中医治疗来诊。末次月经 2019 年 3 月 17 日。带下量偏多、色黄、无异味，感倦怠乏力，纳差眠可，大便黏滞，小便可，舌黯淡苔薄黄腻，边尖少许散在瘀点，脉弦滑。昨日某省级医院行妇科超声检查示：左侧附件区探及 3.5cm×1.7cm×1.6cm 囊性包块，界清，内未见明显血流信号，考虑输卵管积水可能。建议行输卵管结扎术后才能行 IVF-ET，患者反复考虑后拒绝手术，要求中医治疗。

西医诊断：①输卵管积水；②不孕症。

中医诊断：不孕症，证属湿热壅滞，痰瘀阻络，治以清热除湿，活血通络。

方用导师自拟方消炎Ⅰ号加减：炒苍术 15g，炒黄柏 15g，车前子 15g，薏苡仁 30g，滑石粉 30g，茯苓 15g，蒲公英 15g，紫花地丁 10g，牡丹皮 10g，大血藤 15g，败酱草 15g，连翘 15g，公丁香 10g，吴茱萸 10g，炒白术 30g，甘草 10g。6 剂，每剂服 2 天，每天服 3 次。

同时予中药保留灌肠，自拟灌肠方：丹参 20g，炒枳壳 15g，蒲公英 30g，大血藤 30g，败酱草 30g，肉桂 20g，苦参 20g，野菊花 15g，金银花 15g，连翘 20g，紫花地丁 15g，防己 15g，泽泻 15g，猪苓 15g，透骨草 15g，蒺藜 20g，皂角刺 20g。4 剂，每剂煎 3 袋，每袋 150ml，每日 1 袋，灌肠连用 12 天。嘱患者经净后复诊。

二诊：2019 年 4 月 23 日复诊，现经净 3 天，服药后带下量较前减少，舌脉同前，余无特殊不适，昨日于同一省级医院行妇科超声检查示左侧附件区探及 1.5cm×0.8cm×1.1cm 囊性包块，形态欠规整，内未见明显血流信号，考虑输卵管积水可能。继续守自拟方消炎Ⅰ号 4 剂内服，灌肠方 3 剂灌肠治疗。

三诊：2019 年 5 月 10 日复诊，今日于同一省级医院行妇科超声检查示双附件未见明显异常。随后电话随访未再复发，已行 IVF-ET。

按语：输卵管积水是由输卵管慢性炎性渗出物聚集的一种形态学改变，病理学基础是输卵管的慢性炎症，输卵管积水患者在胚胎移植中常常出现不良妊娠结局，因此很多生殖医师建议在胚胎移植前行输卵管结扎或切除术。导师认为本病多因湿热、痰饮、瘀毒壅滞胞络，患者久病，情志不畅，肝气郁结，疏泄失常，血气不和而致血行瘀滞；肝郁乘脾，脾失健运，湿热内生，滞于冲任，壅阻胞脉；病久耗伤气血，运化无力，致使有形湿邪停聚输卵管。导师予自拟方消炎Ⅰ号清热除湿，活血化瘀，行气利水，散结通络。

输卵管是自两侧子宫角向外伸展的管道，与子宫紧密相连，直肠前方为子宫及阴道，形成直肠子宫陷凹，临床上通过保留灌肠给药，使药物直达患处，促进局部血液循环，提高新陈代谢以促炎症吸收与消退。导师自拟灌肠方具有活血化瘀、利水渗湿、清热解毒、消癥通络的功效，方中以五味消毒饮为基础方清热解毒消痈，《本经逢原》记载丹参"主心腹邪气，肠鸣幽幽如走水，寒热积聚，破癥除瘕，止烦满，益气"，方中丹参既清热凉血，又活血散瘀；大血藤、败酱草清热解毒、活血化瘀，同用以奏清热活血消痈之功；肉桂温经通脉；《金匮要略·痰饮咳嗽病脉证并治》曰："病痰饮者，当以温药和之"。泽泻、猪苓利水渗湿；风药入络，予透骨草引药透入经络、祛风活血。消炎Ⅰ号配合中药保留灌肠内外合治，增强疗效，减少内服药物副作用。

（二）不孕症——输卵管因素（肾虚血瘀证）

陈某，34岁，2017年10月31日因"结婚10年，未避孕未孕7年"就诊。

患者既往月经规律，经期3～4天，周期26～30天。平素性生活正常，近7年未避孕未孕，曾在外院人工流产3次。今日患者为求中医治疗来诊。末次月经2017年10月6日，量少，色黯红，夹血块，经行小腹疼痛。现感五心烦热，腰膝酸软，面部潮红，烦躁易怒，纳可，失眠易醒，二便调。舌黯红，苔少，脉弦细。今年3月外院输卵管碘油造影：左侧通而不畅，右侧堵塞。男方精液检查正常。

西医诊断：继发性不孕。

中医诊断：不孕症，证属肾虚血瘀。导师分期用药。

导师自拟助孕Ⅱ号加减以理气活血，化瘀通络助孕：当归15g，川芎15g，赤芍15g，丹参15g，桂枝10g，路路通10g，丝瓜络10g，炒枳壳10g，炙香附10g，续断15g，炒酸枣仁15g，炒柴胡15g，郁金10g，甘草5g。3剂，每剂服2天，每天服3次。嘱患者于下月月经干净3天后开始服用。

六味地黄汤加减以补肾滋阴，益冲任：熟地黄20g，怀山药15g，山茱萸10g，茯苓15g，牡丹皮15g，炙黄芪20g，党参15g，陈皮10g，续断15g，女贞子15g，制首乌15g，当归15g，枸杞子15g，桑椹15g，肉苁蓉15g，炒酸枣仁15g，甘草5g。4剂，每剂服2天，每天服3次。嘱患者服完助孕Ⅱ号3剂后再服此方，并嘱患者保持心情愉悦，以平静之心看待受孕，暂避孕3个月。

二诊：2017年11月10日，诉服药后感诸症好转，纳食可，睡眠改善，二便调。舌黯红,苔少,脉弦细。末次月经11月4日,量较前增多,色转红,血块减少,经行腹痛减轻,继予助孕Ⅱ号3剂和六味地黄汤4剂,服法同前。

三诊:2017年12月5日,诉服药后现无五心烦热,偶有腰膝酸软,情绪较前好转,纳食可,睡眠可,二便调。舌红,苔薄白,脉细。末次月经12月1日,量较前明显增多,色红,无血块,经行腹痛明显减轻,继予助孕Ⅱ号6剂和六味地黄汤8剂带回服药,连服2个月经周期,服法同前。嘱患者本月暂避孕,下月月经第10天开始监测卵泡,如为左侧卵巢排卵则可试孕。

四诊:2018年2月6日就诊,现停经37天,末次月经2017年12月30日,今日尿绒毛膜促性腺激素阳性,超声检查提示宫内早孕。

按语:导师认为输卵管阻塞相当于中医学"胞脉阻滞"的范畴,流产及产后是造成输卵管阻塞性不孕的主要原因。其病机特点主要是"瘀血阻络",由于流产后血室正开,湿热易于内侵,湿热瘀血互结,壅遏胞脉、胞络,使冲任不通,两精不能相搏,从而导致不孕,故治疗时应活血化瘀,通络助孕。同时,不孕症原因复杂,导师强调应将辨证与辨病结合,根据月经、带下及全身证候综合分析,临证首先应明确病因,分析病位,辨其虚实,之后身心兼顾,内外兼治。

本案患者未避孕未孕7年,病程较长,有3次人工流产,排卵正常,输卵管检查显示左侧通而不畅,右侧堵塞。导师据其病史、临床症状及辅助检查综合分析,中医辨证为肾虚血瘀,西医辨病为继发性不孕,在经净后3天选用助孕Ⅱ号加减,治以调畅气机,活血化瘀,通络助孕。同时,导师认为该患者除了有输卵管因素导致不孕之外,其本身还有肾阴虚的症状,故导师另予六味地黄汤随证加减,治以补肾滋阴,益冲任。这也体现了中医学"肾主生殖"的理论和中医治病的"整体观"。此外,因不孕症的患者长期精神压力较大,多有肝气郁结之症,故在治疗过程中可酌情加入炒柴胡、郁金等疏肝理气之品。如此辨病与辨证相结合,充分发挥中医调经助孕和调畅情志的优势,结合西医辨病的特长,进行选方用药,指导排卵期受孕,多能收到预期效果。

三、不孕症——排卵功能障碍合并输卵管因素

韩某,36岁,已婚未产,2009年1月12日因"婚后未避孕不孕4年"就诊。

患者2005年结婚,婚后性生活正常,未避孕一直未受孕,月经13岁初潮,经期7天,周期40~60天,末次月经2008年11月19日,经量偏少,色黯红,经行第1天、第2天痛经,曾服西药进行人工周期调经及中药治疗,均未受孕。今日来诊。现症见:停经54天,双乳胀痛,纳眠可,二便调,舌淡黯,苔薄白,脉弦细涩。超声检查示子宫双附件未见异常,子宫内膜0.8cm。尿绒毛膜促性腺激

素阴性。基础体温示单相。

诊断：①月经后期；②不孕症。证属气滞血瘀。治以活血化瘀，理气通经。

导师验方调经Ⅰ号加减：当归 15g，赤芍 12g，川芎 10g，桂枝 15g，苏木 12g，泽兰 12g，桃仁 10g，丹参 15g，川楝子 10g，炒柴胡 12g，枳壳 10g，川牛膝 15g，延胡索 15g，小茴香 10g，甘草 6g。3 剂，每剂服 2 天，每天服 3 次。嘱其继续进行基础体温测定，若月经来潮，建议于经净第 3 天行子宫输卵管碘油造影术。

二诊：诉服完上方 2 剂后月经来潮，量增多，痛经大减。今日月经干净 4 天，昨日外院子宫输卵管碘水造影术提示①子宫形态正常；②双侧输卵管通而不畅。舌淡黯苔薄白，脉弦细涩。辨证为气滞瘀血阻络，治以活血理气通络。

助孕Ⅱ号加减：当归 15g，川芎 10g，赤芍 12g，丹参 15g，党参 15g，枳壳 10g，桂枝 15g，路路通 12g，丝瓜络 12g，通草 10g，穿山甲 10g（另包兑服），甘草 6g。3 剂，每剂服 2 天，每天服 3 次。并嘱患者暂避孕 3 个月。

三诊：患者月经第 18 天，中药已服完，无不适。舌淡黯苔薄白，脉沉细。此时治以益肾填精，调理冲任。

方用助孕Ⅰ号加减：熟地黄 20g，党参 15g，菟丝子 15g，当归 15g，制首乌 15g，白术 10g，续断 15g，补骨脂 15g，紫石英 15g，女贞子 15g，淫羊藿 15g，甘草 6g。4 剂，每剂服 2 天，每天服 3 次。

四诊：患者诉月经仅延后 8 天即来潮，量中等，经行腹痛轻微，舌淡苔薄白，脉细涩。上月自测基础体温出现双相。继予助孕Ⅱ号 9 剂及助孕Ⅰ号 12 剂带回服药，嘱患者每月于月经干净 3 天服助孕Ⅱ号 3 剂，之后服助孕Ⅰ号 4 剂，连服 3 个月经周期，后患者电话告知其在当地经超声检查已宫内妊娠 38 天，无阴道流血及下腹痛，对导师表示感谢。

按语：不孕症原因复杂，导师强调应将辨证与辨病结合，根据月经、带下及全身证候综合分析。临证首先应明确病因，分析病位，辨其虚实，之后身心兼顾，内外兼治。导师认为该患者初诊时停经 54 天，基础体温为单相，说明该患者存在排卵功能障碍，其主要病机为肾精亏虚，冲任失调。超声检查提示子宫内膜已厚，尿绒毛膜促性腺激素阴性，故此时应先顺应月经周期，治以活血化瘀，理气通经，方选调经Ⅰ号使月经来潮。因患者未避孕 4 年未孕，故嘱患者于下次月经干净第 3 天行子宫输卵管检查以了解输卵管情况，二诊时患者子宫输卵管碘水造影术提示双侧输卵管通而不畅。导师认为其主要病机为"胞络瘀阻不畅"，治应以活血理气通络为主，方用助孕Ⅱ号加减。导师认为排卵是受孕的一个重要环节，三诊时患者月经第 18 天，属月经中期，此时应予益肾填精、调理冲任之药，少佐活血之品促进卵子正常排出以助孕，则胎孕乃成，故用助孕Ⅰ号。

四诊时患者基础体温出现双相，说明排卵功能已经恢复，此时继续嘱患者在月经干净后3天服用助孕Ⅱ号，在排卵前期或黄体期服用助孕Ⅰ号，如此顺应月经周期用药，体现了"种子先调经"的学术思想。

四、不孕症——子宫因素

（一）不孕症——子宫因素（子宫内膜异位症）

王某，女，28岁，1996年12月27日因"未避孕不孕3年"就诊。

患者平素月经规律，量中等，痛经。既往未避孕3年未孕。1995年1月因发现双侧卵巢囊肿（左10cm×9cm×8cm，右3cm×3cm），于同年4月行双侧卵巢囊肿剥离术，术后病检为"双侧卵巢巧克力囊肿"。术后3个月又发现右侧卵巢3.7cm×4.3cm囊肿。今日患者为求中医治疗来诊。末次月经12月19日，7天净。现小腹偶有刺痛，舌黯，苔薄白，脉弦。

西医诊断：内膜异位症不孕。

中医诊断：①不孕症；②癥瘕。证属气滞血瘀。患者现月经已净，治以活血化瘀散结。

方用导师自拟方内异Ⅱ号加减：黄芪30g，浙贝母15g，鸡内金15g，橘核15g，三棱15g，莪术15g，桃仁15g，丹参15g，枳壳15g，甘草5g。3剂，每剂服2天，每天服3次。

同时治以补肾调理冲任气血，嘱患者排卵后服用。

方用导师自拟方助孕Ⅰ号加减：当归15g，川芎10g，熟地黄20g，赤芍12g，党参15g，茯苓15g，白术10g，菟丝子15g，女贞子15g，覆盆子15g，枸杞子15g，小茴香10g，九香虫8g，甘草5g。4剂，每剂服2天，每天服3次。嘱患者药尽复诊。

二诊：1997年1月17日，患者中药服完，感小腹疼痛。舌脉同前，患者现月经将至，平素痛经，予上方内异Ⅱ号加入川芎15g，乌药15g，延胡索20g，小茴香10g以理气活血止痛。4剂，每剂服2天，每天服3次。嘱患者若已无痛经可停服此药，经净后复诊。

三诊：1997年1月27日，患者诉服药后痛经缓解，无不适。故继予前方内异Ⅱ号3剂及助孕Ⅰ号4剂带回，嘱患者月经干净3天后服助孕Ⅱ号3剂，排卵后服助孕Ⅰ号4剂。如此规律服药5个月后患者经超声证实已怀孕。

按语：子宫内膜异位症是近年临床上发病呈上升趋势的妇科疾病，而该病中约40%的患者不孕，不孕的原因除盆腔粘连和输卵管蠕动减弱影响卵子的排出，摄取及运行外，现多认为还与黄体功能不足、未破卵泡黄素化综合征、自身免疫反应等。导师认为子宫内膜异位症的发生主要是致病因素导致脏腑功能失调，气血不和，血液离经，瘀血留聚，络脉不通；瘀滞日久，积而成癥；甚至影响胞脉、脉络、冲任，故出现痛经、月经失调、不孕等。本案患者既往卵巢囊肿病史，乃气血运行不畅，积滞日久所致，瘀血日久不通则痛，故患者感经行腹痛，舌黯，脉弦亦为气滞血瘀之象。导师认为治疗子宫内膜异位症不孕，主要抓住两个环节，"瘀"是其病机所在，故活血化瘀散结为治疗的主要方法，或用活血通络法；但"冲任失调"亦为不孕的原因，所以补肾调理冲任也很重要，因此导师治疗子宫内膜异位症不孕主要按月经周期分两个阶段用药，月经干净三天后以活血化瘀散结或活血通络为主，予内异Ⅱ号加减，排卵后则予助孕Ⅰ号以补肾调理冲任气血，如此分期用药，疗效显著。

（二）不孕症——子宫因素（单角子宫）

沈某，29 岁，2012 年 1 月 6 日因"结婚 2 年余未孕"就诊。

患者 16 岁初潮，月经周期 28～30 天，经期 5～7 天，经量少色黯，轻度痛经。2 年前结婚，婚后性生活正常，未避孕一直未受孕，今日患者为求中医治疗来诊。现无特殊不适，舌质淡苔薄白，脉沉细。三甲医院超声检查示：子宫内膜厚 1.0cm，子宫畸形 - 单角子宫？盆腔积液 1.8cm，右卵巢内包块性质待查。输卵管未检查。男方精液检查未见异常。

诊断：①原发性不孕症；②单角子宫。证属肾虚。治以温肾扶阳益冲任，补肾促排卵。

方用温肾促卵汤加减：当归 15g，熟地黄 15g，白术 10g，菟丝子 15g，续断 15g，党参 15g，制首乌 15g，覆盆子 12g，补骨脂 12g，紫石英 15g，女贞子 15g，沙参 15g，甘草 6g。4 剂，水煎服，每剂服 2 天，每天服 3 次。服药 1 个疗程后，停经 40 天，尿绒毛膜促性腺激素阳性，孕 10 周时因腹痛伴阴道流血，予以清宫。

二诊：2013 年 1 月 10 日，患者半年前自然流产清宫 1 次，月经正常，舌质淡苔薄白，脉沉细。治以补肾促排卵，通络助孕。继予①温肾促卵汤加巴戟天、淫羊藿，4 剂；②通络助孕的导师自拟方助孕Ⅱ号，丹参 15g，当归 15g，赤芍 12g，川芎 10g，桂枝 12g，丝瓜络 10g，路路通 12g，枳壳 10g，王不留行 15g，穿山甲 10g，皂角刺 9g，甘草 6g。3 剂，每剂服 2 天，每天服 3 次。

服药 1 个疗程后停经 45 天，尿绒毛膜促性腺激素阳性，孕 20 周时又因稽留流产而清宫。

三诊：2014 年 1 月 12 日，结婚 4 年余未育，2 年前自然流产清宫 1 次，半年前稽留流产清宫 1 次，现月经过少，舌质淡苔薄白，脉沉细。治以通络助孕、补肾健脾养血。方用导师自拟方助孕Ⅱ号加减，3 剂；滋肾养膜汤加减，熟地黄

20g, 怀山药 15g, 山茱萸 12g, 女贞子 15g, 桑椹 15g, 枸杞子 15g, 当归 15g, 制首乌 15g, 续断 15g, 甘草 6g 等, 加巴戟天、淫羊藿。4 剂, 每剂服 2 天, 每天服 3 次。服药 2 个疗程后再次自然受孕, 孕 30 天时腹痛伴孕酮偏低, 住院西医药治疗 1 个月。

四诊: 2014 年 8 月 6 日, 停经 60 天, 孕酮 80.3nmol/L, 舌淡, 苔薄白, 脉滑数。卧床静养休息加中药保胎治疗。治以健脾补肾, 益气养血安胎。

方用助苗安胎汤加减: 菟丝子 20g, 桑寄生 15g, 续断 15g, 阿胶 15g, 墨旱莲 15g, 女贞子 15g, 党参 15g, 黄芪 20g, 熟地黄 15g, 怀山药 15g, 杜仲 15g, 升麻 9g, 甘草 6g。3 剂, 每剂服 2 天, 每天服 3 次, 辨证加减治疗 2 个月。最终成功妊娠至 39 周时, 因胎先露不降, 剖宫产下一男婴, 重 3 000g, 现已 3 岁。术中确认为单角子宫。

按语: 单角子宫属于先天性子宫发育不良, 归中医"五迟""五不女""不孕"范畴。导师认为肾气肾精匮乏, 冲任气血衰少, 胞宫失于濡养而致子宫发育不良, 形成单角子宫。孕前, 辨证为先天禀赋不足, 肾虚不孕。采用理气活血调冲任, 补肾促排卵, 用温肾促卵汤, 方中菟丝子、续断、覆盆子、补骨脂、制首乌、女贞子补肾促排卵, 紫石英温肾阳暖宫。流产后一方面给予调畅气机、通络助孕的自拟方助孕Ⅱ号, 方中路路通、丝瓜络、王不留行、穿山甲通络走窜作用较强, 用于流产后疏通输卵管。另一方面, 针对该病例 2 次自然流产后损伤气血, 至月经量过少, 治疗以滋肾健脾益精养血为主, 用滋肾养膜汤辨证加减, 全方滋补肾阴兼顾肾阳, 益精养血, 改善子宫内膜内环境, 增加子宫内膜厚度, 利于孕囊着床。孕后, 单角子宫因为子宫腔狭窄, 更容易发生流产。导师认为此阶段重点是预培其损。补肾健脾使先后天充盛, 气血充足, 则胎元强健稳固, 方用助苗安胎汤, 以此方为主加减治疗 2 个月余而收功。导师应用中医药成功治疗单角子宫足月妊娠一例的经验, 对于提高单角子宫患者的妊娠率, 减少其反复流产, 延长妊娠时间, 改善妊娠结局均有积极影响和促进作用, 值得临床上收集更多病例, 进一步深入研究。

第七节 带 下 病

带下过多——湿热下注证

王某, 34 岁, 1997 年 4 月 22 日因"带下量增多, 色黄有异味 3 个月"就诊。患者平素月经规律, 近 3 个月经净后白带量增多, 色黄有异味, 时夹血丝,未行治疗,今日患者为求中医治疗来诊。末次月经 4 月 10 日,现白带量多,色黄有异味,时夹血丝,无外阴及阴道瘙痒,亦无腰腹疼痛,小便黄赤,大便秘结,舌红,苔黄,脉滑数。曾患"宫颈炎",经微波治疗后痊愈。外阴充血,阴道黏膜充血,分泌物量多,色黄质稠,宫颈光滑,余未见异常。白带常规:清洁度Ⅲ°,未检出滴虫、念珠菌。

诊断:带下过多,证属湿热下注。治以清热利湿止带。

方用导师自拟方止带Ⅰ号加减:炒黄柏 12g,车前子 12g(布包煎),淡竹叶 15g,茯苓 12g,苍术 12g,牡丹皮 12g,炒荆芥 10g,薏苡仁 15g,海螵蛸 15g,甘草 6g。3 剂,每剂服 2 天,每天服 3 次。嘱饭后 1 小时服药,忌食辛辣香燥之品。

同时配合外洗方外洗:地肤子 20g,蛇床子 20g,苦参 15g,黄柏 15g,白鲜皮 15g,蒲公英 10g,地丁 10g,土茯苓 20g,冰片 2g(另包)。3 剂,以上中药头煎(冰片除外)加水 1 500ml 煎煮 30 分钟取汁约 1 000ml,第 2 至第 4 煎加开水 1 200ml 煎煮 30 分钟取汁约 1 000ml;冰片先用 80ml 白酒浸泡,每次取 20ml 加入煮好的药液中,趁热先熏,待水温合适后坐浴 10～15 分钟,每剂 2 天,每天 2 次。

二诊:1997 年 4 月 29 日,患者白带已正常,纳食佳,二便调,舌淡红,苔薄黄,脉滑数。守上方再服 3 剂,服法同前,仍配合外洗方外用以巩固疗效。

按语:导师认为本案患者乃经净后湿热之邪流注下焦,侵犯阴中、胞中,损伤任带二脉,任脉不固,带脉失约所致带下过多,色黄有异味;热迫血行,故白带时夹血丝;湿热蕴结下焦,耗伤津液,故小便黄赤,大便秘结;舌红,苔黄,脉滑数均为湿热内蕴之征象。内服中药以清热利湿止带为主,方用自拟方止带Ⅰ号加减,原方中去赤芍、土牛膝,主要是由于白带中夹血,去之避免活血动血,加重出血;加薏苡仁增强利水除湿的作用,加炒荆芥清热凉血止血,海螵蛸收涩止血。全方合用,以清热利湿止带为主,佐以清热止血,促使黄带止,赤带愈,诸症解,方药对证,立显疗效。同时配合中药外洗方加强清热除湿之功,促使外阴、阴道局部症状消散,以提高疗效,缩短疗程。导师在治疗带下病时强调应将现代医学的白带常规、妇科检查及相关排癌检查等有机结合起来以达辨病与辨证统一,其次要分清虚实,辨别主次,通涩兼用,升降有度,补虚通利。

第八节 胎漏、胎动不安

一、胎漏——脾肾两虚证

李某,24 岁,1999 年 6 月 30 日因"停经 44 天,阴道间断少量流血 2 次"就诊。

患者平素月经规律。2天前无明显诱因出现阴道少量流血，无腰酸及小腹疼痛，昨日未见阴道流血，今晨起又出现少量阴道流血，色淡红，无血块及肉样组织流出，亦无腰酸及小腹疼痛，今日患者为求中医治疗来诊。末次月经1999年5月16日，现阴道少量流血，恶心欲呕，纳食欠佳，眠可，二便调。舌质淡，苔薄白，脉沉细略滑。今日我院超声检查示早孕6周，胎心未见。

诊断：胎漏，证属脾肾两虚。治以健脾补肾，益气止血安胎。

方用导师自拟方保胎Ⅰ号加减：熟地黄20g，当归10g，菟丝子15g，女贞子12g，枸杞子15g，怀山药15g，山茱萸10g，茯苓12g，炙黄芪30g，阿胶20g（烊化兑服），桑寄生15g，续断15g，甘草5g。3剂，每剂服2天，每天服2次。嘱患者绝对卧床休息，禁房事及劳累过度，1周后复查超声检查，以了解胎儿发育情况，忌食辛辣香燥之品。

二诊：1999年7月6日，服完上方3剂后阴道分泌物呈咖啡色样，时感腰酸不适，无小腹坠痛，仍感恶心欲呕，纳食欠佳，舌质淡，苔薄白，脉沉细滑。今日我院超声检查示早孕7周，胎心可见。继用上方加法半夏12g、竹茹10g、陈皮10g。3剂，每剂服2天，每天服2次。

三诊：1999年7月14日，服药后4天阴道分泌物干净，现无腰酸，无小腹坠痛，偶有恶心欲呕，纳食可，舌质淡，苔薄白，脉细滑。继予二诊方3剂，每天服2次，每剂服2天。

之后随访，患者无阴道流血，无腰酸腹痛，继续妊娠至足月分娩。

按语：本案患者妊娠期间，阴道间断少量流血2次，无腰酸及小腹疼痛，病属"胎漏"。导师认为本案患者由于脾肾虚弱，脾虚则气血生化乏源，气虚不能载胎，血虚不能养胎，加之肾虚胎元不固，故孕后阴道流血；孕后冲脉较盛，冲气上逆，循经犯胃，胃失和降，则恶心欲呕；素体脾虚，不能运化水谷精微，故纳食欠佳。舌淡，苔薄白，脉沉细略滑乃脾肾虚弱、气血不足而有孕之征。患者初诊时停经44天，阴道流血量不多，无腰酸腹痛，超声检查示孕周与停经天数相符，提示胎元未殒。故治以补肾健脾、益气止血安胎，方用自拟方保胎Ⅰ号加减，使之继续妊娠。二诊时患者阴道流血已止，超声检查已见胎心，此时治疗应以补肾健脾、养血安胎为主，继用自拟方保胎Ⅰ号加法半夏、竹茹、陈皮以和胃止呕。导师自拟方保胎Ⅰ号以寿胎丸为基础方，具有补肾固冲、止血安胎之效，用之脾肾健固，胎元得固，胎漏自愈。临床应用时要根据患者的症候表现随证加减，不可拘泥。本案例遵循"补肾安胎"大法，施以补肾健脾安胎之法而获良效。

二、胎动不安——气血虚弱证

李某，27 岁，1998 年 6 月 30 日因"孕 4 月余，阴道间断流血伴腰腹疼痛 4 天"就诊。

患者平素月经规律，末次月经 1998 年 2 月 28 日。4 天前因劳累后感下腹部隐痛不适，继之出现阴道少量流血，未见肉样组织流出，自服"维生素 E"后阴道流血停止。昨日因行走时间过长，再次出现阴道流血，量少，色黯红，伴腰酸腹痛，即到妇幼保健院就诊，查超声检查示孕 17 周，胎盘位于后壁下段，羊水暗区 4.8cm。诊断为"先兆流产"，予解痉、抑制宫缩药口服并嘱卧床休息，今日患者为求中医治疗来诊。现阴道少量流血，色黯红，无血块，未见肉样组织流出，小腹隐痛，腰酸不适，时感乏力，面色苍白，纳食可，二便调。舌质淡红，苔薄白，脉细滑数。今日我院超声检查示孕单活胎 18 周；部分性前置胎盘，胎盘基底部少量积血。

诊断：胎动不安，证属气血虚弱。治以益气养血，安胎止血。

方用胶艾四物汤加减：阿胶 20g（烊化兑服），炒艾叶 12g，熟地黄 20g，白芍 15g，当归 10g，桑寄生 15g，续断 15g，山药 15g，炙黄芪 30g，炙升麻 8g，墨旱莲 15g，甘草 5g。3 剂，每剂服 2 天，每天服 2 次。嘱患者绝对卧床休息，禁房事及过度劳累，1 周后复查超声检查以了解胎儿发育及附属物情况，忌食辛辣香燥之品。

二诊：1998 年 7 月 8 日，服上方后阴道少量咖啡色分泌物，腰痛缓解，偶感小腹隐痛，面色转红，纳食可，二便调。舌质淡红，苔薄白，脉细滑数。今日复查超声检查示孕单活胎 19 周；部分性前置胎盘。治以补肾健脾，固冲安胎。

方用自拟方保胎 I 号加减：炙黄芪 30g，炙升麻 8g，山药 15g，续断 15g，太子参 15g，墨旱莲 15g，女贞子 15g，炒黄芩 12g，白芍 15g，桑寄生 15g，阿胶 20g（烊化兑服），延胡索 10g，甘草 5g。7 剂，每剂服 2 天，每天服 2 次。

治疗 1 个月后随访，患者阴道流血干净，无腰酸腹痛。超声检查示孕单活胎 23 周；胎盘位置正常。

按语：患者孕 4 月余，阴道间断流血伴腰腹疼痛 4 天，病属"胎动不安"。导师认为本案患者由于劳伤气血，气虚无力载胎，血虚不能养胎，胎元不固而发本病。《万氏妇人科·胎前章》云："脾胃虚弱不能管束其胎，气血素衰不能滋养其胎。"该病病性属虚，病在冲任、胞宫，与气血密切相关。治以益气养血，安胎止血，方用胶艾四物汤加减。方中阿胶养血止血安胎，艾叶温经止血安胎；墨旱莲养阴清热安胎；桑寄生、续断补肾益精，固摄冲任，肾旺自能萌胎；山药健脾益气，重用黄芪益气，升麻助升提之功，三药合用益气安胎止血；熟地黄、当归、白芍补血养血敛阴以安胎；白芍配甘草即芍药甘草汤能缓急止痛，且甘草调和诸药。二诊患者气血不足之象好转,此时以补肾固肾为基本治法,予自拟方保胎Ⅰ号补肾健脾,固冲安胎,使脾肾健固,胎元得固,本病自愈。本案例遵循以"安胎"为大法,以补益气血为主,兼施补肾健脾,固冲安胎而获良效。导师认为治疗妇人妊娠疾病,首重辨证论治,谨记用药安全,以"简、精、验"为原则,根据患者的证候表现随证加减,方能取得较好的临床疗效。

三、胎动不安——脾肾两虚证

李某,37 岁,2019 年 12 月 10 日因"阴道少量流血 3 天"就诊。

患者平素月经规律,经期 3~4 天,周期 25~28 天。2014 年剖宫产一子后,4 年间先后 5 次人工流产,末次人工流产为 2018 年 4 月,继而月经量较平素减少三分之一,今日患者为求中医治疗来诊。末次月经 11 月 13 日。现为月经第 28 天,阴道少量流血 3 天,色黯,纸擦即净,下腹轻微空坠隐痛,面色萎黄,纳眠可,二便调,舌淡红苔白,脉缓滑。2 天前在家自测尿 HCG 阴性,来诊时导师嘱查血绒毛膜促性腺激素及超声检查,急诊血绒毛膜促性腺激素 225.4IU/L;超声检查示宫内膜厚度约 0.8cm,回声均匀。

诊断:早孕(胎动不安?异位妊娠待排),证属脾肾两虚。治以滋肾健脾、止血安胎。

方用自拟方保胎Ⅰ号加减:熟地黄 20g,黄芪 20g,炒白术 15g,炒菟丝子 15g,桑寄生 15g,炒续断 15g,炒杜仲 15g,党参 15g,墨旱莲 15g,砂仁 10g,炒黄芩 10g,阿胶(烊化)10g,蒲黄炭 10g,甘草 10g。4 剂,每剂服 2 天,每天服 3 次。因受孕时间较短,目前不能排外异位妊娠,嘱患者一周后复诊,动态监测孕三项、超声检查,如腹痛、阴道流血增多随诊。

二诊:2019 年 12 月 17 日,患者诉已无阴道流血、腹痛,偶有恶心、口甜,纳眠可,二便调,舌脉同前。查孕三项绒毛膜促性腺激素 3 036IU/L,雌二醇 623.4pmol/L,孕酮 84.46nmol/L;超声检查示宫内膜厚约 1.3cm,宫腔内探及大小约 0.4cm×0.5cm 无回声暗区。诊断同前,守上方加升麻 10g,再服一周,继续动态观察。

三诊:2019 年 12 月 24 日,患者诉无阴道流血,时有早孕反应,右侧小腹刺痛,情绪焦虑,余无不适,舌脉同前。查孕三项绒毛膜促性腺激素 23 979IU/L,雌二醇 1 240pmol/L,孕酮 89.9nmol/L;超声检查示宫内早孕 6 周,隐约可见胎心。

明确诊断:胎动不安,证属脾肾两虚,继予自拟方保胎Ⅰ号加香附 15g,4 剂。

四诊、五诊:患者均无阴道流血、无腹痛,早孕反应逐渐明显,效不更方,守保胎方加减。

2020年9月患者因产后缺乳复诊,告知顺产一女婴,体健。

按语: 导师认为妇科血证是以阴道流血为主要症状,可出现在多种妇科疾病当中,包括月经异常的出血、妊娠出血、生殖器炎症的出血等,必须对各类出血性病症做出明确诊断。导师在坚持以传统中医理论为指导、辨证论治为核心的同时,主张中西医结合,兼容并蓄,吸取并运用现代医学妇科诊疗技术,五诊合参(四诊加现代辅助检查),寻求病因,精准辨病,在辨病基础上辨证施治,避免误诊、漏诊、盲目治疗。对于胎动不安,导师认为与肾脾功能关系密切。肾为先天之本,藏精,主生殖,且"胞脉系于肾",肾气充盛则系胎有力;脾为后天之本,气血化生之源,脾气健运,气血充沛,气以载胎,血以养胎,则胎元稳固,因此在治疗时非常重视补肾健脾,使先天与后天相互支持、促进,以达到巩固胎元、安胎止血的目的。

本案患者平素月经规律,经量较少,就诊时为月经第28天,正常未孕状态下此期处于经期,但目前患者未避孕,来诊时阴道流血,虽自测尿绒毛膜促性腺激素阴性,但导师坚持五诊合参辨病辨证结合,精准辨病之后才辨证用药,故来诊时必先完善血绒毛膜促性腺激素及超声检查,避免了经验诊治带来的误诊误治。患者既往多次人工流产,损伤肾精,且年近四旬,肾气渐亏,脾虚气弱,化源不足,肾脾两虚,系胎无力,胎失所养,故胎动不安,阴道流血;气虚则行血无力,气血瘀滞,则见血色黯;气虚升举无力,血虚胞脉失养,故小腹空坠隐痛;舌淡红苔白,脉缓滑为脾肾两虚之象。方用自拟方保胎Ⅰ号加减,保胎Ⅰ号以寿胎丸为基础合四君子汤去茯苓,加熟地黄、炒杜仲、墨旱莲、砂仁、炒黄芩、蒲黄炭、甘草。其中墨旱莲养阴止血、阿胶养血止血、蒲黄炭化瘀止血,三药合用阴血得生,去瘀生新,为"止血三要";炒杜仲、熟地黄补肾益精;砂仁温脾安胎;反佐炒黄芩既可止血安胎,又以其寒凉之性防补益之药温热动血;甘草调和诸药,全方共奏补肾健脾,止血安胎之功。二诊加升麻益气升提、固摄胎元。随着胎儿渐大,往往影响机体气机之升降。患者自觉年纪较大,妊娠不易,情绪紧张焦虑、小腹刺痛,故三诊加香附疏畅气机止痛,药后小腹刺痛止,情绪渐佳。本案乃母体精气不足,母病而致胎动不安,经三诊辨证施治,补益母体之精气后母病愈则胎自安。

第九节 妊 娠 恶 阻

妊娠恶阻——脾胃虚弱证

朱某,28岁,2018年9月11日因"孕11周,恶心呕吐持续加重1月余"就诊。

患者孕 11 周,近 1 个月感恶心呕吐明显,并持续加重,纳眠差,先后于外院门急诊或住院输液治疗后好转,但症状反复发作,严重时需肌内注射"甲氧氯普胺",今日患者为求中医治疗来诊。现恶心呕吐,纳眠差,口干口淡,神疲乏力,嗜睡,头晕,大便少,小便调,无阴道流血及腹痛,舌淡苔薄白,脉缓滑。超声检查示宫内孕 11 周。

诊断:妊娠恶阻,证属脾胃虚弱型。治以健脾和胃,降逆止呕。

方用温胃降逆汤加减:北沙参 15g,炒白术 15g,茯苓 10g,砂仁 10g,法半夏 10g,木香 10g,生姜 10g,广藿香 10g,麦冬 15g,紫苏梗 10g,柿蒂 10g。3 剂。汤药浓煎,少量频服。嘱患者进食清淡而富有营养的食物,保持心情舒畅,不宜过于紧张和焦虑。

二诊:2018 年 9 月 17 日,服药后症状较前缓解,效不更方,守上方,法半夏减量为 6g,5 剂,煎服法同前。

三诊:2018 年 9 月 28 日,患者诉恶心呕吐明显缓解,纳眠可,已无头晕,要求巩固疗效。继守上方减法半夏,5 剂,每剂服 2 天,每天服 2 次。

2019 年 9 月患者因产后病来诊,诉足月分娩一子,体健。

按语: 妊娠恶阻是指妊娠早期,出现严重的恶心呕吐,头晕厌食,甚则食入则吐,是妊娠早期的常见病、多发病,多见于年轻初孕妇,若治疗及时,护理得法,多数患者可迅速康复,预后大多良好。导师认为本病主要与妊娠期的特殊生理状态有关,主要病机是冲脉之气上逆,胃失和降。引起妊娠恶阻的病因有脾胃虚弱、肝胃不和和痰湿阻滞,导师经过长期的临床观察认为脾胃虚弱型占大多数,以温胃降逆汤加减健脾和胃,降逆止呕,加广藿香芳香行气、健脾止呕;紫苏梗行气宽中止呕;柿蒂降逆;呕则伤气,吐则伤阴,呕吐日久,水谷不入,致气阴两虚,故加入麦冬滋阴养胃。全方合用,既能健脾和胃止呕,又能益气养阴生津,同时益气安胎。导师主张服药时采取少量频服的方法,进食清淡而富有营养的食物,保持心情舒畅,不宜过于紧张和焦虑,否则可加重恶心呕吐等症。

半夏在妊娠期的应用一直存在争议,导师有自己独特的见解,她认为生半夏在妊娠期间应慎用或禁用,但经炮制后其毒性显著降低,同时生姜能制半夏毒性,其降逆止呕作用较强,因此在治疗妊娠恶阻时导师常常会根据病情灵活运用半夏,遵循"中病即止"的原则。本案患者初诊时恶心呕吐明显,无阴道流血及腹痛等先兆流产的症状,因此用法半夏 10g;二诊时症状减轻,因此法半夏减量为 6g;三诊时恶心呕吐明显缓解,因此减去法半夏,以健脾益气安胎、养阴生津为主进行调理。

第十节 滑 胎

一、滑胎——IVF-ET 取卵术前调理(脾肾阳虚、寒凝瘀滞证)

徐某,41 岁,2018 年 8 月 9 日因"试管移植致宫外孕术后 2 个月,要求再次试管前调理"就诊。

患者平素月经规律,经量适中,色黯红。于 2018 年 6 月 14 日因试管移植致左侧输卵管妊娠行宫腹腔镜手术,术中切除左侧输卵管。于 2018 年 4 月 19 日在外院行取卵术,获卵 3 只,受精 2 只。2018 年 5 月 18 日移植 2 枚冻胚宫外孕失败,现已无胚胎。妊娠 10 次,其中 8 次自然流产并清宫一次,左右两侧输卵管各宫外孕一次且均手术治疗,术中切除输卵管。患者由于双侧输卵管切除,加之年龄偏大,故强烈要求使用中药调理后再次进行试管婴儿术而就诊。末次月经 2018 年 8 月 1 日,现少腹部隐痛,腰及大腿根部疼痛,膝关节酸软。白带量减少,性欲减退,畏寒,自觉腰背怕冷,睡眠差,纳食不香,大便溏薄。舌质淡苔白,脉沉迟。2018 年 3 月 1 日激素六项无异常;2018 年 2 月 26 日抗缪勒管激素 0.69ng/ml,免疫检查无异常;2018 年 3 月 8 日双方染色体无异常。超声检查示子宫大小 8.1cm×5.9cm×4.0cm,子宫内膜 0.75cm,双附件未见异常。2018 年 3 月 2 日男方精液分析示精子活动良好。

诊断:滑胎(试管取卵术前调理),证属脾肾阳虚、寒凝瘀滞。治以健脾补肾、温经散寒以温胞宫。

方用导师自拟方助孕Ⅰ号加减:菟丝子 15g,续断 15g,党参 15g,覆盆子 15g,补骨脂 15g,紫石英 15g,女贞子 15g,当归 15g,熟地黄 15g,白术 15g,茯苓 15g,艾叶 12g,黄芪 15g,炙甘草 5g。4 剂,每剂服 2 天,每天服 3 次。同时予滋肾养血膏方 1 瓶调治,滋肾养血膏为导师验方所制的院内制剂,主要含有菟丝子、巴戟天、杜仲、续断、女贞子、党参、怀山药、当归、生地黄、石斛、墨旱莲等,每日服 2 次,每次 10g,温水兑服。

二诊:2018 年 9 月 9 日,服上方后无特殊不适,月经于 9 月 4 日来潮,量适中,色暗红,腰背怕冷、腹隐痛、腰酸等症均减轻,睡眠差,舌淡苔白,脉沉细弱。守上方加首乌藤 15g,连服 4 剂;滋肾养血膏 1 瓶继续治疗。此后四诊均守上方随症加减,以温肾助阳、温经散寒而帮助其调理卵泡质量。

七诊:2019 年 1 月 18 日,末次月经 1 月 2 日,经量适中。因季节属冬天,患者仍有畏寒、怕冷等症,纳眠可,二便调,舌淡苔白,脉沉细。2019 年 1 月 14 日取卵 4 个,配成 4 个。现要求进行移植前调理。

方用滋肾养膜汤加减:熟地黄 15g,山茱萸 12g,山药 15g,茯苓 15g,牡丹皮 12g,续断 15g,桑椹 15g,当归 15g,丹参 15g,紫石英 15g,艾叶 15g,炙甘草 6g。4 剂,每剂服 2 天,每天服 3 次;滋肾养血膏 1 瓶继续治疗。此后五诊均守上方随症加减,以调整宫腔环境而帮助其移植成功。

十二诊:2019 年 4 月 4 日,试管移植后第 17 天,少量褐色分泌物 2 日。2019 年 3 月 31 日查孕三项,雌二醇 512.3pg/ml,孕酮 38.17ng/ml,绒毛膜促性腺激素 653.4mIU/ml。2019 年 4 月 2 日查孕三项,雌二醇 735.8pg/ml,孕酮 40.48ng/ml,绒毛膜促性腺激素 1 659mIU/ml。患者比较紧张,近日觉小腹轻微刺痛、腹部紧绷感,腰酸痛,2 日前见少量褐色分泌物,纳食不香,进食后反胃感,眠可,小便频。舌质淡红苔薄白,脉细数。在补肾固冲、养血安胎的同时给予心理辅导。

方用导师自拟方保胎 I 号加减:黄芪 20g,党参 15g,续断 15g,桑寄生 15g,菟丝子 15g,杜仲 12g,女贞子 15g,墨旱莲 15g,阿胶 10g(烊化),熟地黄 15g,荆芥炭 6g,甘草 6g。5 剂,每剂服 2 天,每天服 2 次;滋肾养血膏 1 瓶继续治疗。用此法随症加减保胎至 12 周,电话随访顺产一子。

按语:试管婴儿作为现代辅助生殖技术,给中西药治疗无果的不孕不育夫妻带来了新的选择,导师认为该患者因年龄较大,抗缪勒管激素显示卵巢储备功能不佳,性欲减退、畏寒、腰背怕冷等为阳虚寒凝,一至六诊进行用自拟方助孕 I 号进行取卵术前调理,以健脾补肾、温经散寒,改善卵巢功能,提高卵子质量;七至十一诊在患者取卵后、移植前,患者多次流产且还有宫腔手术操作史,用滋肾养膜汤以滋肾填精,改善子宫内环境,提高子宫内膜容受度,有助于胚胎着床,孕前"预培其损"以防滑胎;在胚胎移植后,患者因多次妊娠多次流产而产生恐惧、紧张,使用自拟方保胎 I 号以补肾固冲、养血安胎,同时还加上心理辅导,使胚胎顺利着床,预防流产,提高活产率;同时以上三个环节均使用滋肾养血膏,以达到肝脾肾三脏同治、气血精津同调,使取卵及移植结果良好。导师认为运用传统中医药调理结合现代辅助生殖技术有助于提高试管婴儿的临床妊娠率。

二、滑胎——免疫因素(脾肾两虚夹瘀证)

王某,44 岁,已婚未产,公司职员。2016 年 7 月 4 日因"病理性流产 3 次,备孕 4 月余,要求孕前调理"就诊。

患者平素月经规律,14 岁初潮,月经经期 5～6 天,周期 25～30 天,量中等,有血块及痛经。孕产史:患者 1994 年顺产一男婴,其子于 8 岁早天,后于 2013 年 12 月孕 2 个月自然流产,次年 2 月孕 2 个月胎停清宫,2015 年 3 月孕 2 个月再次胎停清宫。今日患者为求中医治疗来诊。末次月经 2016 年 6 月 21 日，现偶感经行少腹隐痛，时感气短乏力，困倦嗜睡，情绪不舒，纳眠尚可，二便调。超声检查示右侧优势卵泡 1.8cm×1.7cm，子宫内膜厚度 0.9cm，分期 C 期；多发性子宫肌瘤（壁间，浆膜下）。激素六项、甲状腺功能未见明显异常，TORCH 抗体未见明显异常，抗 β2-GPI 抗体 105.4U/ml（H）；男方精液常规未见明显异常。面色萎黄，双侧脸颊部微有色斑，舌淡黯，苔薄白，脉弦细。

诊断：滑胎，证属脾肾两虚夹瘀。导师建议患者先避孕服药调理，待母体强健再试孕。目前患者来诊正值排卵期，治以补肾调冲。

方用导师自拟方助孕Ⅰ号加减：补骨脂 15g，菟丝子 15g，杜仲 15g，覆盆子 15g，续断 15g，熟地黄 20g，淫羊藿 15g，紫石英 15g，鹿角霜 15g，炙黄芪 20g，制黄精 15g。4 剂，每剂服 2 天，每天服 3 次。

二诊：2016 年 7 月 27 日，末次月经 7 月 20 日，服前方，诸症同上。现月经第 7 天，排卵前治以祛瘀通络、行气解郁。

予导师自拟方助孕Ⅱ号加减：当归 15g，川芎 12g，赤芍 15g，丹参 12g，桂枝 10g，丝瓜络 10g，路路通 15g，香附 10g，枳壳 10g，炙黄芪 20g，制黄精 15g，郁金 15g。3 剂，每剂服 2 天，每天服 3 次；嘱患者于月经第 10 天起监测排卵。

三诊：2016 年 8 月 2 日，诉困倦乏力等症较前明显好转，眠欠佳，纳可，二便调。超声检查卵泡监测提示左侧优势卵泡 1.6cm×1.4cm，子宫内膜厚度 0.8cm，分期 B 期；仍按分期论治原则，守一诊助孕Ⅰ号加茯神 15g。

四诊至七诊：2016 年 8 月 25 日—2017 年 1 月 12 日，其间数次复诊未诉特殊不适，治疗上仍按分期论治治则，排卵前治以祛瘀通络、行气解郁，主方为自拟方助孕Ⅱ号加减，排卵期及排卵治以补肾调冲，主方为自拟方助孕Ⅰ号，随症加减，指导监测排卵及同房。

八诊：2017 年 2 月 24 日，停经 34 天，2017 年 1 月 21 日，测尿妊娠试验示弱阳性，症见口干，无腹痛、腰酸，无阴道流血，诊为"早孕?"嘱患者尽量卧床休息，按时复查超声检查及孕三项。

予自拟方保胎Ⅰ号加减：续断 15g，桑寄生 15g，菟丝子 15g，杜仲 15g，阿胶 10g（烊化），炙黄芪 20g，党参 15g，白术 15g，熟地黄 20g，墨旱莲 15g，山药 15g，砂仁 10g（后下），炒黄芩 10g。4 剂，每剂服 2 天，每天服 3 次。

九诊：2017 年 3 月 8 日，停经 46 天，诉偶有腰酸、左侧少腹隐痛，无阴道流血，晨起恶心干呕，纳眠可，二便调。孕三项示雌二醇 1 271pmol/L，孕酮 72.13nmol/L，绒毛膜促性腺激素 19 490IU/L。当日超声检查提示宫内孕约 7 周，可见卵黄囊，胎心可见。守上方，4 剂，服法同前。嘱患者卧床休息，定期复查。

十诊、十一诊：2017年3月28日、4月19日，患者其间未出现阴道流血、腹痛、腰酸，时感胃脘部胀满不舒，厌油，伴恶心欲呕，纳眠尚可，小便调，大便稍干。予上方加竹茹10g，3剂。

随访，足月顺产下一健康女婴。

按语：滑胎的原因复杂，临床所见多为肾气亏虚或气血虚弱虚证，但可兼夹瘀、热等证；辨证应重于脏腑、气血之辨，且无论病因如何，母体因素是主导，肾虚是导致滑胎的主要原因，而情志不遂也是导致滑胎的重要原因之一。《景岳全书》言："凡妊娠之数见堕胎者，必以气脉亏损而然……必当察此养胎之源，而预培其损。保胎之法，无出于此。若待临期，恐无及也。"认为胎儿的身体状况与母亲的身体状况是息息相关的，如果在孕前，母亲的身体健康出现问题，势必会对后代有所影响，或者造成不孕，或者造成孕后易流产，甚至造成胎儿畸形等一系列问题。所以导师认为滑胎的最佳治疗时期，不在下次怀孕之时，而在下次未孕之前。先天培基，壮母益子，便能系固胎元，预防流产。

本案患者年近六七，反复病理性流产3次，自身抗体抗β2-GPI抗体偏高，结合病史及辅助检查，通过中西医结合分析，诊断其为滑胎，辨为脾肾两虚夹瘀，属西医免疫性因素所致复发性流产。患者高龄，肾精渐竭，故治疗主要以补肾为主，又因患者多次胎停育行清宫术，一定程度上导致经络受损，血气凝滞，而又肝郁日久，故导师在排卵期及排卵后则予自拟方助孕Ⅰ号平调阴阳、补肾助孕，提高今后子宫容受性，方中黄芪可对机体免疫进行调节。由于患者多次流产清宫，恐输卵管受损，故在经净后排卵前予自拟方助孕Ⅱ号，治以祛瘀通络，行气解郁，既有疏通输卵管之意，又有疏肝气调情志之理，体现了导师治未病的学术思想；患者怀孕后立即予自拟方保胎Ⅰ号以补肾安胎，同时嘱患者做好调护，以助保胎。在诊治过程中，还应重视婚久不育易致情志不舒，故调畅情志亦是治疗中重要的环节。本病案体现了导师一条龙思想，导师对滑胎患者采取"预培其损、防治结合"的治疗原则，着重补肾以固本，重视未孕之前调母，以补肾益气、养血调经、调补冲任，预培其损为主；已孕胎元未殒，以补肾固胎，预防再堕。

第十一节 产后缺乳

产后缺乳——气血两虚肝郁证

孔某，女，30岁，2009年9月15日因"顺产39天，乳汁明显减少伴乳胀痛2周"就诊。

患者平素月经规律，39 天前足月顺产 1 孩，产时出血较多，产后哺乳正常，但乳汁量不多，2 周前因与家人吵架后乳汁突然明显减少，点滴而出，伴双乳胀痛，今日患者为求中医治疗来诊。现双乳胀痛，乳汁点滴而出，质清稀，恶露已净，头昏，自汗，眠差，纳少，便溏。舌淡，苔薄白腻，脉细弱。专科检查：双乳发育良好，乳房饱满，质硬无结块，挤压乳房，乳汁较少。

诊断：产后缺乳，证属气血两虚肝郁。治以补气养血，疏肝通络下乳。

方用八珍汤加减：当归 15g，川芎 12g，白芍 15g，熟地黄 20g，党参 20g，白术 15g，茯苓 15g，生黄芪 30g，怀山药 15g，炒柴胡 12g，丝瓜络 10g，路路通 12g，通草 10g，甘草 6g。3 剂，每剂服 2 天，每天服 3 次。

二诊：2009 年 9 月 22 日，患者诉服药后乳房胀硬疼痛减轻，乳汁较前增多，自汗好转，纳眠可，二便调。舌淡，苔薄白，脉细弱。守上方 3 剂不变。

三诊：2009 年 10 月 8 日，服药后乳汁明显增加，无乳房胀痛，纳眠可，二便调。辨证、治法、方药不变，再给 2 剂巩固治疗。

按语：产妇在哺乳期乳汁甚少或无乳可下者，称为缺乳。本案患者辨证为气血两虚肝郁，导师治以补气养血，疏肝通络下乳，选用八珍汤气血双补，加入大剂量黄芪及怀山药增强健脾益气力量，炒柴胡疏肝理气，丝瓜络、路路通、通草通络下乳，全方药味较少，组方精当，体现了导师的审证求因，精准用药的治疗特点。

第十二节 产后恶露不绝

一、产后恶露不绝——清宫术后（气虚血瘀证）

唐某，26 岁，1998 年 8 月 21 日因"孕 39 天药物流产清宫后阴道流血 15 天未净"就诊。

患者平素月经规律，无痛经。未婚有性生活史，人工流产 2 次，未避孕。末次月经 1998 年 6 月 27 日。8 月 6 日月经未潮，自测尿绒毛膜促性腺激素阳性，同日到云南省第一人民医院就诊，行超声检查提示"宫内早早孕"，患者要求行药物流产，予口服米非司酮及米索前列醇，服药后阴道流血，于 8 月 8 日早晨有组织物排出，后复查超声检查见有组织残留（具体大小不清），遂行清宫术，术后阴道流血减少，但持续不净，8 月 20 日复查超声检查示宫腔内可探及 0.5cm×0.6cm 大小的稍强回声光团，建议患者再次行清宫术。患者惧怕清宫，今日为求中医治疗来诊，现阴道流血，量时多时少，色淡红夹血块，小腹空坠疼痛，感神疲肢倦，懒于言语，头晕，面色无华，纳眠欠佳，舌淡黯，边尖夹瘀点，苔薄白，脉涩缓。

诊断：产后恶露不绝，证属气虚血瘀。治以益气化瘀止血。

方用补中益气汤加减：炙黄芪 20g，党参 15g，当归 15g，陈皮 10g，炙升麻 10g，炒枳壳 12g，益母草 15g，续断 15g，墨旱莲 10g，海螵蛸 10g，艾叶炭 10g，荆芥炭 10g，甘草 5g。5 剂，每剂服 1 天，每天服 3 次。

二诊：1998 年 8 月 24 日，患者诉服第一剂药后阴道流血量增多，见有肉样组织排出，伴下腹隐痛，继续服药后阴道流血逐渐减少，下腹疼痛减轻，至第 4 剂药服完阴道流血止，无腹痛。现仍感神疲肢倦、懒言、面色无华，纳可，眠欠佳，二便调。舌淡，苔薄白，脉沉细。复查超声检查示子宫附件未见异常，子宫内膜厚 5mm。考虑患者阴道流血时间长，现虽瘀血去，但正气仍未完全恢复，治以补气养血调经。

方用导师自拟方补血 I 号加减：熟地黄 20g，川芎 15g，白芍 15g，炒白术 15g，茯苓 12g，炙黄芪 45g，党参 30g，当归 15g，甘草 10g。5 剂，每剂服 2 天，每天服 2 次。

三诊：1998 年 9 月 6 日，患者诉现感精神佳，面色有光泽，纳眠可，二便调。舌质淡红，苔薄白，脉数有力。继予自拟方补血 I 号 3 剂带回服药，服法同前。

按语：导师认为正常妊娠生产是瓜熟蒂落，药物流产是瓜不熟而强摘之，会严重耗伤人体气血，该患者药物流产后气血已亏，清宫后气血愈亏，气虚则统摄无权，冲任不固，胞宫收缩乏力，加之气虚运血无力，余血留滞成瘀，瘀阻冲任而致恶露日久不止。治宜补气摄血少佐以化瘀止血及收敛止血之品，但应注意不能一味应用收涩止血药，否则非但不能止血，反而可招致更危急之证候。故本案中导师用补中益气汤加减治疗，方中炙黄芪、党参补中益气；当归养血活血；炙升麻益气升提；益母草活血祛瘀，炒枳壳行气以行血，血行则无瘀，现代药理研究发现两者均有收缩子宫之效，配合使用可使子宫收缩，排瘀止血；艾叶炭活血化瘀止痛；川续断补肾固冲；墨旱莲、海螵蛸、荆芥炭收敛止血；甘草调和诸药。待其残留组织排出，阴道流血止后，继续用补血 I 号以促使气血恢复而善其后，固其本。

二、产后恶露不绝——引产后胎盘残留（气血亏虚，瘀阻胞脉证）

邓某，27 岁，2013 年 2 月 26 日因"孕 5 个月引产后阴道持续不规则流血 33 天"就诊。

患者既往月经规律，人工流产 1 次。2013 年 1 月 23 日因中孕筛查发现胎儿患"唐氏综合征"行引产术，术后阴道流血量多持续 10 天未减少，2 月 5 日行超声检查示：宫腔内疑有残留物，行清宫术，术后阴道持续少量流血，2天前开始血量增多似月经，今日患者为求中医治疗来诊。现阴道流血，量多，色黯红，夹血块，小腹疼痛，神疲乏力，面色萎黄，双下肢浮肿，纳眠可，二便调。舌质淡黯，苔薄白，脉沉缓。2013年1月25日外院超声检查示宫内胎盘残留2cm。2月22日外院超声检查示宫腔内疑有残留物。

西医诊断：引产术后胎盘组织残留。

中医诊断：产后恶露不绝，证属气血亏虚，瘀阻胞脉。导师认为近2天流血增多似月经，应属月经来潮，治以活血祛瘀通经。

方用导师自拟方调经Ⅰ号加减：当归15g，熟地黄15g，白芍15g，香附10g，乌药10g，枳壳10g，苏木15g，川牛膝15g，泽兰12g，党参15g，桂枝12g，川芎10g，益母草15g，枳实10g，紫草15g，天花粉15g，甘草5g。2剂，每剂服2天，每天服3次。

二诊：2013年3月5日，诉服上方后阴道流血稍增似月经，并排出小块组织样物，3月2日经净，昨日阴道复见点滴状流血，色鲜红，无腹痛，神疲乏力，双下肢浮肿稍减，纳眠可，二便调。舌质淡黯，苔薄白，脉沉细。昨日我院超声检查示宫腔内不均回声（1.9cm×1.0cm）；子宫小肌瘤（0.8cm×0.7cm）。血绒毛膜促性腺激素1.94mIU/ml。治以益气活血，逐瘀止血。

方用益气生化汤加减：桃仁10g，当归15g，川芎10g，炮姜8g，炙黄芪30g，党参15g，丹参12g，红花6g，益母草12g，续断15g，枳壳10g，紫草15g，芡实15g，赤石脂15g，墨旱莲15g，海螵蛸15g，甘草5g。3剂，每剂服2天，每天服3次。

三诊：2013年4月15日，诉服上方4天后阴道流血止，其间有组织样物排出，此次月经于4月5日来潮，量中等，色红，持续5天干净。4月12日超声检查示子宫双附件未见异常。现仍感神疲乏力，双下肢已无浮肿，纳眠可，小便调，大便稍稀，每日1次。舌质淡，苔薄白，脉细。治以益气养血，扶正固本。

方用人参养荣汤加减：白芍15g，当归15g，炙黄芪30g，党参15g，炒白术15g，熟地黄15g，茯苓15g，制首乌15g，怀山药15g，川芎10g，甘草5g。4剂，每剂服2天，每天服3次。

之后随访3个月，月经恢复正常，身体无不适。

按语： 导师认为本案患者因引产术后胞衣残留，瘀阻冲任致血不归经而发本病。正如《胎产心法》云："恶血不去，则好血难安，相并而下，日久不止。"对于本病的治疗，应遵循"虚者补之，瘀者化之"的治疗原则，临证治疗时始终注意"虚"与"瘀"这两大核心，辨清主次。该患者初诊时阴道流血量多似月经，此时应因势利导，以化瘀为主，治以活血祛瘀通经；二诊时超声检查提示宫腔内仍有残留物，血绒毛膜促性腺激素提示无胎盘植入风险，考虑流血日久，气血亏虚无力推动残留物排出，故此时应以补气为主，辅以化瘀，予益气生化汤加减；三诊时超声检查提示宫腔内已无残留物，此时应以补益气血，扶正固本为主，予人参养荣汤加减。整个治疗过程导师根据"虚"与"瘀"的轻重程度，来选择"补"与"祛"的用药力度，以达到补虚不留瘀，祛瘀不伤正，使产妇虚损体质恢复正常的目的。

三、产后恶露不绝——剖宫产后宫腔积血（气血亏虚，湿瘀互结证）

陈某，31岁，2013年5月16日因"剖宫产后阴道持续少量流血54天"就诊。

患者于3月24日行剖宫产，术后阴道持续少量流血，色黯夹块，患者未行治疗，5月6日外院超声检查提示"宫腔积血"。今日患者为求中医治疗来诊。现阴道流血量少，色黯红，夹血块，有臭味，下腹隐痛，情绪低落，纳食欠佳，时有恶心，心悸失眠，大便稀溏，小便调。舌质淡黯，边有齿印，苔薄黄，脉细弦。既往月经经期7~8天，周期28~30天，量中等，轻度痛经。末次月经2012年6月26日。剖宫产2次，人工流产1次。5月6日外院超声检查示①宫腔积血；②剖宫产切口处液性暗区（积液可能）。

诊断：产后恶露不绝，证属气血亏虚，湿瘀互结。治以益气养血，祛瘀除湿。

方用益气生化汤加减：桃仁10g，红花6g，当归15g，川芎10g，炮姜8g，炙黄芪30g，党参15g，续断15g，炒枳壳10g，益母草15g，炒蒲黄6g（布包煎），阿胶15g（烊化），牡丹皮15g，败酱草10g，蒲公英10g，甘草5g。3剂，每剂服2天，每天服3次。

二诊：2013年5月28日，服上方4天后血止，现为淡黄色分泌物，纳差，时有恶心，心悸失眠，气短胸闷，大便偏稀，小便调。舌质淡红，苔薄黄，脉细弦。治以健脾益气，养心安神。

方用补中益气汤加减：炙黄芪30g，党参15g，炒白术10g，炒柴胡12g，炙升麻10g，当归15g，陈皮10g，怀山药15g，制首乌15g，首乌藤15g，砂仁5g，益母草15g，炙甘草5g。4剂，每剂服2天，每天服3次。

三诊：2013年6月13日，服药后阴道淡黄色分泌物减少，上述诸症减轻，舌质淡红，苔薄白，脉细缓。继予补中益气汤5剂，每剂服2天，每天服2次。

四诊：2013年7月3日，阴道已无淡黄分泌物，时有汗出，偶有心悸失眠，纳可，二便调。舌质淡红，苔薄白，脉细缓。今日超声检查示子宫双附件未见异常。导师认为本案患者子宫已复原，唯气血仍然不足。

方用人参养荣汤加减：炙黄芪 30g，党参 15g，茯苓 15g，炒白术 10g，陈皮 15g，怀山药 15g，熟地黄 15g，当归 15g，白芍 15g，五味子 5g，炙远志 15g，炙甘草 5g。5 剂，每剂服 2 天，每天服 2 次。

2 个月后随访，患者身体康健，乳汁充足。

按语：导师认为本案患者因产时损伤元气，导致胞宫收缩乏力，血失统摄，加之产后流血时间长，胞脉空虚，湿热邪毒内侵，邪热与余血相搏，互结胞中，湿热瘀阻冲任，新血不得归经而发本病。治疗时应重点考虑产后多虚多瘀的特点，以"补虚不留瘀，祛瘀不伤正"为原则。该患者初诊时阴道流血已有 54 天，流血时间长，恶露有臭味，伴下腹隐痛，此为湿热瘀结较重之征，故此时应以祛瘀除湿为主，辅以益气，用自拟益气生化汤加益母草、炒枳壳促进子宫收缩；炒蒲黄、阿胶祛瘀生新止血，使瘀血去而新血安；牡丹皮清热凉血、化瘀止痛；败酱草清热解毒、化瘀止痛；蒲公英既可清热解毒，又可预防感染。二诊流血即止，仅有淡黄分泌物，气血亏虚之症明显，故改用补中益气汤加补血益阴的制首乌、健脾助运的砂仁，大补中气以益气血生化之源，酌加益母草促进子宫收缩，阴道分泌物干净后，最后以人参养荣汤收功，整个施治过程，辨证选方精准，用药主次分明，始终贯彻扶正祛邪，祛瘀生新，大补元气的治疗原则，终获良效。另外，炒蒲黄的应用乃导师独特经验，经过多年临床实践，证实对消除产后宫腔内积血者，疗效显著。

第十三节 癥 瘕

一、癥瘕——子宫肌瘤（气滞血瘀证）

李某，女，34 岁，1995 年 5 月 25 日因"下腹部疼痛 12 天，检查发现子宫肌瘤 10 天"就诊。

患者平素月经量多，色黯红夹血块，月经来潮前感下腹部胀痛，但能忍受，经净后疼痛缓解。5 月 13 日感下腹部胀痛，2 天后月经来潮，下腹部胀痛剧烈，难以忍受，在我院超声检查发现子宫 9.5cm×5.7cm×5.6cm，宫底探及 4.9cm×4.6cm 肌核，双附件（-）。今日患者为求中医治疗来诊。末次月经 5 月 15 日，6 天净。现下腹疼痛不适，舌质淡红，苔薄白，脉细弦。

西医诊断：子宫肌瘤。

中医诊断：癥瘕，证属气滞血瘀。患者现为月经后期，治以活血化瘀，消癥散结。

方用导师自拟方消瘤Ⅰ号加减：三棱 15g，党参 15g，丹参 15g，桂枝 15g，黄芪 30g，茯苓 15g，浙贝母 15g，当归 15g，鸡内金 15g，荔枝核 15g，桃仁 12g，熟地黄 15g，甘草 5g。5 剂，每剂服 2 天，每天服 3 次。

行经期及经前期治以益气活血，消癥散结，方用消瘤Ⅱ号加减：炒蒲黄 15g，血余炭 15g，党参 15g，黄芪 30g，当归 15g，白术 15g，浙贝母 15g，陈皮 15g，熟地黄 20g，鸡内金 15g，茯苓 15g，甘草 5g。4 剂，每剂服 2 天，每天服 3 次，3 个月经周期为一疗程。

二诊：1995 年 9 月 3 日，服药一个疗程后患者下腹疼痛减轻，经量明显减少，超声检查示子宫大小 8.1cm×5.2cm×4.5cm，肌核 3.1cm×2.7cm，继续用上法治疗。

三诊：1996 年 4 月 10 日，患者诉经上述 2 个疗程治疗后，微感下腹胀痛，经量基本正常，超声检查示子宫大小为 7.6cm×5.0cm×4.4cm，肌核 2.8cm×2.5cm。嘱患者每次经净 3 天后继服消瘤Ⅰ号 3 剂。

之后 2 个月随访，患者已无小腹疼痛，经量正常。

按语：《血证论·阴阳水火气血论》云"运血者，即是气"，气机调畅，才能正常运血，导师认为本案患者因平素工作压力，气机不畅，不能推动血行，导致血瘀的病变，血瘀日久而致癥块，气血运行不畅，不通则痛，故患者感下腹部疼痛，结合脉弦，辨证为气滞血瘀。而妇科癥瘕主要责之于脏腑经络功能失调，局部气血阻滞壅塞。病变部位在子宫胞脉冲任，病理性质多虚实夹杂，主要症状为腹痛、包块、月经过多。导师认为女性的月经具有周期性，因此治疗妇科癥瘕亦应强调周期性。故经前期及行经期予自拟方消瘤Ⅱ号既可因势利导，促使癥块消散，又不至于失血过多。经后期则以攻邪为主，予消瘤Ⅰ号促使肿块消散，同时祛邪除了活血化瘀与消癥散结外，还应注意行气散结，气行则血行，气滞则血瘀，因此治疗子宫肌瘤时，行气药必不可少。纵观本案的治疗，经前期及行经期以益气活血，消癥散结为先，祛邪不伤正；经后期以活血化瘀，消癥散结为主，分期论治而终获良效。

二、癥瘕——卵巢囊肿（气虚血瘀证）

毕某，女，41 岁。2010 年 3 月 19 日因"发现卵巢囊肿 1 周"就诊。

患者平素月经规律，套避孕，1 周前因月经来潮 7 天不净伴下腹隐痛行超声检查发现右侧卵巢囊肿，给予抗生素静脉注射 7 天（具体药物不详），下腹痛减轻，复查超声检查卵巢囊肿未缩小，建议手术。患者拒绝，今日患者为求中医治疗来诊，尿人绒毛膜促性腺激素阴性。末次月经 2010 年 3 月 5 日，现月经淋漓

10 余天不净,经色黯,下腹隐痛,少气懒言,平时性情烦躁,纳眠可,二便调。舌淡黯,苔薄白,脉细涩。阴道流血未净暂不做妇科检查。2010 年 3 月 11 日超声检查示右侧卵巢囊肿(7.2cm×5.4cm);2010 年 3 月 19 日超声检查示右侧卵巢囊肿(7.0cm×5.6cm)。

诊断:癥瘕,证属气虚血瘀。治以补气摄血止血。

方用补中益气汤加减:党参 20g,炒白术 10g,陈皮 10g,炙黄芪 30g,炙升麻 12g,炒柴胡 10g,炒蒲黄 10g(布包煎),海螵蛸 10g,赤石脂 10g,芡实 10g,甘草 6g。3 剂,每剂服 2 天,每天服 3 次。

二诊:2010 年 3 月 24 日,患者诉服药 3 天月经干净。精神好转,下腹痛减轻。纳眠可,二便调。舌淡黯,苔薄,脉细涩。妇科检查附件区左侧无异常,右侧可触及一囊性包块,约 7cm×5cm,边界清楚,表面光滑,活动好,轻压痛。先益气补气,后行气活血,化瘀消癥。

补中益气汤原方 2 剂,每剂服 2 天,每天服 3 次。

导师验方消瘤Ⅰ号加减:桂枝 15g,茯苓 15g,丹参 15g,赤芍 15g,桃仁 10g,鸡内金 12g,浙贝母 12g,当归 15g,黄芪 30g,党参 20g,枳壳 10g,川芎 10g,橘核 12g,甘草 5g。3 剂,于月经干净 3 天后服用。

三诊:2010 年 4 月 11 日,末次月经 4 月 4 日,此次月经正常,6 天干净,经色红,量中,无痛经,纳眠可,二便调。舌黯,苔薄白,脉弦涩。效不更方,月经干净 3 天后予导师自拟方消瘤Ⅰ号 3 剂,每剂服 2 天,每天服 3 次。

四诊:2010 年 5 月 14 日,末次月经 5 月 3 日,月经恢复正常,无下腹痛,余无不适。舌黯,苔薄白,脉弦涩。辨证、治法、方药同前,再服 1 个月。

五诊:2010 年 6 月 12 日,末次月经 6 月 2 日,现月经干净 6 天,患者要求复查超声检查。今日超声检查示子宫双附件无异常。妇科检查右侧附件囊肿消失。守方再服 1 个月巩固疗效。

按语:《医宗必读•积聚》所云"积之成也,正气不足,而后邪气踞之",导师根据数十年的临床经验,认为机体正气不足是发病的内在因素,气滞血瘀、痰湿互结是发病的主要病理机制。正气是全身诸气的化生源泉,正气亏虚,机体气血津液运行无力,日久形成瘀血,可发为此病。结合患者的症状体征,四诊合参,属气虚血瘀证,证候有虚有实,既有瘀留结块的实象,又有耗血伤正的虚候,故治疗以"攻补兼施,标本兼顾"为原则。导师自拟方消瘤Ⅰ号,方中茯苓健脾利水除湿,桂枝温经通阳行气,两药合用,通阳开结,散瘀消癥,为君药;黄芪、当归、党参补气生血,且当归具有活血的作用,丹参、桃仁、赤芍、川芎活血化瘀,使正气足、瘀血散、瘀结消,为臣药;浙贝母化痰散结,橘核行气散结,鸡内金化坚散结,枳壳理气行滞共为佐药;甘草调和诸药,为使药。全方行气活血,消瘀散结,攻补兼施治疗气滞血瘀之癥瘕效佳。

第十四节　绝经前后诸证

一、绝经前后诸证——肝肾阴虚证

黄某,48 岁,2012 年 11 月 7 日因"月经紊乱伴头痛、烦躁 1 年余"就诊。

患者既往月经规律,28 日一行,量中等,持续 6～7 日经净,近 1 年月经 35～60 日一行,经量较前增多,色红,血块增多,无腹痛,持续 10 余天方净,末次月经 10 月 23 日。曾服多种西药及中成药治疗效果不佳,今日患者为求中医治疗来诊,现症见:头涨痛,烦躁欲哭,汗出明显,精神恍惚,心悸失眠,头晕乏力,纳呆,大便稀溏,每日一次,小便调。舌红少津,苔少,脉弦细。婚育史:顺产 1 次,人工流产 1 次,现工具避孕。妇科超声检查示子宫双附件未见异常,子宫内膜厚 0.4cm。

西医诊断:围绝经期综合征。

中医诊断:绝经前后诸证,证属肝肾阴虚。治以滋肾清肝,养心安神。

验方更年 I 号加减:太子参 15g,熟地黄 15g,当归 15g,白芍 15g,枸杞子 15g,女贞子 15g,山茱萸 12g,鳖甲 30g(先煎),制首乌 15g,麦冬 15g,炙远志 15g,炒酸枣仁 20g,炙黄芪 30g,炒柴胡 10g,浮小麦 30g,天麻 15g,石决明 15g,甘草 5g。7 剂,上药头煎鳖甲先煎 30 分钟,其余药加冷水 1 000ml 浸泡 30 分钟,加入先煎的鳖甲再煮沸 30 分钟,取汁 200ml,第 2 至 4 煎各加开水 500ml,煮沸 30 分钟,取汁 200ml,四煎合匀,分 4 次温服,每剂服 2 天,每天服 2 次。嘱其劳逸结合,适当参加文艺及体育活动。

二诊:2012 年 11 月 22 日,服药后诸症均好转,大便仍稀溏,每日一行。舌质红,津液可,苔薄白,脉弦缓。守上方加怀山药 15g,4 剂,水煎服,每剂服 2 天,每天服 2 次。

三诊:2012 年 12 月 2 日,服药后大便成形,纳食可,但仍偶有头痛,汗出,夜寐差。舌质淡红,苔薄白,脉细。效不更方,守二诊方 4 剂,水煎服,每剂服 2 天,每天服 2 次。

四诊:2012 年 12 月 25 日,本次月经 12 月 13 日来潮,色红,量较前减少,血块少,偶有头晕乏力,无头痛,舌质淡红,苔薄白,脉细。现药已见效,继予上方 10 剂,嘱其每月服 5 剂,巩固疗效,可多食甲鱼,3 个月后随访患者上症已极其轻微，偶有加重，服用上方后均能明显改善。

按语：导师认为妇女由于有经、孕、产、乳等生理特点，容易导致阴常不足，而肾是其他诸脏的阴阳之本，肾的阴阳失调，常累及心、肝、脾等多脏、多经，致使本病证候复杂，发作次数及时间无规律性，病程长短不一。导师经过多年的临床实践，认为本病虽然症状繁多，常三三两两参差出现，但其病机之本是肝肾阴虚，治疗时应紧抓这一病机之本，治以滋肾养肝、顾护气血为总则，以更年Ⅰ号为基础方，若涉及他脏者，则兼而治之，以期达到阴平阳秘、精神乃治的作用。更年Ⅰ号由六味地黄丸合四物汤加减化裁而成，本案治疗时，导师在原方中加炙远志、炒酸枣仁养心安神；炙黄芪益气健脾，炒柴胡疏肝理气，浮小麦固表止汗除烦；天麻、石决明平肝潜阳，息风止痛。全方合用，滋补肝肾，平肝潜阳，补益气血，安神定志。同时，除应用药物外，导师还重视对其进行心理疏导及饮食指导，故而临床收效甚好。

二、绝经前后诸证——肾虚肝郁证

王某，49岁。2010年5月28日因"月经紊乱半年，伴烘热、汗出"就诊。

患者近半年来，无诱因出现月经紊乱，或提前或推后，周期无规律。来诊时症见烘热、出汗、烦躁易怒、眠差，二便调，舌红，苔少，脉弦细数。经期3～5天，周期20～42天，经量中等，色红，质稠，无腹痛，经行乳房胀痛，末次月经2010年4月30日，顺产1次，人工流产1次。

诊断：绝经前后诸证，证属肾阴亏虚、肝郁气滞。治法以滋养肾阴、疏肝理气。

方选导师验方更年Ⅰ号加减：太子参15g，熟地黄15g，山茱萸9g，枸杞子15g，女贞子15g，麦冬12g，白芍12g，制鳖甲15g（先煎），制首乌10g，当归12g，首乌藤15g，川楝子10g，甘草6g，4剂，水煎内服，每剂2日，每日3次。

二诊：2010年6月12日，末次月经6月5日，诉上诊后烘热次数减少，出汗、烦躁易怒、眠差均有减轻，二便调，舌红少苔，脉细微数。效不更方，予原方再服5剂。

三诊：2010年9月13日，末次月经9月1日，诉其间曾自行按上方抓药5剂续服，现已无烘热，情绪调畅，时有汗出，二便调，舌淡红，苔薄白，脉细略数。予上方去川楝子，6剂，巩固疗效。

按语：绝经前后诸症发生在肾气、天癸、冲脉、任脉从盛到衰的过渡时期。《素问·上古天真论》提出"女子七七，任脉虚，太冲脉衰少，天癸竭，地道不通，故形坏而无子也"，在此生理转型期，受内外环境的影响，易致肾阴阳失调发病。

此期妇女,肾气渐虚,天癸渐竭,而肾为先天,是生长衰老的根源,肾的盛衰盈亏,又会直接或间接影响到各脏腑,其中对肝的影响最大,肾阴不足,肝失涵养。故更年期许多妇女出现身体不适症状,或发生疾病,如头面烘热、潮热汗出、烦躁眠差、头晕、心悸等症,临床症状可轻可重。

导师认为本病的发病机制是以肾虚为基础,肝郁是导致本病发生的关键因素,阴阳失调、气血失和、多脏受累是其临床表现多样化的直接原因。治疗该病时以补肾为主,具体详辨肾阴虚、肾阳虚、肾阴阳两虚;在调补肾阴阳的基础上兼顾健脾疏肝,肝气舒,枢机运。

结合本案患者临床症状、舌脉象分析,导师认为阴虚不足为其主要病理,故以更年Ⅰ号加减,养阴益精以滋肾水,佐以健脾疏肝为治。又因围绝经期肾气渐衰,全靠后天脾胃滋养,又肝郁易克脾土,故先实脾胃之气,取未病先防、已病防变之意。此阶段妇女的情绪变化较大,药物治疗外,适当进行心理疏导,调整心态,有利于病症向愈,达到病症自除的目的。

第十五节 妇人腹痛

一、妇人腹痛——急性盆腔炎(湿热瘀结证)

杨某,23岁,1998年7月1日因"同房后下腹部及腰部疼痛伴发热15天"就诊。

患者15天前月经干净后即同房,后出现下腹部及腰部疼痛,伴白带量多,色黄绿,质呈脓样,有异味,外阴灼痛。妇科检查示阴道黏膜、宫颈充血,宫体及双附件均有压痛;白带常规:清洁度Ⅲ°,诊断为"急性盆腔炎",予甲硝唑及庆大霉素静脉注射治疗7天,症状无明显缓解。为求中医治疗来诊,现症见下腹部及腰部疼痛难忍,恶寒发热,白带量多,色黄绿如脓,有异味,外阴瘙痒灼痛,纳眠可,大便稀溏,一日2~3次,小便黄,舌边尖红,苔黄腻,脉弦数。平素月经规律,12岁初潮,经期4~5天,周期28~30天,量中等,无痛经。末次月经1998年6月6日。未婚有性生活史。人工流产2次,引产1次,现未避孕。

西医诊断:急性盆腔炎。

中医诊断:妇人腹痛,证属湿热瘀结。治以清热解毒利湿,活血化瘀止痛。

予消炎Ⅰ号加减:炒黄柏15g,车前子15g(布包煎),茯苓10g,薏苡仁15g,苍术10g,牡丹皮10g,炒黄连10g,连翘10g,败酱草10g,紫花地丁10g,丹参10g,赤芍15g,没药10g,炒川楝子10g,炒枳壳10g,甘草5g。2剂,每剂服2天,每天服 3 次（饭后服）。

同时配合外洗方：地肤子 20g，蛇床子 20g，苦参 15g，黄柏 15g，白鲜皮 15g，荆芥 15g，土茯苓 20g，冰片 2g（另包），3 剂，以上中药头煎（冰片除外）加水 1 500ml 煎煮 30 分钟，取汁约 1 000ml，第 2 至第 3 煎加开水 1 200ml 煎煮 30 分钟，取汁约 1 000ml；冰片先用 80ml 白酒浸泡，每次取 20ml 加入煮好的药液中，趁热先熏，待水温合适坐浴 10～15 分钟，每剂 2 天，每天 2 次，嘱月经来潮时停用。

二诊：1998 年 7 月 4 日，服上方后发热已退，仍感下腹坠痛，腰酸痛减轻，白带量稍减，色黄质稠，有异味，外阴瘙痒、灼痛减轻，纳眠可，大便稀，小便调。舌质红，苔薄黄稍腻，脉弦数。效不更方，继予上方去炒黄连、地丁、没药，4 剂，每剂服 2 天，每天服 2 次，嘱月经来潮时停药，经净后继续服药。

三诊：1998 年 7 月 20 日，月经于 7 月 5 日来潮，现已无下腹部及腰部疼痛，带下量正常，色白，质清稀，无外阴灼痛，纳眠可，二便调。舌淡红，苔薄黄，脉濡数。今日复查白带常规：清洁度Ⅱ°；超声检查示子宫及双附件未见明显异常。治以健脾燥湿，善后调理。

予六君子汤加减：党参 15g，白术 10g，茯苓 15g，陈皮 10g，法半夏 10g，怀山药 15g，乌药 10g，丹参 10g，甘草 5g，2 剂，每剂服 2 天，每天服 2 次。

按语：导师认为本案患者因经后不洁性交，湿热之邪侵袭冲任、胞宫，与余血相搏，血行不畅，则瘀血与湿热内结，滞于少腹，"不通则痛"而发本病。导师认为引起急性盆腔炎的病因虽有热毒炽盛和湿热瘀结之不同，但其中心环节是"热"。故该患者初诊时治疗以清热解毒除湿为主，佐以活血化瘀止痛。方用消炎Ⅰ号加减。方中炒黄柏具有清热解毒与清热燥湿的双重作用，车前子甘寒滑利，利水并能清热，共为君药；茯苓、薏苡仁健脾利水渗湿，苍术燥湿健脾，牡丹皮、炒黄连、连翘、败酱草、紫花地丁清热解毒，为臣药；丹参、赤芍、没药活血化瘀止痛，炒川楝子、炒枳壳清热除湿，行气止痛，为佐使药；甘草调和诸药。同时配合中药外洗方以加强清热除湿之功。二诊时，患者已无发热，疼痛稍减，故守方去炒黄连、地丁、没药，以免苦寒太过，变生他疾。由于消炎Ⅰ号偏于苦寒，易伤脾胃，损伤正气，因此导师强调在祛邪的同时需兼顾扶正，故在三诊时予六君子汤调理脾胃以善其后，促进正气及时恢复。

二、妇人腹痛——慢性盆腔炎（湿热瘀结证）

黄某，27 岁，1998 年 3 月 28 日因"少腹疼痛数月，加重一周"就诊。

患者平素月经规律，于数月前无明显诱因出现少腹部疼痛，时轻时重，伴带下量多,色黄无味,曾自服抗生素(具体药名及剂量不详),症状未缓解;近一周少腹部疼痛明显加重,带下量多,色白,曾到市人民医院就诊,诊断为"盆腔炎",予妇乐冲剂内服后无效,今日患者为求中医治疗来诊。末次月经3月12日,现少腹疼痛牵扯腰骶部,带下量多,色白质稠,无异味,纳眠可,二便调。舌质红夹瘀点,苔薄白,脉弦。妇科检查右附件增粗压痛,余无异常;超声检查示右附件条索状增粗6.3cm×1.5cm,子宫及左附件正常;白带常规:清洁度Ⅲ°,未检出滴虫、念珠菌。

西医诊断:慢性盆腔炎。

中医诊断:妇人腹痛,证属湿热瘀结。治以清热利湿,化瘀止痛。

方用自拟方消炎Ⅰ号加减:炒黄柏15g,苍术12g,牡丹皮12g,薏苡仁15g,车前子12g(布包煎),茵陈10g,茯苓15g,川楝子10g,延胡索10g,猪苓15g,赤芍12g,枳壳10g,没药8g,甘草5g。3剂,每剂服2天,每天服3次,嘱服药前后1小时忌食酸冷之品,饭后1小时服药,平时忌食辛辣香燥之品,保持外阴清洁及心情舒畅。

二诊:1998年4月6日,服药后少腹疼痛减轻,腰骶部疼痛亦减,带下量减少,色白质稍稠,无异味,纳眠可,二便调。舌质红夹瘀点,苔薄白,脉细弦。继予自拟方消炎Ⅰ号4剂,每剂服2天,每天服3次,嘱患者经期停药,经净后3天继续服药。

三诊:1998年4月23日,末次月经4月12日,服药后少腹部疼痛明显减轻,带下量正常,色白质稀,无异味,纳眠可,二便调。舌质淡红夹瘀点,苔薄白,脉细弦。复查超声检查示右附件条索状增粗3.7cm×0.7cm,较初诊时明显好转;白带常规清洁度Ⅱ°,未检出滴虫、念珠菌。现药已见效,继予消炎Ⅰ号15剂,服药方法同前,嘱患者非经期服药,每月服5剂,忌食辛辣香燥之品,保持外阴清洁,注意同房卫生。

3个月后随访,患者无腹痛,超声检查示子宫及双附件未见异常。

按语:导师认为本案患者因不慎感受湿热之邪,湿热内侵,犯及下焦,盘踞冲任、胞宫,湿热与气血互结,不通则痛,故少腹疼痛,牵扯至腰骶部;瘀滞日久成癥,故右附件增粗压痛;湿性黏滞,故疼痛反复发作,时轻时重;湿热流注下焦,伤及任带二脉,故带下量多;舌质红夹瘀点,脉弦为湿热阻滞,瘀血内停之征象。初诊时患者少腹疼痛已有数月,并加重一周,治以清热利湿为主,化瘀止痛为辅,方用消炎Ⅰ号加减。方中炒黄柏、牡丹皮、苍术、茵陈清热燥湿;薏苡仁、茯苓、猪苓、车前子利水除湿;川楝子、延胡索、枳壳行气止痛;赤芍、没药化瘀止痛消癥;甘草调和诸药。诸药合用,使湿热去,瘀血行,则疼痛缓解,癥块缩小，病情好转。因清热除湿药物易伤脾胃，因此，导师强调服药应在饭后1小时为宜。另外，苦寒药物容易凝滞血液，故经期宜停服。

三、妇人腹痛——慢性盆腔炎（湿热瘀结证）

秦某，27岁，1998年11月4日因"自然流产清宫术后双少腹隐痛伴腰酸痛8月"就诊。

患者于今年2月自然流产清宫术后出现双少腹隐痛，伴腰酸痛，经前、经后尤为明显，白带量多，色黄质稠，有异味。曾于外院行妇科检查及超声检查，诊断为"附件炎"，用甲硝唑、氧氟沙星等药物治疗后疼痛可减轻，但仍反复发作，近期尤为明显。为求中医治疗来诊，现症见：双少腹疼痛，腰酸痛，白带量多，色黄质稠，有异味，偶感外阴瘙痒，纳眠可，小便黄，大便调。舌边尖红，苔薄黄，脉细。13岁初潮，月经经期7天，周期23～28天，量中等，色黯红夹血块，经行腹痛。末次月经1998年10月20日。人工流产1次，未避孕。今日我院妇科检查，右侧附件增厚、压痛，余未见异常。超声检查示子宫双附件未见明显异常。

西医诊断：慢性盆腔炎。

中医诊断：妇人腹痛，证属湿热瘀结。治以清热利湿，化瘀止痛。

予消炎Ⅰ号加减：炒黄柏15g，车前子12g（布包煎），茯苓15g，薏苡仁15g，苍术12g，败酱草15g，连翘10g，蒲公英10g，赤芍12g，川楝子10g，枳壳10g，没药8g，山药15g，甘草5g。3剂，每剂服2天，每天服2次。

二诊：1998年11月18日，服上方后双少腹疼痛、腰酸痛减轻，现为月经第3天，经量多，色黯红夹血块，小腹疼痛，伴腰酸，纳眠可，二便调。舌淡红，苔薄白，脉细数。患者现正值经期，顺应月经周期生理规律，治以行气活血，化瘀止痛。

方用调经Ⅰ号加减：当归15g，川芎15g，赤芍10g，川牛膝15g，泽兰10g，苏木15g，枳壳15g，香附15g，乌药15g，桂枝10g，川楝子10g，延胡索15g，续断15g，牡丹皮10g，甘草5g。2剂，每剂服1天，每天服3次，嘱经净后复诊。

三诊：1998年11月28日，服药后经行腹痛明显减轻，血块减少，行经6天干净。现仍感双少腹隐痛，劳累后腰酸痛加重，白带量减少，色淡黄质清稀，无异味，纳眠可，二便调。舌淡红，苔薄白，脉细弦。继予消炎Ⅰ号4剂，每剂服2天，每天服2次。

四诊：1998年12月10日，服药后双少腹隐痛、腰酸痛明显减轻，白带量适中，色白质清稀，无异味，纳眠可，二便调。舌淡红，苔薄白，脉细。现患者月经将近，继予调经Ⅰ号3剂，嘱患者先每天服2次，月经来潮后每天服3次。

经用上述两方交替治疗 6 个月后，患者少腹部疼痛及腰酸痛症状基本消失，只于劳累后偶有轻微发作，休息后即可恢复正常，白带量中，色白，无异味，无外阴瘙痒。妇科超声检查示子宫双附件未见明显异常。

按语：慢性盆腔炎是由于急性盆腔炎未得到及时治疗，病情迁延所致，其主要临床表现有下腹部坠胀疼痛，痛连腰骶，常在劳累、性交后及月经前后加剧或复发。导师认为本案患者由于清宫术后湿热毒邪乘虚入侵，蕴结下焦，伤及任带，累及胞宫而发急性盆腔炎，之后因治疗不彻底，病情反复迁延而致双少腹隐痛、腰酸痛反复发作。导师认为本病的中心环节是"湿"，但因患者平素经行腹痛，且经色黯红夹块，说明患者素体已有"瘀"象，故辨证应属湿热瘀结。

治宜以清热除湿为主，辅以活血祛瘀。在本医案中，导师辨病与辨证结合、中西合参，顺应月经周期分两个阶段用药，经净后服消炎Ⅰ号以除"湿"为主，经前服调经Ⅰ号以化"瘀"为主，两方交替使用终获良效。

第十六节 乳　癖

乳癖——乳腺结节（肝郁痰凝夹瘀证）

毛某，56 岁，于 2019 年 6 月 5 日因"右侧乳房疼痛半年"就诊。

患者已绝经 5 年，曾顺产 2 女，平素体健，愤闷易怒，情绪变化时可现右侧乳房胀痛，甚则连及两胁。自服舒肝颗粒、逍遥散后症状缓解，未行系统治疗。2018 年 12 月体检乳腺超声检查示双侧乳腺结节（左侧 0.3cm×0.2cm、右侧 0.4cm×0.3cm）；妇科超声检查示子宫小肌瘤（0.7cm×0.5cm）。现症见：右侧乳房胀痛，甚则连及两胁，口苦咽干，双目干涩，纳眠可，大便干结，小便调。舌淡胖苔薄白，脉弦细。

诊断：乳癖，证属肝郁痰凝夹瘀。治以疏肝活血行气，化痰散结消癖。

选用消癖饮加减：炒柴胡 12g、当归 12g、香附 10g、枳壳 10g、赤芍 15g、白芍 15g、炒橘核 20g、浙贝母 15g、桃仁 10g、夏枯草 12g、鸡内金 9g、牡蛎 15g（先煎）、川楝子 15g、全蝎 5g。7 剂，1 剂 2 天，每天 2 次。

二诊：2019 年 7 月 23 日，服药后乳房疼痛较前减轻，仍双目干涩，余未诉特殊不适，纳眠可，二便调。舌淡胖苔薄白，脉弦细。守上方 7 剂，加牛膝 15g、麦冬 20g、熟地黄 20g。煎服法同前。

三诊：2019 年 8 月 4 日，服药后乳房疼痛较前明显减轻，余无特殊不适，纳眠可，二便调。舌淡苔薄白，脉弦细。守上方加减 7 剂，煎服法同前。

四诊：2019年9月3日，服药后已无乳房疼痛，无特殊不适，纳眠可，二便调。舌淡苔薄白，脉弦细。今日复查乳腺超声未见异常。

按语：乳癖是因情志内伤，冲任失调，痰瘀凝结所致，主要表现为乳房有形状不一的肿块、疼痛，有些患者还可伴有乳头疼痛或瘙痒，并多随月经周期或情志改变而变化的乳房疾病。《妇科玉尺》云："妇人之疾，关系最钜者，则莫如乳。"本病主要与肝胃、肾及冲任相关，情志不畅是主要致病因素，本患者愤闷易怒，经久情志不遂，情志失调，肝气郁结，疏泄条达失司，气机不畅，瘀血内停；饮食所伤或肝木乘犯脾土，脾失健运，聚湿成痰，停滞于乳房。凡脏腑功能失常、气血失调，均可间接损伤冲任，导致冲任失调；先天不足、寒凝、痰饮、瘀血、金刃手术，可直接损伤冲任。乳房属胃，是足阳明胃经所司，且贯乳中，阳明胃土畏肝木，或平素喜食肥甘生冷，损伤脾胃阳气，胃失受纳腐熟，壅滞气机，聚湿生痰。正如《疡科心得集·辨乳癖乳痰乳岩论》所云："有乳中结核，形如丸卵，不疼痛，不发寒热，皮色不变，其核随喜怒消长，此名乳癖。"治疗选用自拟方消癖饮，方用炒柴胡、枳壳、炒橘核、川楝子疏肝行气解郁；白芍、当归、香附养血行血、柔肝阴，缓急止痛为；浙贝母、夏枯草、牡蛎化痰软坚散结；全蝎、桃仁、赤芍以活血化瘀，消痞散结，鸡内金助诸药软坚散结，同时顾护脾胃。全方立足肝胃、肾及冲任，从痰、气、瘀论治，兼顾气血之间的关系。

首诊服药后乳房疼痛较前减轻，无口苦咽干，纳眠可，二便调，说明郁火已消，痰郁始散，表明疏肝活血行气，化痰散结消痞行之有效。仍双目干涩，故导师在二诊中合用一贯煎，充分体现了重视患者"天癸绝"这一时期，肝肾同补，精血得充。三诊继予前方加减。四诊来时症状全无，复查乳腺超声未见异常。

第五章 师生问答

第一节 教学解惑

问： 张老师，您提出女性不孕不育的概念，把不孕和滑胎等有不良孕产史的患者归为一类来调治，这跟教科书上的定义和分类不同，能否讲讲您的依据和立场？

答： 妇科教材上没有女性不育的概念，不育一般都说是男科的病，在中医妇科学教材里不孕症归属于妇科杂病，而滑胎归属于妊娠病。但我认为，怀上，不是不孕症治疗的终点，顺利分娩，才是我们治疗的终点，否则，还是半途而废、前功尽弃。所以，在治疗上，我们使用"调经－助孕－安胎"的一条龙序贯疗法，孕前调经助孕，孕后养胎安胎。对于不孕症的患者，要让她知道不是怀孕了就万事大吉，一定要有孕后保胎的意识；对于有滑胎等不良流产史的患者，应在孕前提前调经以提高胚胎质量和母体的健康状况，孕后不论是否有流产症状均应进行保胎。尤其是对于那些高龄的、通过辅助生殖技术治疗的。无论调经助孕，还是孕后安胎，都是为了一个共同的目的：提高妊娠成功率，最终使患者能够有自己的孩子。

问： 妇科炎症和肿瘤引起的出血，有何诊治要点？

答： 妇科炎症出血，常见于宫颈炎、宫颈息肉、子宫内膜炎、子宫内膜息肉，一般量不太多，常合并有带下增多、赤带、接触性出血表现，妇科检查可见阴道分泌物增多、宫颈息肉等。阴道镜下活检或宫腔镜诊刮病检可以确诊。

还有一种出血，是患者不规律服用激素药造成的，比如她一个月服了两三次紧急避孕药，或者漏服了短效口服避孕药，或者听说激素药的不良反应后自作主张停药，造成的突破性或撤退性出血。这种情况必须要详细询问病史才能找到原因，其他检查基本正常。根据出血的情况，是属于经期延长、月经过多，还是经间期出血等，参照月经不调来诊治。

妇科肿瘤出血，常见于子宫肌瘤、子宫内膜异位症、子宫腺肌病引发的月经过多，以及宫颈癌、子宫内膜癌引发的不规则出血、接触性出血或者绝经后出血，可有伴恶臭的阴道排液，主要借助细胞学、阴道镜及宫腔镜下取材病检来确诊。良性肿瘤，可以保守治疗的，行气活血、化瘀消癥，我用消瘤Ⅰ号，新病宜攻宜破，久病则需攻补兼施，衰其大半而止。恶性肿瘤确诊以后，多数需要手术配合化疗或者放疗，中药我常用补中益气汤加白花蛇舌草和半枝莲，扶正祛邪。

20世纪90年代我曾接诊一个患者，陈某，41岁。主诉是阴道断续少量流血2个月。患者平时月经周期20~25天，经期5~15天，近2个月阴道断续少量流血，常于同房后明显，少于平常经量，曾服调经中药无效。妇科检查子宫如同孕5周大小，质中，无压痛，附件（-）。超声检查示内膜14mm，回声不均。诊断性刮宫病检提示子宫内膜癌。一周后她去上海手术治疗，术中冰冻提示已转移，术后半年复发去世。

还有一个52岁的妇女，月经已经开始紊乱，这次又停经2个月，阴道少量出血一周，来找我要求开调理更年期综合征和月经量少的药，我把脉的时候觉得异常滑数，让她去做检查，她不同意，我坚持，结果就是怀孕了，但是葡萄胎，宫腔里满是落雪状的胎块。去住院化疗，还好不是侵蚀性的。出院又来吃中药调理，用的六味地黄汤加减，现在恢复得很好。葡萄胎随着年龄增长发病率也在升高，50岁以上的妇女怀孕大概有1/3的可能是葡萄胎，一定要小心。

这几个病例，并没有大量出血，看起来也没有特别严重的症状，但却是棘手的病。提醒我们要重视，某些妇科恶性肿瘤患者在确诊前，常以普通月经不调寻求中医治疗，中医妇科医师需提高警惕，必要的检查包括超声、诊刮病检、宫腔镜、肿瘤标志物等不可或缺，也许我们最终并没能帮她治愈疾病，但起码首先要明确诊断、正确治疗，不能让漏诊误诊在我们手上发生。

问：张老师，对于妇科热证，您有哪些诊治心得？

答： 我们妇科接诊的热证，常常是在剖宫产后、小产后、人工流产后，而且要么合并外感，要么合并内科感染性疾病或者泌尿生殖道感染，比如感冒、盆腔炎、产褥感染、急性乳腺炎、尿路感染或者急性肠胃炎。这就是我们说的"邪之所凑，其气必虚"。那时身体门户洞开，抗邪能力低下，风热、暑热、湿热、湿毒乘虚而入，"热入血室"。首先要明确诊断，如果是妊娠期和哺乳期的患者，要考虑药物对胚胎和婴儿的影响。其次要结合实验室检查，提高诊断的准确性和治疗的有效性。

产后发热的病因主要是分娩耗伤气血，阴血暴虚，正气虚弱，营卫不和，卫外不固,腠理不密,机体抵御病邪的能力下降,以致风寒湿热之邪乘虚入侵,阴阳失调、气机失和、正邪相争而见发热。一般有外邪侵袭、失血耗气、瘀血阻滞三个方面的因素。

首先区分是外邪还是内伤。外邪侵袭风热犯肺者,治宜辛凉解表,我常用银翘散加减;热毒侵袭者,治宜清热解毒,我常用五味消毒饮加减;湿热内蕴者,用三仁汤加减。咳嗽加杏仁、枇杷叶;便秘加大黄、枳实,腹痛加延胡索、五灵脂。

气血亏虚的发热,出现低热、自汗、疲乏、心悸、头晕等,我常用补中益气汤或者八珍汤、黄芪建中汤加减,补益气血、甘温除热。纳呆食少,加砂仁、豆蔻;心悸少寐,加酸枣仁、柏子仁;自汗加黄芪、浮小麦。

阴血亏虚的发热,五心烦热、口干咽燥、盗汗失眠等,用青蒿鳖甲汤或者知柏地黄汤加减。津液耗伤明显的,加石斛、玉竹、麦冬;失眠者,加酸枣仁、制首乌;盗汗者,加牡蛎、五味子。

瘀血内停,郁而发热,午后或夜间发热、腹痛,恶露不绝或夹块,唇舌紫黯有瘀点、瘀斑,用生化汤或少腹逐瘀汤加减。伴气虚者加党参、黄芪以益气化瘀,伴血虚者加丹参、鸡血藤,苔不腻可用熟地黄、阿胶。

其他合并感染的发热,比如急性乳腺炎、盆腔炎、产褥感染引起的发热,如果已经成脓,要酌情考虑手术。未成脓的,可以根据辨证用五味消毒饮、薏苡附子败酱散、增液承气汤等加减。感染性流产要在控制感染和出血的情况下清宫,用生化汤加败酱草、蒲公英、贯众等加减。

无论何种发热,如果治疗后热势消退、标证减轻,就要酌情加治本之品,健脾芳化或益气养阴,以促进患者康复,方药如香砂六君子汤、八珍汤、生脉饮、竹叶石膏汤等。

以前我会诊过一个年轻患者,人工流产后第二天,突然出现寒战高热,体温达39.5℃,使用抗生素、退烧药,效果都不好,每天服了药汗出热退到38℃,不久又烧到39℃,而且是上午不怎么发热,到下午就开始发热。越输液越觉得疲倦、头晕、没胃口。她父亲跟我认识,托我给会诊治疗,看她发热、倦怠、头身痛、咽痛、轻微腹痛、纳呆、苔薄黄微腻,脉弦细数,按照湿温病来处理,银翘三仁汤,只吃了一剂,烧就退了,我都觉得很意外。

问:张老师,对于厥脱证,您有何诊治心得?

答:妇科血证、痛证、热证,都可能继发厥脱证,与西医的失血性休克、感染性休克基本类似。在接诊这些急证时,除了积极抢救、寻找病因、诊治原发病的同时,要严密观察患者的生命体征、精神面色、脉象的变化,高度警惕并及时发现厥脱的苗头，比如面色苍白、烦躁，或者神志不清，口唇甲床发白或发绀，皮肤湿冷、四肢不温、血压下降，脉细数或者沉弱，血色素低，要立即采取抗休克措施，快速建立静脉通道，有效止血、补液、输血，动态观察病情变化，及时修改抢救方案，预防并发症。怀疑有感染的，尽快采集标本做细菌涂片培养和药敏，结果出来之前，根据经验上抗生素，联合用药。经腹腔穿刺或阴道后穹窿穿刺及超声诊断有内出血、有手术指征的，在有效抗休克的同时，要手术去除病灶，比如异位妊娠破裂出血、流产、卵巢囊肿破裂、黄体破裂等。以前用的很多中药注射液，因为不良反应太多不用了。但独参汤、参附汤、四逆汤和针刺仍然可以酌情使用，开窍醒神的"凉开三宝"，如果药房有也可以用。

总的来说，厥脱证，现在都直接送急诊科了，妇科门诊已经很少接诊，最多要求去会诊，但基本的思路和原则还是要去学习、掌握。

问：请问张老师，妇科急腹症的诊治要点？

答：西医妇产科学没有急腹症的专门章节，相关疾病应该包括痛经、异位妊娠、流产、卵巢囊肿扭转或破裂、出血性输卵管炎、盆腔炎、子宫破裂等内容。首先要做好诊断和鉴别诊断，血人绒毛膜促性腺激素、尿人绒毛膜促性腺激素、血常规、彩超、妇科检查、腹部触诊是最基本的检查，判断是妇科还是内科的疾病，是否与妊娠相关。

绝对不能看到患者腹痛剧烈自己就慌了，就上止痛药，掩盖了病情。如果是原发性痛经、子宫内膜异位症或腺肌病引起的痛经、排卵期腹痛、慢性盆腔炎急性发作这些情况，诊断明确了，排除了外科、产科情况和手术指征，比如阑尾炎、宫外孕、流产等，才可以用止痛药。

二十世纪八九十年代我看了几个病例，至今印象深刻：李某，26岁。葡萄胎清宫后停经2个月，阴道流血1天，腹痛剧。患者由家属送来时已休克，虽然家属说她是痛经，但我们还是采取急诊剖腹探查，证实为侵蚀性葡萄胎复发，子宫壁穿孔3cm，出现阴道流血、腹痛、休克。原因可能包括清宫后残余滋养细胞未消灭，或清宫时已有隐性转移病灶，或化疗未完成、未巩固，医生也没嘱咐患者定期复诊监测、随访。这类患者容易误诊为痛经，需高度警惕。

还有一个，王某，29岁。人工流产后第2天，腹痛剧、恶心欲吐、晕厥。患者因停经45天，一天前在外院行人工流产术，术中刮出组织少许。当天早晨开始出现腹痛剧烈、恶心欲吐、晕厥。患者呈贫血、休克貌。腹肌紧张、全腹压痛、反跳痛，移动性浊音阳性。妇科检查阴道血染，宫颈举痛，子宫稍大、压痛、浮球感，右侧附件区压痛。急诊剖腹探查确诊为右侧输卵管异位妊娠破裂出血。

外院医生未确诊宫内妊娠,就盲目流产,且未嘱咐患者腹痛随诊,已经属于医疗事故。

这些病例都提示我们,必须进行必要的辅助检查。月经初潮以后、绝经以前,凡是有阴道异常出血和腹痛的,首先排除是否是妊娠相关疾病,不要管患者如何强调她最近没有性生活,保证不可能怀孕,医生的原则和底线不能丢。如果是宫内妊娠还好些,万一是宫外孕,甚至是绒癌呢?哪怕耽搁了几个小时、一天,结局完全不一样。

盆腔脓肿我们治好过一例 5cm 的脓肿,合并腺肌症,经期和平时都有腹痛,医院建议她手术切除,她没有生育要求,但也不想手术,用了消炎Ⅰ号和薏苡附子败酱散加减,配合腹部中药封包外敷和保留灌肠。治了大概两年,现在脓肿已经没有了,平时的腹痛也减轻了,目前主要是治疗腺肌症引起的痛经。

问:这些年自然流产、复发性流产的患者特别多,您对此常常强调"预培其损,未病先防",临床上应该如何贯彻?

答:滑胎的原因虽然多,但以气血虚弱、脾肾不足、肝肾虚损为多见。这就决定了对于滑胎患者常规当以补肾健脾、益气养血为大法。当然如果确实是阴虚血热或者瘀血内阻,随症治之即可。一般有滑胎病史的患者,再次妊娠之前和之后,精神都高度紧张,既要加强心理疏导,也可适当佐以疏肝解郁又不致碍胎之品,包括麦芽、柴胡等。

对滑胎患者,我一般建议是上次胎停流产或小产后,不论有没有清宫,都以健脾补肾、养血益气之法调理半年以上,筑牢根基,身体没有大的不适,再试孕。要"预培其损,防治结合"。凡是不孕的、有不良孕产史的,在未孕之前,补肾益气、养血调经、调补冲任,以预培其损,选方比如补肾Ⅰ号、人参养荣汤、滋肾育胎丸,免疫功能失调的,用助孕Ⅲ号。在怀孕之后、未出现流产征兆之前,补肾安胎、未病先防,我常用保胎Ⅰ号,最好不要等到出现阴道流血和腰酸腹痛才开始保胎,有时已经晚了。孕后出现流产征兆的,固冲安胎止血,对症治疗。服汤药不便的,调经助孕安胎膏可以长期服用。孕后当节欲,有流产症状时,应该休息,直至超过既往流产的孕周起码半个月。

问:西医检查无异常发现、也无特殊症候表现的不孕和滑胎患者,如何辨治?

答:目前的检查手段不能发现异常,不代表就是正常,只是现有技术尚未成熟、尚不能发现而已。而且随着现代科技的发展,很多以前认为是不明原因的,都逐渐能找到原因了。对一些诊断明确是遗传性的、基因和染色体缺陷造成的不孕和滑胎，吃中药或者做试管都没有好办法的，还是要客观，不能让患者一直吃药，可以建议她放弃或者去领养孩子。

只要她有不孕或者屡孕屡堕的证候，肯定就是有问题。古代对这种不好解释的不孕不育，常归咎于坟茔或者年命相克的原因。但我们认为，肾主生殖，还是可以从肾治之。肾气主宰者人体的生长、发育、生殖和衰老。肾在女性生长、发育、生殖和衰老全过程中起主导作用。补肾法以肾为中心，肾阴阳转化为依据，立足于整体辨证，平衡肾阴肾阳，促进天癸充盛，恢复冲任、胞宫的正常功能，达到调整内分泌、增强机体免疫功能，促进生殖器官的发育而治愈妇科疾病的目的。这些年我用孕前补肾调经、孕后补肾安胎的思路，确实治疗了不少各项检查全部正常、不明原因的不孕或者滑胎患者，坚持中药治疗后，终于能顺利分娩。

当然，如果患者西医检查没有明确的病因，但是有明确的中医证候，比如血瘀证、湿热证、肝郁气滞证，我们还是要"观其脉症，知犯何逆，随证治之"，并不一定拘泥于补肾。如果我们仔细审查、四诊合参，多少都能发现一些可供辨证参考的蛛丝马迹。完全没有任何证候可考的患者毕竟还是极少数。

问：有些多囊卵巢综合征患者同时合并功能失调性子宫出血，月经极其紊乱，治疗很棘手，请问张老师对此有什么经验和心得？

答：多囊卵巢综合征和功能失调性子宫出血是常见的妇科内分泌疾病，主要原因都是排卵障碍，雌孕激素的平衡失调，没有排卵期促黄体生成素高峰，不能产生排卵，从而或者出现雌激素相对低下、子宫内膜菲薄而月经推迟、闭经，或者由于孕酮相对不足、雌激素突破性或撤退性出血，血量汹涌。表现为月经提前、量多势急如崩，或月经停闭一段时间后突然大量出血，或出血量少但淋漓不尽如漏、经期延长，也就是我总结的"三不规"：月经的周期或前或后、经期或长或短、经量或多或少，毫无规律。病情容易反复，治疗有很大难度。功血多发的年龄阶段在青春期和围绝经期，但是一般来说，同时合并多囊的，都是青春期及未婚患者。如果不及时干预，可能造成未来的生殖障碍和内分泌、代谢紊乱。这些年我诊治多囊合并功血的患者，主要还是辨病结合辨证，中西医结合分期施治，收到一定的疗效。

这部分患者多有先天禀赋不足、冲任受损，脾肾不足，不能制约经血，胞宫藏泄失司，所以经血非时而下。这个病常虚实夹杂，但虚多实少。我们要根据患者主诉、症状体征及病情的不同阶段，分别予以补肾填精、健脾化痰、固崩止血、行气活血，才能达到调整周期、促进妊娠、预防远期病变等治疗目的。

问：在崩漏治疗中，塞流、澄源、复旧这三部曲，如何相辅相成？

答：明代方约之在《丹溪心法附余》提出"初用止血以塞其流，中用清热凉血以澄其源，末用补血以还其旧，若只塞其流不澄其源，则滔天之势不能遏；若只澄其源不复其旧则孤子之阳无以立，故本末勿遗"，后世医家将此三法进行了继承和发展，成为"塞流、澄源、复旧"三法。

塞流一般是止血，这个大家并无异议。可以用益气固冲止血，比如独参汤，或者益气滋阴止血，比如生脉散，但是不建议用炭类药等收涩止血，否则容易留瘀为患。止血我一般用止崩Ⅰ号，健脾补肾益气、滋阴固冲止血。

澄源只用清热凉血则有所偏颇，复旧与澄源一般不能截然分开，还是要谨守病机，各司其属，审因论治。刘完素在《素问病机气宜保命集·妇人胎产论》中指出女性在不同生理阶段应该分别从肾、肝、脾论治，其实这个道理对于患病的女性依然是适用的。对于更年期女性，我更着重健脾，青春期和育龄期的患者，则更着重补肾兼健脾。青春期的功血患者，多半是肾气不足、冲任未充，不能制约经血。治疗重在补肾益气、调摄冲任。血止后，可以选用左归、右归、六味地黄或者归脾汤加补肾的药来治疗。育龄期的患者可能由于排卵障碍而导致不孕，调治肾肝脾、调经助孕的思想是要始终贯彻的，或者滋肾养肝，或者健脾调肝，我常用补肾Ⅰ号治疗偏于肾阴虚的，助孕Ⅰ号治疗偏于肾阳虚的，此外，还可以选用逍遥丸、一贯煎、滋水清肝饮、归脾丸等加减。在患者月经恢复正常以后，最好继续调治3个月经周期，以巩固疗效、防止复发。

问：您门诊时一直有拿一张纸记录患者月经情况的习惯，能否讲讲其中缘由？

答：这是因为患者的月经情况可以提示我们很多信息，帮助我们诊断和治疗。如果患者平时月经都规律，现在突然停经了，只要她是育龄期女性，年龄跨度从十四五岁直到五十岁，医生都首先要想到妊娠可能，除非她尚未月经初潮或者已经绝经；一个十几岁、二三十岁的女性，长期月经推迟甚至闭经，无论她有没有肥胖，首先要想到是不是多囊，甚至有没有高催乳素血症和卵巢功能早衰的可能；长期月经不规律、忽前忽后、时多时少，那么要考虑功血的可能；如果她是在人工流产之后出现的月经推迟和量少，那么要想到内膜损伤以及宫腔和宫颈粘连的可能；如果她有产后出血的病史，现在月经推迟、量少、闭经，看着人比实际年龄苍老，贫血貌、皮肤毛发枯槁、憔悴黯淡，那么要考虑希恩综合征的问题；如果是四十来岁月经紊乱的，即使她没有典型的烘热汗出，也要想到卵巢功能衰退、更年期的问题；如果绝经多年、突然出现阴道流血，首先要排除恶性肿瘤。

　　但有些人稀里糊涂，根本记不清楚自己的末次月经和末次前月经，这时医生更要仔细追问和记录，从出血的基本情况来判断她的问题所在。我一直强调，不是所有阴道流血都是正常月经。有的是排卵期出血，有的是崩漏，有的是不规则服用激素药引起的出血，有些是炎症或者肿瘤导致的出血，还有些是宫外孕或者流产的出血。有时跟月经不容易区别，但这些出血的时间、量、色质、伴随症状，跟正常月经多少都有不一样，医生仔细询问加以鉴别，一定能够发现症结。这就是我一直要你们打好问病史和写病历的基本功的意义所在。准确完整地采集病史、书写病历，才能确立正确的诊断，从而确定正确的治则治法。

　　有时患者虽然有停经史，医生也给她开了尿 HCG 和彩超，结果都正常，医生就认为排除了妊娠可能，而开了活血通经药，就可能出事。因为有些患者平时月经就推迟一二十天甚至更久，尤其是多囊的，她即使怀孕了，可能要到停经四五十天甚至两三个月才能化验出阳性，那你在她停经三四十天的时候验不出来是完全有可能的。我们就有同事，接诊多囊的患者，化验了多次尿 HCG 都是阴性，最后一次没有检查，直接开了几剂桃红四物汤，用下去以后就流产了。所以一定要追问患者平时的月经周期、有没有多囊，还是那句话：只要在月经初潮后、绝经前，只要有停经史，或者有异常的阴道出血，医生一定要警惕妊娠可能。

问：治疗月经过少、闭经的临床效果有时不太理想，您能否讲讲如何辨治？

答：月经过少和月经过多相比，治疗确实困难一些。要么是怎么治她月经量都少，要么是吃药期间经量增多，停药后又少了。而且现在发病率也比较高，有些是闭经的前驱症状。究其原因，可能跟人工流产损伤、不良生活习惯、环境污染、精神压力都有关系。

　　月经过少、闭经，有虚实之分。虚者，因化源不足、血海不盈。实者，由于瘀血内停或痰湿壅盛，经脉阻滞，血行不畅。治疗要重视病因，针对治疗。比如属于肾虚精亏、子宫发育不良要补肾调经为主，用补肾 I 号加淫羊藿、巴戟天、紫河车，年纪尚轻的，可以配合人工周期，帮助子宫发育，有些还能挽救。

　　无论何种原因和证型，总的思路是，平时辨证治本调经，或补肾滋肾，或益气养血，或燥湿化痰，或疏肝行气。临近经期时、经前 2～3 天及经期用理气活血通经药，因势利导，引经血下行，增加月经量，顺应血海溢泻的规律。

　　治疗月经过少、闭经，是有一定难度的，它是患者卵巢功能衰退或者免疫内分泌系统紊乱的表现。按照经期、非经期的不同生理特点来辨治，起码坚持三个月到半年，甚至更长时间，才能见到疗效，"当以岁月求之"。

问：张老师，您在治疗双侧输卵管阻塞不孕的患者时，喜欢用穿山甲粉配伍路路通，而对于输卵管积水的患者，用桂枝配伍泽泻，有什么讲究？

答：穿山甲性善走窜行散，可活血消癥、通经、下乳、消肿排脓。用于输卵管阻塞患者，具有行气活血破瘀、疏通经络、直达病所之功效。我们用加了穿山甲的助孕Ⅱ号治了不少双侧输卵管阻塞导致不孕的患者，都怀孕了，甚至有些是做试管失败，来服中药而自然受孕的，疗效确切。由于资源即将枯竭、价格昂贵，我曾经用过土鳖虫来替代，但感觉效果远不如穿山甲。我只用于经过造影或者宫腔镜检查确诊双侧输卵管均阻塞不通的患者，仅仅是单侧输卵管不通，或通而不畅，或有积水，我一般不用。本品孕妇慎用，所以我的助孕Ⅱ号是在卵泡期服用的，排卵后停服。

疏通输卵管，我常常用穿山甲配路路通，路路通能祛风活络、利水通经，可祛风湿、舒经络，通行经脉而散瘀止痛，用于妇科可疏肝理气而通经，还可下乳。现代药理研究证实，路路通有抗感染镇痛作用。与穿山甲粉配伍，可相须为用，强化疏通经络、抗感染镇痛之力，减轻输卵管的炎症、粘连，恢复其正常形态和功能。

以桂枝配泽泻用于输卵管积水，是因水为阴邪，桂枝可温通经脉、助阳化气行水，既能温扶脾阳而运化水湿，又能温扶肾阳而助膀胱气化，以行水湿痰饮，是治痰饮、蓄水证的常用药。泽泻可利水渗湿、消肿泄热。桂枝、泽泻相合，可通调肺、肾、膀胱经的气化，蕴含了五苓散的意思。输卵管积水，患者常常没有典型的急性盆腔炎、附件炎的腹痛、带下异常等表现，仅仅是因为不孕或者体检才发现有积水，用上桂枝、泽泻，可很好地帮助积水的消散吸收。

问：张老师，您治疗异位妊娠用杀胚方的时候，有时会加蜈蚣、天花粉，有何讲究？

答：杀胚方是我们治疗异位妊娠的基础方，我有时用杀胚方加低剂量蜈蚣2～3g，用于输卵管妊娠未破裂型，效果确切。蜈蚣息风止痉，攻毒散结，通络止痛，可用于痉挛抽搐、疮疡肿毒、瘰疬结核、风湿顽痹，是妊娠禁忌药，可堕胎、去恶血。临床观察及现代药理研究提示，蜈蚣能降低小鼠妊娠率、升高畸形率，降低孕酮及人绒毛膜促性腺激素值，尤其以低剂量组明显，可促进胎块吸收，止血止痛效果优于甲氨蝶呤，而胃肠道反应低于甲氨蝶呤，是一个优秀的杀胚药物。

有时我会在杀胚方里加20g天花粉，天花粉蛋白是我们中药里面研究得非常深入的一个成分，从20世纪80年代开始就研究了，它有引产和终止妊娠的作用，能直接作用于胎盘滋养层细胞，使绒毛破损，细胞内促凝物质外溢，并在绒毛间隙形成血凝，出现胎盘循环和营养障碍，导致组织坏死，引起炎症反应。同时这种损伤也影响胎盘的内分泌功能，妊娠维持受到威胁。由于营养障碍诱发胎儿应激反应，使前列腺素分泌增加，引发宫缩，最终导致流产。因此在妇科可用于异位妊娠、抗早孕、中期妊娠引产、过期流产引产、死胎、前置胎盘等。蜈蚣与天花粉相伍用于异位妊娠，更多的是根据其药理作用来指导使用的。

这两味药不是必须的，有些用了杀胚方后人绒毛膜促性腺激素还是降得比较缓慢，就可以考虑加入。

问：张老师，对于月经过少合并颜面褐斑的患者，您常用玉竹、石斛，有何讲究？

答：我在临床上观察到，很多患者描述她自从月经量减少后就开始长斑，但凡满脸色斑的患者很多都合并月经量少，而且现在月经量少的患者明显比月经量多的患者要多。月经量少，主要是由于肾虚精血不足，冲任血海空虚，胞宫胞脉无血可下。《素问·上古天真论》说女子"五七阳明脉衰，面始焦，发始堕"，提示阳明精气虚衰是女性颜面色斑的重要原因，与阳明脉衰同时发生的还有天癸肾精的逐渐衰少，所以我认为，月经量少、长斑的原因是阳明少阴精气亏虚、颜面失养。补肾填精、养血活血可以增加月经量，而滋补阳明精气可以改善颜面色斑。

玉竹可养阴润燥、生津止渴，既能滋养胃阴、肾阴，又能清胃热、降虚火，适用于热病伤津、烦渴、肾阴亏虚之证。现代药理研究提示，玉竹能降血糖、降血脂、抗氧化、缓解动脉粥样硬化斑块形成、延缓衰老，还有类似肾上腺皮质激素样作用。石斛可益胃生津、滋阴清热，适用于肺胃阴虚燥热之证，还能养心阴、清心火。云南紫外线强，气候干燥，玉竹、石斛可以滋阴生津，是很多药膳的原料。这个药对用在补肾填精、养血活血的方中，既能强化滋阴润燥的作用，又能制约某些补肾活血药的温燥之性，也适合云南的气候特点。所以患者用了之后，月经量少和色斑的问题都能够同时改善。

问：张老师，对于薄型子宫内膜造成的月经过少，您常用桑椹合肉苁蓉，有何用意？

答：桑椹可滋阴补血、生津润燥，能滋补肝肾之阴，益肾脏而固精，为凉血补血益阴之药。现代药理研究证实，桑椹具有良好的促进造血功能、抗疲劳、抗氧化、延缓衰老的作用。肉苁蓉味甘能补，甘温助阳，质润滋养，咸以入肾，是补肾阳、益精血的良药，可治疗肾阳亏虚、精血不足、宫冷不孕。《日华子本草》

云："治男绝阳不兴，女绝阴不产，润五脏，长肌肉，暖腰膝。"药理研究提示，肉苁蓉有激活肾上腺、释放皮质激素的作用，可增强下丘脑 - 垂体 - 卵巢轴的促黄体功能，提高卵巢对促黄体生成素的反应性，而不影响自然生殖周期的内分泌平衡。

薄型子宫内膜，常见于多次人工流产损伤，或卵巢储备功能下降引起。桑椹与肉苁蓉同用，可以强化补肾填精养血的作用，使子宫内膜增厚、增加月经量，改善月经后期、过少的证候。也可与其他补肾填精养血药物同用治疗不孕不育的患者。

第二节 学术争鸣

问：对于孕妇是否需要保胎，现代西医妇科的认识与我们中医妇科存在一定分歧，您如何看待这种分歧？

答：现在有些西医妇科大夫并不主张保胎，认为凡是流产的胚胎都是自然选择、优胜劣汰的结果，甚至有人认为，补充孕酮、服用安胎药都只是起到安慰剂的作用，属于过度治疗。

但中医妇科自古都强调胎教胎养，《万氏妇人科》就写了妇人受胎之后，在饮食、情志、起居、运动、房事等各个方面养胎安胎的注意事项，细致详明。

这些年我们在临床上见到非常多的自然流产、复发性流产的患者，有些是多囊卵巢综合征或者高龄、卵巢储备功能不足、孕酮水平太低，有些是患有子宫肌瘤、内膜炎等造成的流产。我始终主张，但凡孕母身体羸弱、孕前患有某些基础疾病包括糖尿病、高血压、甲状腺功能减退、虚劳等，孕后出现了腹痛和阴道流血的，既往有不良妊娠史的，孕后都需要及时保胎治疗。

某些西医认为不需保胎，侧重胎儿方面的异常，而我们中医认为保胎很重要，是兼顾母体和胎儿两方面的问题。胚胎和母体的关系，相当于种子和土地气候的关系。如果种子本身质量不好，那么确实保胎的意义不大。但如果是土地和气候的问题，通过饮食起居情志和药物调摄，能够改善的，就能改变妊娠结局。

现在我们临床上看到不孕和滑胎的患者，思想负担非常重，好不容易怀孕之后，患得患失，焦虑紧张。虽然有研究数据，认为保胎中药只有类似于安慰剂的作用，但临床上确实有很多先兆流产、滑胎以及多次试管失败的患者，最后通过服用中药保住了腹中的胎儿，当上了母亲。我个人认为，不能盲目以数据为依据，一刀切，否定医生在具体的临床病例中的努力和意义，毕竟，我们面对的是活生生的人和灵魂。

问：张老师，您在保胎方中用蒲黄，但有些书记载妊娠慎用，是如何考虑的？

答：蒲黄是妇科常用的止血药，月经过多、崩漏、痛经、产后瘀阻腹痛等，属于血瘀证者，常用蒲黄止血止痛，但因其活血之力，孕妇慎用，《日华子本草》记载蒲黄"可使妊孕人下血堕胎"。有学者报道，以生化汤加蒲黄联合氟尿嘧啶和米非司酮，用于子宫瘢痕妊娠的杀胚治疗，疗效确切。蒲黄长于化瘀止血，还可利尿，广泛用于各种出血证、瘀血痛证、血淋尿血等。一般认为生用则性凉，行血而兼消；炒用则味涩，调血而兼止。我的体会，生蒲黄的祛瘀作用强于炒蒲黄。我在保胎Ⅰ号里用蒲黄10g，生炒各半，既可祛瘀又可止血，双向调节。曾有学者报道，蒲黄对小鼠着床期没有明显影响。有些胎漏、胎动不安患者，尤其是有外伤史致胎气不安、瘀阻胞宫的宫内出血，使用炒蒲黄有很好的活血疗伤、化瘀止血、止痛安胎的效果。

问：现在有人提出，要防止中医西化，中医就不能使用西医的诊治手段，您怎么看？

答：我觉得中医也要与时俱进，不能泥古不化。学过的东西，关键要看怎么用。继承，还要发扬。看妇科有很多病需要现代诊治手段，结合起来，就能更准确地诊断、提高疗效、避免误诊漏诊和医疗纠纷，为什么不可以呢？邓铁涛教授102岁提出五诊合参，西医诊治手段，可以作为中医诊疗手段的补充和拓展，要不断地看书学习和交流，以开拓视野，取长补短，不断进步。比如不孕症，光用中医的诊治，还远远不够，不能个个来了都说是宫寒。究竟是排卵的问题、输卵管的问题、宫腔里的问题，还是男方的问题，要明确，盲人摸象是不行的，要全面权衡。我提出来一条龙的序贯疗法，让女性怀得上、保得住、生得下来，提高妊娠率和分娩率，降低流产率，体现了中医的整体观念、辨证论治、动态平衡和未病先防的观点。

当然，脚跟要立定，以中医为主，在此基础上发扬，中西医结合，来提高疗效。同时还要防止中医西化。自己的田要种好，不要使自己的田荒芜，去别人的田里耕种。

第六章　流　派　传　承

导师从事医疗、教学、科研工作 60 余年，为云南省培养了大批专业的中医妇科学人才，门下桃李遍布大江南北，大部分学生现已成为当地学术带头人、学科带头人或技术骨干。

第一节　流　派　介　绍

导师祖辈以医术精湛、医德高尚著称，其外祖父辈在当地有"一门三杰"之美誉。经历罗荣訾、罗辛甫、罗世书、罗新华祖孙四代传承，现第五代传人张良英教授为罗世书外孙女，不断继承和发扬前人的学术思想和诊疗技术，更能以实践经验传示后人，在中医妇科上造诣颇深。

导师自幼在外祖父罗世书家生活，受外祖父影响并随外祖父临证侍诊，耳濡目染，聆听教益。在 20 世纪 40 年代，目睹家乡瘟疫横行，亲身感受到亲人缺医少药的悲惨境遇，立志一生习医，济世救人。

坚持临床、教学、科研 60 余年，积累了丰富的妇科经验，集前辈之精华，创立滇南张氏妇科学术流派，自创调经助孕安胎学术流派，将张氏中医妇科学术理论和诊疗技术及创新应用推进到新的高度。

第二节　传承脉络

一、导师与传承人合影集

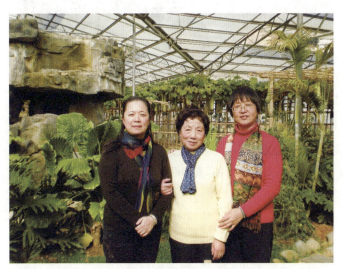

导师与第二批全国老中医药专家学术经验继承人苗晓玲、陈林兴

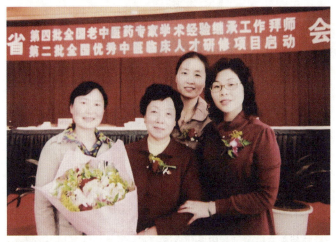

导师与第四批全国老中医药专家学术经验继承人姜丽娟、赵文方、卜德艳

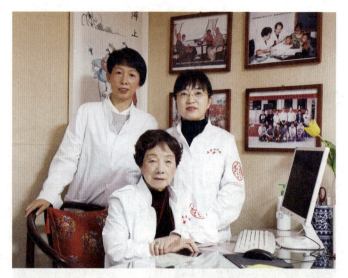

导师与第五批全国老中医药专家学术经验继承人王志梅、周晓娜

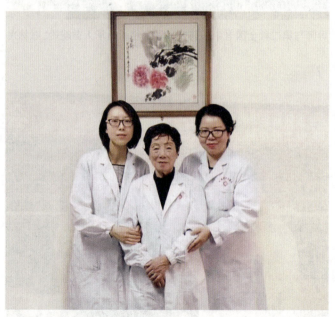

导师与第六批全国老中医药专家学术经验继承人杨岚、张晶金

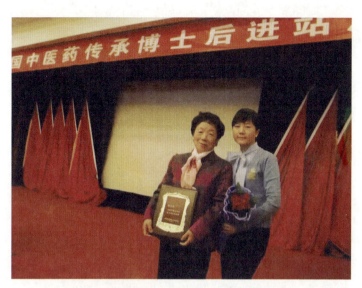

导师与首批全国中医药博士后传承人黄金燕

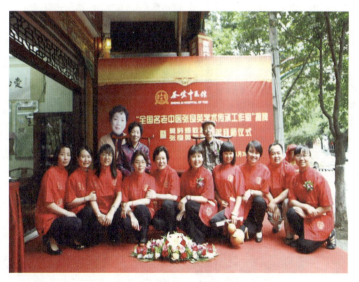

2012年5月30日，全国名老中医张良英教授在拜师收徒仪式上与
先生莫矜耀（后排右）和徒弟代表们合影

二、传承脉络图

罗荣誉 → 罗宰甫 → 罗世书 → 罗新华 → 张良英

罗宰甫 → 罗幼书

罗宰甫 → 罗大书

张良英 → 全国优秀中医临床人才

张良英 → 其他弟子

张良英 → 二级工作站及站内弟子

全国优秀中医临床人才： 李婕、姜丽娟、孙剑峰、付志红、翟凤霞

其他弟子： 罗福兰、张京晶、袁卓娜、杨剑萍、迪亚拉（外籍）、罗晓、王莉、刘淑、李云轩、赵克杰、张安华、许雪梅、岳胜难、高海、韩潇、尹晓燕、熊洪艳、董晖玲、戴惠、陈淮娟、郭燕萍、李明制、马凤丽、伏兴星、黄艳、杨娟、姚勤、罗良、张丽梅、保琼涵、罗小云、赵雪

二级工作站及站内弟子：
保山市中医医院：杨珠娟、董明会
赵荣波、张尹、王立娜：刘正华
腾冲市中医医院
赵映波
大理州中医医院：王刘英、郭文芳、罗曼颖、洪艳、应红梅、朱如彬
楚雄州中医医院：王晓飞、马丽莎
姚丽娟、罗嫱
姚安县中医医院：罗小云
魏秀华、高志萍

首批全国中医药博士后传承人： 黄金燕

国家级学术继承人（第三批、第四批、第五批、第六批）： 苗晓玲、陈林兴、姜丽娟、熊方方、卜德艳、王志梅、周晓娜、杨岚

苗晓玲： 牛红萍、丁瑞林、卢海涛、郭素娜、杨思恩、崔俊文、雷健、刘满洪、刘蓝、郑秋寒、赵娜娜、红娈娈、杨馨、钱艳平、杨肇、郑玉莹、蔡玉梅、李惠利、赵雪、毛佐娇、游玉凤、王美玲、高竹艳、王亚、彭星辉、朱娇函、张杨杨、王开莉

陈林兴： 蔡亚嘉、蔡琼、张凤仙、李荣秀、赵美燕、洪艳飞、拜如霞、张苏醒、李兴艳、王优、鲁晴、朱美、余喆琼、李玥昊、刘娴、马丽、胡泽蒂、欧焦、高青、包宗、黄雷

卜德艳、王志梅： 邵梦秋、雷传丽、张老艳、郭方兰、李加云、张翼雯、熊曼玲、伍希、梁迪、董晓云、欧飞微、蔡丽菲、田甜、代林莉、焦琳、朱美、余兆吉、张锦怡、张建蓉、郭芷苏、王一雯、郭艾松、牛红萍、詹兴秀、李丽、王丽君、万清青

周晓娜、杨岚： 叶孝花、徐加林、崔桂林、关晓燕、杨希丛、沈曼诗、郭苗苗、包丽晨、张咏涛、齐晓媚、杨雨、刘思

第三节 国家级学术继承人简介

一、苗晓玲

云南中医药大学二级教授、主任医师、硕士研究生导师、云南省名中医、云南省高等学校教学名师，并建有"苗晓玲名师工作室"，云南省精品课程和一流课程"中医妇科学"负责人。历任云南中医学院中医妇科硕士学位点负责人、中西医结合临床硕士点妇科方向负责人、云南省重点专科妇科学术学科带头人、云南省中医特色专科妇科学术带头人、云南省中医药学会中医对外合作交流管理委员会副主任委员等。现任云南省中医药学会妇科专业委员会副主任委员，教育部学位中心硕士论文评审专家，云南省中医医院名医馆专家、昆明市中医医院名医馆特聘专家。从事中医妇科教学、临床及科研工作 40 余年，一直承担研究生、本科生的教学工作，已培养妇科研究生 30 余人，长期工作在临床一线，坚持教医相长，共发表专业论文 50 余篇，主编、参编专著教材 10 余部，主持及参与完成各级各类课题 10 余项。曾获新中国成立 60 周年全国中医药科普著作三等奖、云南省教学成果二等奖、上海严德馨中医药基金会优秀著作三等奖、云南省教育科学研究优秀成果论著三等奖、云南省优秀现代教育技术论文三等奖、云南中医学院高等教育教学成果奖、云南中医学院伍达观教育基金奖教金杰出奖、云南中医学院红云园丁奖；获云南省高等学校教学管理工作先进个人、云南省中医药工作先进个人、中医药文化科普宣传先进个人等称号。

二、陈林兴

云南中医药大学二级教授、硕士研究生导师、云南省名中医、兴滇英才支持项目"医疗卫生人才"，第七批全国老中医药专家学术经验继承工作指导老师，云南省教学名师，云南省高层次人才特殊支持计划高等学校教学名师，云南省优秀青年中医，建有省级"陈林兴名师工作室"，国家中医药管理局"十二五"重点学科"中医人类学"学术带头人，云南省重点学科"中医妇科学"学术带头人，云南中医药大学教学督导委员会主任委员。全国名中医张良英教授学术经验继承人，国家中医药管理局"张良英全国名中医传承工作室"负责人。曾任保山中医药高等专科学校校长，云南中医学院党委委员、教务处处长。兼任云南省中医药学会副会长、中医妇科专业委员会主任委员，中华中医药学会妇幼健康协同发展平台专家委员会副主任、妇科分会常务委员，中国中医药信息学会妇科分会副主任委员。主持教育部课题 1 项、云南省自然科学基金项目 1 项、云南省卫生厅课题 1 项、保山市科学技术协会课题 1 项，负责云南省科技计划项目《中医妇科常见病诊疗常规及云南名医诊治特色》创作，主持中国工程院教学改革子课题 1 项、云南省教育厅课题 1 项、云南中医药大学课题 2 项、参与课题多项。主编学术专著 2 部、副主编 3 部、参编 4 部，作为主编编写"十二五""十三五"规划教材 1 部、副主编 6 部、参编 5 部，在各级各类学术刊物上发表学术论文 60 余篇。2013 年获云南省第七届教学成果一等奖 1 项、二等奖 2 项，2017 年获云南省第八届教学成果二等奖 1 项，2019 年获第五届保山市自然科学优秀论文一等奖，2023 年获云南省教学成果一等奖 1 项。

三、姜丽娟

主任医师，教授，硕士、博士研究生导师，博士后导师，全国优秀中医临床人才，第七批全国老中医药专家学术经验继承工作指导老师，第四批全国老中医药专家学术经验继承工作学术继承人，云南省兴滇英才名医，云南省名中医，享受云南省政府特殊津贴专家，云南张氏助孕安胎学术流派工作室负责人，中国中医药信息研究会全科医学分会会长，中华中医药学会妇科分会常务委员，云南省中医药学会妇科专业委员会副主任委员。主持完成课题共 20 余项，其中国家自然科学基金项目 2 项，云南省科学技术厅生物医药重大科技专项计划 1 项、云南省科学技术厅重点项目 1 项、云南省基金项目及以上课题 10 余项，主持完成中华中医药学会指南 1 项，发表论文 50 余篇，其中 SCI 论文 5 篇，主编、参编著作、教材 40 部。

四、赵文方

主任医师，硕士，第四批全国老中医药专家学术经验继承工作学术继承人。现任云南省中医药学会妇科专业委员会委员，中国中医药信息研究会全科分会理事。主编著作 1 部，参编著作 2 部；参加省级科研课题 3 项。发表专业论文 10 余篇。

五、卜德艳

主任医师，硕士研究生导师，云南省首批中医临床优秀人才，云南省优秀青年中医，第四批全国老中医药专家学术经验继承工作指导老师张良英学术经验继承人，国医大师张震学术继承人，国家中医药管理局重点学科"中医预防医学"后备学科带头人。兼任中华中医药学会妇科专业委员会委员、生殖专业委员会委员、体质专业委员会委员，世界中医药联合学会妇科分会委员，云南省中医药学会生殖专业委员会副主任委员，云南省中医药学会妇科专业委员会副主任委员。获得盆底障碍性疾病防治技术（含产后康复）欧洲一类证书及国家级证书。主持省部级课题 1 项、参与省部级课题多项，主编著作 2 部、副主编 2 部、参编 6 部；发表学术论文 20 余篇。

六、王志梅

副主任医师、硕士，从事中医临床工作 30 余年，第五批全国老中医药专家学术经验继承工作指导老师张良英学术继承人。兼任中华中医药学会妇科分会委员，中国中医药信息学会妇科分会理事，云南省中医药学会妇科专业委员会常务委员，云南省中医药学会生殖医学专业委员会委员等职。先后发表学术论文 15 篇，参编专著 3 部，参加省级科研项目 1 项。

七、周晓娜

副教授，硕士研究生导师，云南中医药大学骨干教师。现任中国中医药信息学会中医妇科分会、云南省中医药学会中医妇科专业委员会等委员。主持和参与各类课题 7 项，副主编、参编专著教材 6 部，省级教学成果一等奖 1 项，发表学术论文 28 篇。

八、黄金燕

中医妇科博士，毕业于成都中医药大学，中国中医科学院出站博士后（师从张良英教授），现就职于昆明圣爱中医馆。

九、杨岚

副主任医师、硕士，从事中西医结合妇科临床工作 16 年，第六批全国老中医药专家张良英学术经验继承人，发表学术论文 5 篇，副主编专著 2 部，参编专著 1 部，主持厅级项目 1 项。

第七章　研究成果

一、导师张良英学术思想相关研究

1. 温阳健脾法通过 CREB/lnc-TMEM44/TLR4 信号轴调控复发性流产的母胎免疫耐受能力的机制研究,国家自然科学基金项目,2020 年立项,姜丽娟主持。

2. 云南中医妇科名家张良英教授临床经验与学术思想的挖掘与整理研究,云南省自然科学基金项目,2017 年立项,陈林兴主持。

3. 基于 Th17/Treg 细胞平衡研究温阳健脾方治疗复发性流产小鼠模型母 - 胎免疫耐受性作用机制,国家自然科学基金项目,2016 年立项,姜丽娟主持。

4. 保胎饮调控 Th17/Treg 细胞平衡防治复发性流产的作用机制研究,云南省科技计划重点项目,2016 年立项,姜丽娟主持。

5. 基于 Th17/Treg 细胞平衡研究温阳健脾方治疗复发性流产小鼠模型母 - 胎免疫耐受作用机制,云南省科学技术厅联合基金项目,2016 年立项,姜丽娟主持。

6. 名中医张良英教授诊治不孕症标准及智能化体系的构建,云南省卫生科技计划项目,2014 年立项,姜丽娟主持。

7. 中西医结合治疗未破裂型输卵管妊娠杀胚的临床观察,云南省教育厅,2012 年立项,陈永娅主持,陈林兴指导。

8. 宫腹腔镜结合助孕Ⅱ号治疗输卵管阻塞性不孕的临床研究,云南省教育厅,2012 年立项,苗晓玲指导。

9. 润爽软膏改善阴道内环境的研究,云南省教育厅,2010 年立项,张卓主持,陈林兴指导。

10. "保胎饮"防治习惯性流产的临床研究,云南省教育厅,2010 年立项,姜丽娟主持。

11. 止崩胶囊治疗崩漏止血效果的临床研究,云南省卫生厅,2001 年立项,主持陈林兴。

12. 消瘤 I 号治疗子宫肌瘤的临床观察研究,云南省中医医院课题,1998 年立项,苗晓玲主持。

二、导师张良英相关工作室建设

1. 云南张氏助孕安胎学术流派传承工作室,云南中医药大学,2017 年立项,姜丽娟主持。

2. 张良英全国名老中医药专家传承工作室,国家中医药管理局全国名老中医传承工作室建设项目,2011 年立项,姜丽娟主持。

3. 省级张良英名医工作室,云南省卫生健康委员会,2011 年立项,姜丽娟主持。

4. 国家级博士后传承工作室,2011 年立项,姜丽娟主持。

三、导师张良英相关著作

1. 张良英,主编,《推崇景岳善治经孕诸疾——张良英学术思想与临床经验集》,中国中医药出版社,2015 年。

2. 张良英,副主编,《难治病中医证治精华》,云南科技出版社,2001 年。

3. 张良英,副主编,《名中医真传》,云南科技出版社,2000 年。

4. 张良英,参编,《妇科名家诊治不孕症临证经验》,人民卫生出版社,2019 年。

5. 张良英,参编,《妇科名家诊治多囊卵巢综合征临证经验》,人民卫生出版社,2014 年。

6. 姜丽娟,主编,《张良英妇科经验集萃》,中原农民出版社,2015 年。

7. 姜丽娟,主编,《张良英妇科效验方精解》,人民军医出版社,2014 年。

8. 姜丽娟,主编,《云南名中医张良英学术思想及临证经验荟萃》,云南科技出版社,2011 年。

四、导师张良英经验方院内制剂研发

1. 滋肾养血膏,2019 年,滇药制备字(Z)2020000,圣爱中医馆。

2. 云南省科技厅院内制剂"益肾固胎颗粒"的研发,云南省科技厅,2017 年立项,姜丽娟主持。

3. 助孕养膜安胎合剂院内制剂的研究开发,云南省卫生厅中医药、民族医药专项,2017 年立项,姜丽娟主持。

五、导师张良英发表的论文

1. 张良英,莫矜耀. 痹证治疗浅见 [J]. 云南中医杂志,1993(2):4-5.

2. 张良英. 浅谈妇科血证的诊断与治疗 [J]. 云南中医药大学学报,1993(1):11-13.

3. 张良英. 产后发热及其证治 [J]. 云南中医药大学学报,1985(3):30-32.

六、导师张良英继承人发表的论文

1. 黄金燕,陈林兴,刘平,等. 运气学说结合辨证论治在崩漏治疗中的运用 [J]. 成都中医药大学学报,2020,43(1):31-34.

2. 张亚嘉,李兴艳,陈林兴. 保胎饮治疗体外受精 - 胚胎移植后先兆流产 [J]. 吉林中医药,2020,40(3):361-363.

3. 王双娇,董晓云,高建红,等. 张良英教授补肾活血汤内外合治薄型子宫内膜月经过少的临床观察 [J]. 云南中医药大学学报,2020,43(4):34-39.

4. 岳胜难,高瑞,包容,等. 张良英教授治疗单角子宫足月妊娠验案举隅 [J]. 中国民族民间医药,2019,28(13):91-92.

5. 高青,高竹薇,龚雪,等. 张良英教授治疗前置胎盘出血经验总结 [J]. 云南中医中药杂志,2019,40(1):9-10.

6. Yu J,Jiang L,Gao Y,et al. lncrna ccat1 negatively regulates mir-181a-5p to promote endometrial carcinoma cell proliferation and migration[J]. Experimental and Therapeutic Medicine,2019,17(5):4259-4266.

7. 高竹薇,高青,苗晓玲,等. 张良英教授辨治输卵管阻塞性不孕经验总结 [J]. 中国民族民间医药,2018,27(9):42-43.

8. 杨小燕,刘琼,陈林兴,等. 张良英教授调治不孕不育新理念——孕子一条龙,圆您母亲梦 [J]. 世界最新医学信息文摘,2018,18(80):297-299.

9. Yu J,Jiang L,Gao Y,et al. Interaction between BMSCs and EPCs promotes IUA angiogenesis via modulating PI3K/Akt/Cox2 axis[J]. American Journal of Translational Research,2018,10(12):4280-4289.

10. 黄金燕,姜丽娟,陈林兴,等. 张良英中医辅助治疗体外受精 - 胚胎移植经验 [J]. 中国中医药信息杂志,2017,24(6):109-110.

11. 马丽,谭默涵,刘楠,等. 张良英教授补肾健脾法在超促排周期中经验举隅 [J]. 云南中医中药杂志,2017,38(4):6-8.

12. 黄金燕,陈林兴,姜丽娟,等. 张良英诊治多囊卵巢综合征合并功能失调性子宫出血经验探析 [J]. 中国中医药信息杂志, 2017, 24 (2)：109-111.

13. 周晓娜, 王志梅, 张良英. 张良英教授从脾肾辨证论治妇科疑难疾病经验 [J]. 内蒙古中医药, 2015, 34 (11)：66-67.

14. 王志梅, 陈林兴, 张良英. 张良英教授以通为用治疗痛经 226 例临床报告 [J]. 中国社区医师, 2015, 31 (17)：85-86.

15. 姜丽娟, 张良英. 国家级名医张良英教授诊治妇科疾病学术经验（十一）——崩漏诊治 [J]. 中国中医药现代远程教育, 2015, 13 (5)：32-33.

16. 姜丽娟, 张良英. 国家级名医张良英教授诊治妇科疾病学术经验（十）——产后恶露不绝 [J]. 中国中医药现代远程教育, 2015, 13 (4)：26-27.

17. 姜丽娟, 张良英. 国家级名医张良英教授诊治妇科疾病学术经验（九）——经间期出血 [J]. 中国中医药现代远程教育, 2015, 13 (3)：27-28.

18. 姜丽娟, 张良英. 国家级名医张良英教授诊治妇科疾病学术经验（八）——经期延长 [J]. 中国中医药现代远程教育, 2015, 13 (2)：17-20.

19. 姜丽娟, 张良英. 国家级名医张良英教授诊治妇科疾病学术经验（七）——前置胎盘 [J]. 中国中医药现代远程教育, 2015, 13 (1)：19-20.

20. 王志梅, 周晓娜, 陈林兴. 张良英教授从肾论治排卵障碍性不孕症经验 [J]. 中国民族民间医药, 2015, 24 (5)：35-36.

21. 姜丽娟. 张良英云南名中医保胎饮防治滑胎临床研究 [J]. 中国药业, 2015, 24 (22)：1-2.

22. 姜丽娟, 张良英, 雷佳丽. 国家级名医张良英教授诊治妇科疾病学术经验（三）——月经后期 [J]. 中国中医药现代远程教育, 2014, 12 (21)：22-23.

23. 姜丽娟, 雷传丽, 邬晓东, 等. 云南名中医妇科张良英教授诊治不孕症特色 [J]. 新中医, 2014, 46 (11)：35-37.

24. 姜丽娟, 雷佳丽, 张良英. 国家级名医张良英教授诊治妇科疾病学术经验（二）——月经先期 [J]. 中国中医药现代远程教育, 2014, 12 (20)：21-22.

25. 姜丽娟, 雷传丽, 邵梦秋, 等. 国家级名中医张良英教授诊治妇科疾病学术经验——（一）妇科肿瘤 [J]. 中国中医药现代远程教育, 2014, 12 (15)：25-27.

26. 姜丽娟, 张良英. 国家级名医张良英教授诊治妇科疾病学术经验（六）——先兆流产 [J]. 中国中医药现代远程教育, 2014, 12 (24)：23-24.

27. 姜丽娟, 张良英, 雷佳丽. 国家级名医张良英教授诊治妇科疾病学术经验（五）——异位妊娠 [J]. 中国中医药现代远程教育, 2014, 12 (23)：14-15.

28. 姜丽娟, 张良英. 国家级名医张良英教授诊治妇科疾病学术经验（四）——月经过少 [J]. 中国中医药现代远程教育, 2014, 12 (22)：19-21.

29．王志梅，周晓娜，陈林兴．张良英教授辨证治疗妊娠期肝内胆汁淤积症经验介绍 [J]．云南中医中药杂志，2014，35（5）：6-8.

30．王志梅，周晓娜，陈林兴．张良英教授助孕Ⅰ号方治疗排卵障碍性不孕症疗效观察 [J]．云南中医学院学报，2014，37（5）：91-93.

31．姜丽娟．张良英教授诊治子宫脱垂经验精要 [C]// 第四十次全国中医妇科学术年会论文集，2014，9：526-528.

32．姜丽娟．名老中医经验传承模式研究与数据平台构建 [C]// 中华中医药学会名医学术思想研究分会年会论文集．2013，9：52.

33．姜丽娟，卜德艳，雷传丽，等．张良英教授诊治不孕症集萃 [J]．光明中医，2013，8（7）：1327-1330.

34．姜丽娟，卜德艳．张良英教授从脾肾论治崩漏经验选萃 [J]．医学前沿，2013，3（7）：342-343.

35．姜丽娟，卜德艳，雷传丽，等．张良英教授攻补兼施诊治癥瘕致不孕经验 [J]，中国药物经济学，2013，6：73-74.

36．王志梅，陈林兴，周晓娜，等．张良英教授诊治经间期出血经验 [J]．云南中医中药杂志，2013，34（4）：1-2.

37．纪雯雯，杨廷仙，苗晓玲．助孕Ⅱ号方结合宫腹腔镜治疗输卵管炎性阻塞性不孕 30 例临床观察 [J]．四川中医，2013，31（11）：92-93.

38．姜丽娟，卜德艳．张良英教授诊治不孕症经验举隅 [J]．中外健康文摘，2013，10（5）：57-60.

39．姜丽娟，卜德艳，邵梦秋，等．张良英教授诊治 PCOS 经验荟萃 [J]．光明中医，2013，28（12）：2497-2500.

40．姜丽娟，卜德艳．张良英教授诊治不孕症临床经验 [J]．云南中医中药杂志，2013，34（5）：9-12.

41．姜丽娟，卜德艳．张良英教授同病（症）异治、异病同治经验举隅 [J]．中外健康文摘，2012，9（8）：24-27.

42．姜丽娟，叶建州，张良英．张良英教授养颜祛斑汤治疗黄褐斑疗效观察 [J]．云南中医中药杂志，2012，33（7）：6-8.

43．卜德艳，姜丽娟，赵文方，等．张良英教授治疗盆腔疼痛症经验 [J]．云南中医中药杂志，2012，33（5）：1-3.

44．卜德艳，岳胜难，姜丽娟，等．张良英教授辨治肺子宫内膜异位症经验初探 [J]．云南中医药大学学报，2012，35（2）：32-33.

45．卜德艳，姜丽娟，赵文方，等．张良英教授止崩Ⅰ号治疗脾肾两虚型崩

漏止血疗效观察 [J]. 云南中医药大学学报, 2011, 34（6）: 35-37.

46. 姜丽娟, 卜德艳, 赵文方. 张良英教授治疗人工流产术后月经过少临床观察 [J]. 中外健康文摘, 2011, 8（40）: 431-433.

47. 姜丽娟, 卜德艳, 赵文方, 等. 张良英教授自拟保胎饮治疗习惯性流产的临床研究 [J]. 云南中医中药杂志, 2011, 32（11）: 1-3.

48. 张良英. 浅谈中医妇科血证诊治体会 [C]// 全国中医妇科学术大会. 2011: 2.

49. 卜德艳. 张良英教授辨治肺子宫内膜异位症心得 [C]// 第十一次全国中医妇科学术大会. 2011: 2.

50. 姜丽娟, 张良英. 保胎饮治疗滑胎再妊娠后的保胎临床研究 [C]// 全国中医妇科学术大会. 2011: 2.

51. 姜丽娟, 岳胜难, 赵文方, 等. 张良英教授分期论治滑胎的经验总结 [J]. 云南中医药大学学报, 2011, 34（2）: 26-29.

52. 赵文方, 姜丽娟, 卜德艳, 等. 张良英教授治疗崩漏的经验 [J]. 云南中医中药杂志, 2010, 31（11）: 1-2.

53. 姜丽娟, 岳胜难, 赵文方, 等. 张良英教授诊治妇科血症经验举隅 [J]. 云南中医药大学学报, 2010, 33（4）: 33-36.

54. 姜丽娟, 张良英. 张良英教授助孕方治疗输卵管阻塞性不孕的临床观察 [J]. 云南中医中药杂志, 2010, 31（8）: 1-3.

55. 卜德艳, 姜丽娟, 赵文方, 等. 张良英教授辨证论治肺子宫内膜异位症1 例体会 [J]. 云南中医中药杂志, 2010, 31（6）: 20-21.

56. 陈林兴, 张卓, 刘凤桥. 浅谈妇科盆腔良性包块的辨证施治 [J]. 云南中医中药杂志, 2010, 31（8）: 25-26.

57. 姜丽娟, 岳胜难, 赵文方, 等. 张良英教授治疗外阴病经验 [J]. 云南中医中药杂志, 2009, 30（5）: 1-2.

58. 姜丽娟, 卜德艳, 赵文方. 张良英教授从肝脾肾辨治妇科疾病心法 [J]. 云南中医学院学报, 2009, 32（5）: 49-51.

59. 陈林兴, 洪艳飞, 张凤仙, 等. 张良英教授辨治妇科疾病精粹 [J]. 云南中医中药杂志, 2008, 29（8）: 1-3.

60. 苗晓玲, 张良英. 张良英教授辨治癥瘕经验集萃 [J]. 云南中医中药杂志, 2008（10）: 1-3.

61. 陈林兴, 张良英. 周期性疗法治疗痛经 489 例临床报道 [J]. 云南中医中药杂志, 2000, 21（5）: 6-7.

62. 陈林兴,苗晓玲,张良英. 张良英教授自拟通畅助孕方法治疗继发性不孕 59 例临床报告 [J]. 云南中医中药杂志,2000,21(3):4-5.

63. 苗晓玲,陈林兴,张良英. 保胎方治疗先兆流产 84 例总结 [J]. 云南中医中药杂志,2000,21(2):10-11.

64. 张良英,张晓琳. 异位妊娠误诊三例分析 [J]. 云南中医中药杂志,2000,21(1):17.

65. 陈林兴,苗晓玲,官洁. 六味地黄合二至丸治疗经间期出血 121 例临床观察 [J]. 云南中医学院学报,2000,23(3):25-26.

66. 陈林兴,苗晓玲,张良英. 经期延长的诊治特色 [J]. 云南中医中药杂志,1999,20(4):1-3.

67. 苗晓玲,陈林兴. 止崩汤治疗崩漏 50 例止血疗效总结 [J]. 云南中医中药杂志,1999,20(3):1.

68. 苗晓玲,陈林兴. 张良英教授辨治痛经 75 例经验总结 [J]. 云南中医中药杂志,1999,20(6):1-2.

69. 陈林兴,苗晓玲. 张良英采用周期性疗法治疗月经过多 376 例临床报道 [J]. 云南中医中药杂志,1999,20(5):5-7.

70. 陈林兴,苗晓玲. 妇科良性包块的诊治 [J]. 云南中医学院学报,1999,22(1):44-45.

71. 陈林兴,苗晓玲. 张良英妇科经验举要 [J]. 云南中医中药杂志,1998,19(2):3-5.

72. 陈林兴,苗晓玲. 半夏在妊娠恶阻中的应用 [J]. 云南中医学院学报,1997,20(4):30-31.

七、第四批、第五批全国老中医药专家学术经验继承人攻读研究生学位论文

1.《张良英教授学术思想和经验总结及治疗排卵障碍性不孕症的临床研究》,王志梅,2016 届云南中医药大学硕士研究生。

2.《张良英教授预培其损防治滑胎的临床研究》,姜丽娟,2012 届云南中医药大学硕士研究生。

3.《张良英教授学术思想和经验总结及对崩漏止血疗效的临床研究》,卜德艳,2012 届云南中医药大学硕士研究生。

4.《张良英教授学术思想总结和治疗子宫肌瘤临床研究》,赵文方,2012 届云南中医药大学硕士研究生。

八、学术经验继承人指导研究生学位论文

1.《痛经方配合太极灸治疗寒凝血瘀型原发性痛经的临床观察》，2020 届硕士研究生朱驿函。

2.《调经方治疗气滞血瘀型月经过少的临床观察》，2020 届硕士研究生王亚。

3.《张良英教授不孕症"一条龙"学术经验总结——温肾促卵方治疗不孕症的临床研究》，2019 届硕士研究生包容。

4.《张良英经验方结合激素治疗脾肾两虚 POI 的临床研究》，2019 届硕士研究生龚雪。

5.《中西医内外联合治疗女性压力性尿失禁的临床观察》，2019 届硕士研究生叶春花。

6.《内外合治肾虚血瘀证薄型子宫内膜月经过少的临床观察》，2019 届硕士研究生王双娇。

7.《中医药内外合治寒凝血瘀型子宫腺肌病所致痛经疗效观察》，2019 届硕士研究生孙倩。

8.《中医内外合治湿热瘀结型盆腔炎性疾病后遗症的临床研究》，2019 届硕士研究生伍希。

9.《基于络脉理论以补肾益气通络法防治宫腔粘连术后再粘连的临床研究》，2019 届硕士研究生罗婧。

10.《中西医结合对 FET 前患者子宫内膜容受性影响的临床研究》，2019 届硕士研究生梁迪。

11.《助孕 I 号方加味联合克罗米芬治疗肾虚肝郁型排卵障碍性不孕症的临床观察》，2018 届硕士研究生赵雪。

12.《苍附导痰汤加味合并达英 -35 及生活方式干预治疗肾虚痰湿型多囊卵巢综合征》，2018 届硕士研究生李雪艳。

13.《温肾健脾法干预复发性流产 TLRs/MyD88/NF-κB 信号通路的相关机制研究》，2018 届同等学力研究生郭云松。

14.《益肾固胎颗粒防治早期脾肾两虚型滑胎的临床研究》，2017 届硕士研究生李加云。

15.《中西医结合治疗辅助生殖技术后先兆流产临床疗效观察》，2017 届硕士研究生马丽。

16.《中药分期疗法治疗经期延长阴虚血热证的临床观察》，2017 届硕士研究生刘楠。

17.《月经过多气血两虚夹瘀证分期治疗的临床疗效观察》，2016 届硕士研究生余洁琼。

18.《消瘤方治疗子宫肌瘤气滞血瘀证的临床疗效观察》，2016 届硕士研究生朱美。

19.《温阳健脾方治疗脾肾阳虚型复发性流产的临床研究》，2016 届硕士研究生郭方兰。

20.《张良英教授助孕方对人流术后子宫内膜损伤继发不孕的临床研究》，2015 届硕士研究生邵梦秋。

九、基金项目支持

云南中医妇科名家张良英教授临床经验与学术思想的挖掘与整理研究，云南省自然科学基金项目，项目编号 2017FF116（-020）。

主要参考文献

[1] 杜惠兰. 中西医结合妇产科学 [M]. 北京：中国中医药出版社，2016.

[2] 谈勇. 中医妇科学 [M]. 北京：中国中医药出版社，2016.

[3] 沈铿，马丁. 妇产科学 [M]. 北京：人民卫生出版社，2015.

[4] 张良英. 推崇景岳善治经孕诸疾：张良英学术思想与临床经验集 [M]. 北京：中国中医药出版社，2015.

[5] 张玉珍. 中医妇科学 [M]. 北京：中国中医药出版社，2007.

[6] 张玉珍. 新编中医妇科学 [M]. 北京：人民军医出版社，2001.

[7] 王永炎，王耀廷. 今日中医妇科 [M]. 北京：人民卫生出版社，2000.

[8] 李志庸. 张景岳医学全书 [M]. 北京：中国中医药出版社，1999.

[9] 罗元恺. 实用中医妇科学 [M]. 上海：上海科学技术出版社，1994.

[10] 罗元恺. 中医妇科学 [M]. 北京：人民卫生出版社，1988.

[11] 罗元恺. 中医妇科学 [M]. 上海：上海科学技术出版社，1986.

[12] 何高民. 傅青主女科校释 [M]. 太原：山西人民出版社，1984.

[13] 王志梅，陈林兴. 辨病辨证结合治疗妇科疑难疾病的应用与思考 [J]. 中国民族民间医药，2017，26（23）：10-12.

[14] 马宝璋，齐聪. 中医妇科学 [M]. 北京：中国中医药出版社，2012.

[15] 周蜻，苗晓玲，陈林兴. 中医妇科常见病诊疗常规及云南名医诊治特色 [M]. 昆明：云南科技出版社，2006.

[16] 陈建明，苗竹林. 复发性流产 [M]. 广州：广东科技出版社，2015：6-23.

[17] 苗晓玲，周蜻. 中医妇科学 [M]. 北京：科学出版社，2017.

一、荣誉证书

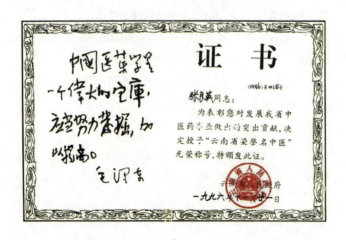

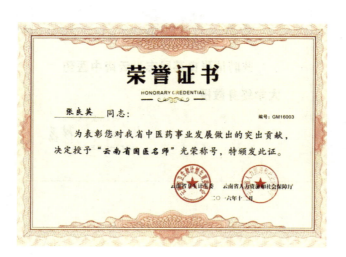

荣誉证书
HONORARY CREDENTIAL

张良英 同志：

编号：GM16003

为表彰您对我省中医药事业发展做出的突出贡献，决定授予"云南省国医名师"光荣称号，特颁发此证。

云南省卫生计生委 云南省人力资源和社会保障厅

二〇一六年十一月

荣誉证书

张良英同志：

从事中医、中药、中西医结合工作五十年以上，特授予荣誉证书。

云南省卫生和计划生育委员会
（云南省卫生厅 代章）
二〇一四年十一月

181

二、老有所为

聘 书

兹聘请张良英同志为云南中医药大学终身教授。

云南中医药大学
校 长：
二〇一九年三月十八日

荣誉证书

张良英 同志：
2013—2014年度被评为云南中医学院"老有所为先进个人"。特颁此证，以资鼓励。

云南中医学院
二〇一五年三月二十五日

三、获奖

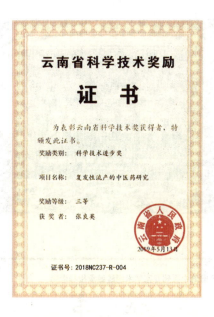

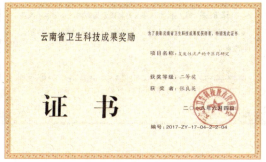

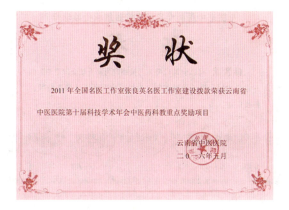

四、带徒聘书

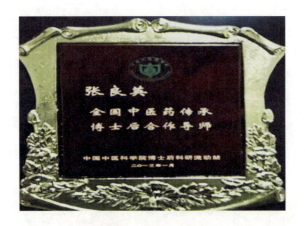

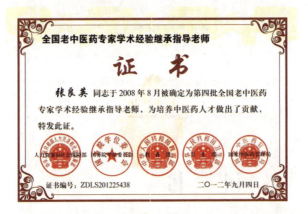

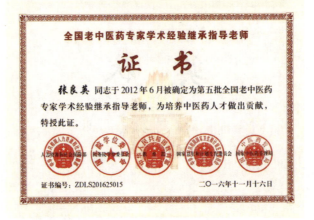

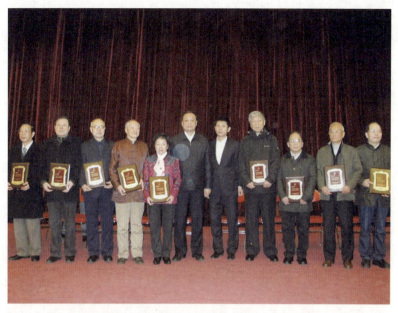

导师被聘为全国首批中医药传承博士后合作导师，与时任国家中医药管理局
王国强局长及其他受聘导师在人民大会堂合影